Kohlhammer

Christine M. Freitag, Arnd Barocka, Christoph Fehr,
Michael Grube, Harald Hampel (Hrsg.)

Depressive Störungen über die Lebensspanne

Ätiologie, Diagnostik und Therapie

Verlag W. Kohlhammer

1. Auflage 2013

Umschlag: Gestaltungskonzept Peter Horlacher
Gesamtherstellung:
W. Kohlhammer Druckerei GmbH + Co. KG, Stuttgart
Printed in Germany

ISBN 97-3-17-021881-9

Inhalt

Verzeichnis der Autorinnen und Autoren

Prof. Dr. med. Arnd Barocka
Ärztlicher Direktor der Klinik Hohe Mark
Psychiatrie – Psychotherapie – Psychosomatik des Deutschen Gemeinschafts-Diakonieverbandes GmbH
Friedländerstraße 2
61440 Oberursel

Prof. Dr. Mathias Berger
Universitätsklinik Freiburg
Abt. Psychiatrie und Psychotherapie
Hauptstraße 5
79104 Freiburg

Prof. Dr. med. Heinz Böker
Psychiatrische Universitätsklinik Zürich
Klinik für affektive Erkrankungen und Allgemeinpsychiatrie Zürich Ost
Lenggstrasse 31
Postfach 1931
CH-8032 Zürich

Dr. Eva-Lotta Brakemeier
Universitätsklinik Freiburg
Abt. Psychiatrie und Psychotherapie
Hauptstraße 5
79104 Freiburg

Dr. med. Nadine Dreimüller
Klinik für Psychiatrie und Psychotherapie
Universitätsmedizin der Johannes Gutenberg-Universität Mainz
Untere Zahlbacher Str. 8
55131 Mainz

Dipl.-Psych. Vera Engel
Universitätsklinik Freiburg
Abt. Psychiatrie und Psychotherapie
Hauptstraße 5
79104 Freiburg

Prof. Dr. med. Dr. theol. Christine M. Freitag
Direktorin der Klinik für Psychiatrie, Psychosomatik und Psychotherapie des Kindes- und Jugendalters
Klinikum der Johann Wolfgang Goethe-Universität
Heinrich-Hoffmann-Str. 10
60528 Frankfurt a. M.

Priv.-Doz. Dr. med. habil. Michael Grube
Chefarzt der Klinik für Psychiatrie und Psychotherapie – Psychosomatik
Klinikum Frankfurt Höchst
Akademisches Lehrkrankenhaus der J. W. Goethe Universität Frankfurt a. M.
Gotenstr. 6–8
65929 Frankfurt a. M.

Prof. Dr. med. Harald Hampel, M. Sc.
Professur für Psychiatrie
Johann Wolfgang Goethe-Universität
Heinrich-Hoffmann-Str. 10
60528 Frankfurt a. M.

Prof. Dr. Dr. Martin Härter
Universitätsklinikum Hamburg-Eppendorf
Institut und Poliklinik für Medizinische Psychologie, W26
Martinistraße 52
20246 Hamburg

Prof. Dr. Martin Hautzinger
Universität Tübingen
Schleichstraße 4
72076 Tübingen

Dipl.-Psych. Christine Hilling
Klinik Hohe Mark
Psychiatrie – Psychotherapie – Psychosomatik des Deutschen Gemeinschafts-Diakonieverbandes GmbH
Friedländerstraße 2
61440 Oberursel

Prof. Dr. med. Hubertus Himmerich
Klinik und Poliklinik für Psychiatrie und Psychotherapie
Medizinische Fakultät der Universität Leipzig
Semmelweisstraße 10
04103 Leipzig

Dr. med. Holger Himmighoffen
Psychiatrische Universitätsklinik Zürich
Klinik für affektive Erkrankungen und Allgemeinpsychiatrie Zürich Ost
Lenggstrasse 31
Postfach 1931
CH-8032 Zürich

Dr. Sarah Kayser
Uniklinikum Bonn
Klinik für Psychiatrie und Psychotherapie
Sigmund-Freud-Straße 25
53105 Bonn

Dr. phil. Claudia Lehmann
Universitätsklinikum Hamburg-Eppendorf
Institut und Poliklinik für Medizinische Psychologie, W26
Martinistraße 52
20246 Hamburg

Univ.-Prof. Dr. Klaus Lieb
Klinik für Psychiatrie und Psychotherapie
Universitätsmedizin der Johannes Gutenberg-Universität Mainz
Untere Zahlbacher Str. 8
55131 Mainz

PD Dr. Holger Steinberg
Archiv für Leipziger Psychiatriegeschichte
Klinik und Poliklinik für Psychiatrie und Psychotherapie
Medizinische Fakultät der Universität Leipzig
Semmelweisstraße 10
04103 Leipzig

Prof. Dr. med. Thomas E. Schläpfer
Uniklinikum Bonn
Klinik für Psychiatrie und Psychotherapie
Sigmund-Freud-Straße 25
53105 Bonn
Departments of Psychiatry and Mental Health
The Johns Hopkins University, Baltimore, USA, MD

Priv.-Doz. Dr. Barbara Schneider
Klinik für Psychiatrie, Psychosomatik und Psychotherapie
Klinikum der Johann Wolfgang Goethe-Universität
Heinrich-Hoffmann-Str. 10
60528 Frankfurt a. M.

Prof. Dr. Elisabeth Schramm
Universitätsklinik Freiburg
Abt. Psychiatrie und Psychotherapie
Hauptstraße 5
79104 Freiburg

Prof. Dr. phil. Ulrich Stangier
Lehrstuhl für Klinische Psychologie und Psychotherapie
Johann Wolfgang Goethe-Universität
Varrentrappstraße 40–42
60486 Frankfurt a. M.

Dipl. Psych. Maya Steinmann
Universitätsklinikum Hamburg-Eppendorf
Institut und Poliklinik für Medizinische Psychologie, W26
Martinistraße 52
20246 Hamburg

Dr. André Tadić
Klinik für Psychiatrie und Psychotherapie
Universitätsmedizin der Johannes Gutenberg-Universität Mainz
Untere Zahlbacher Str. 8
55131 Mainz

PD Dr. phil. Birgit Watzke
Universitätsklinikum Hamburg-Eppendorf
Institut und Poliklinik für Medizinische Psychologie, W26
Martinistraße 52
20246 Hamburg

Dr. Bernhard Weber
Klinik für Psychiatrie, Psychosomatik und Psychotherapie
Klinikum der Johann Wolfgang Goethe-Universität
Heinrich-Hoffmann-Str. 10
60528 Frankfurt a. M.

Einführung

Arnd Barocka

»Depression« als Bezeichnung für ein psychiatrisches Krankheitsbild taucht erst in der Mitte des 19. Jahrhunderts auf; der Begriff »mental depression« ist an die »cardiac depression« der Internisten angelehnt (Berrios 1996). Griesinger stellt 1861 die »psychischen Depressionszustände« – Hypochondrie, Melancholie, Schwermut – den »psychischen Exaltationszuständen« – Manie, Tobsucht, Wahnsinn – gegenüber. In der 8. Auflage seines »Lehrbuchs für Studierende und Ärzte« (1909–1915) fasst Kraepelin alle affektiven Störungen unter dem einen Begriff des »manisch-depressiven Irreseins« zusammen.

In der zweiten Hälfte des 20. Jahrhunderts entwickeln sich zwei Konzepte, die uns noch heute beeinflussen: Die Bipolaren Erkrankungen werden – in einer Gegenbewegung zu Kraepelin und seinen Nachfolgern – als Sonderform der großen Gruppe der Affektiven Erkrankungen wieder separiert (Leonhard 1957, Perris 1966, Angst 1966, Winokur et al. 1967; mehr dazu bei Marneros 1999). Dafür werden bei den »unipolaren« Depressionen weitergehende klinische Differenzierungen – z.B. die Dichotomien neurotisch/psychotisch oder endogen/reaktiv – aufgegeben oder in vergessene Subtypen der Klassifikationssysteme (z.B. Subtyp »Melancholie« im DSM) verschoben und damit im Ergebnis aufgegeben. Dies resultiert im relativ weit gefassten Begriff der »Depressiven Episode«, die durch ein Schweregradkriterium definiert ist. Leichtere Verläufe müssen als Dysthymie oder Anpassungsstörung klassifiziert werden, sodass eine »leichte« depressive Episode immer noch einen höheren Schweregrad als eine Dysthymie oder eine Anpassungsstörung aufweist – für Fachfremde nicht immer ganz leicht nachzuvollziehen. Fluktuationen im Schweregrad führen zur Verdoppelung, zur »double depression«, einfach dadurch, dass Perioden geringeren Schweregrads (Diagnose »Dysthymie«) und solche höheren Schweregrads (Diagnose »Depressive Episode«) aufeinander folgen. Der Begriff »Episode« ist insofern optimistisch, als jede Episode ja einmal zu Ende geht. Tritt sie erneut auf, kommt es zur »rezidivierenden depressiven Störung«, die die Frage der Prophylaxe dringlich macht. Doch liegt zwischen Episode und Rezidiv immerhin eine Atempause, manchmal von vielen Jahren. Die Chronifizierung der Episode über einen Zeitraum von zwei Jahren hinaus ist in ICD-10 und DSM-IV gegenwärtig nicht vorgesehen, kommt leider aber dennoch vor.

Dieses hier notwendigerweise grob skizzierte Krankheitsbild der singulären, rezidivierenden, chronischen oder anderweitig modifizierten unipolaren depressiven Episode stellt ein massives gesellschaftliches und sozialmedizinisches Problem dar, das lange Zeit vom öffentlichen Bewusstsein verdrängt wurde. Das Erstaunen und die Fassungslosigkeit, wenn Fußballprofis, also sportliche junge Männer, an einer Depression erkranken, ist ein Beleg dafür. Gleichzeitig besteht kein Mangel an Büchern über Depression, warum also dieses?

Bei einer Diskussion unter Kollegen stellte sich heraus: Es besteht Einigkeit darüber, dass Depressionen außerordentlich *häufig* sind. Aber werden sie auch *häufiger*? Die Ansichten dazu waren sehr unterschiedlich. Immer wieder zeigt sich, dass es in der Psychiatrie oft schwerfällt, empirisch begründete Antworten auf einfache Fragen zu geben. Aus diesem Grund haben die Herausgeber Fachleute gebeten, den momentanen Forschungsstand zu wichtigen Einzelaspekten des Themas »Depression« darzustellen. Das Problem der steigenden Lebenserwartung und damit der Wechselwirkung von Alter und Depression ebenso wie das Problem depressiver Eltern zeigt die Bedeutung der Lebensspanne für die Ausprägung des Krankheitsbilds. Es gibt das Problem der Epidemiologie mit ihren immer größer werdenden Zahlen oder das Problem der modernen Arbeitswelt, aus der das geheimnisvolle Burnout-Syndrom entstanden sein soll. Es gibt neue und alte Therapieverfahren. Ohne das Inhaltsverzeichnis in seiner Gänze kommentieren zu wollen, konnten diese Beispiele, wie wir hoffen, unser Anliegen illustrieren: Wir möchten aktuelle empirische Daten vorstellen zu häufig gestellten Fragen beim Thema »Depression«.

Literatur

Angst J (1966): Zur Ätiologie und Nosologie endogener depressiver Psychosen. Berlin u. a.: Springer.

Berrios GE (1996): The History of Mental Symptoms. Cambridge: CUP.

Griesinger W (1861): Die Pathologie und Therapie der psychischen Krankheiten. 2. Auflage. Stuttgart: Krabbe.

Kraepelin E (1909–1915): Psychiatrie. Ein Lehrbuch für Studierende und Ärzte. 8. Auflage, 4 Bd. Leipzig: Barth.

Leonhard K (1957): Aufteilung der endogenen Psychosen. Berlin: Akademie Verlag.

Marneros A (1999): Handbuch der unipolaren und bipolaren Erkrankungen. Stuttgart: Thieme.

Perris C (1966): A study of bipolar (manic-depressive) and unipolar recurrent psychoses. Acta Psychiat Scand; 194 Suppl:1–89.

Winokur G, Clayton P (1967): Two types of affective disorders separated according to genetic and clinical subtypes. In: Wortis J ed.: Recent Advances in Biological Psychiatry. New York: Plenum.

I Grundlagen

1 Epidemiologie depressiver Störungen

Maya Steinmann, Birgit Watzke, Claudia Lehmann, Martin Härter

Einleitung

Depressionen[1] sind mit einer Zwölf-Monats-Prävalenz von 10,7 % in der deutschen Allgemeinbevölkerung sehr weit verbreitet und zählen damit zu den häufigsten psychischen Erkrankungen (Jacobi et al. 2004). Sie sind in der Regel mit einem hohen Ausmaß an persönlichem Leid, einer hohen Krankheitslast und starken Beeinträchtigungen verbunden (WHO 2001). Depressive Störungen stellen für das Gesundheitswesen eine große Herausforderung dar und sind – aus ökonomischer Perspektive – mit stark erhöhten direkten sowie indirekten Kosten verbunden (Von Korff 1997). Mittels detaillierter Schätzungen lässt sich prognostizieren, dass die mit Depressionen einhergehende Krankheitslast in den nächsten 20 Jahren weiter zunehmen und dass depressive Störungen nach kardiovaskulären Erkrankungen die zweitwichtigste Ursache für Beeinträchtigungen und frühzeitiges Versterben in den wirtschaftlich entwickelten Ländern darstellen werden (WHO 2001).

Im vorliegenden Beitrag wird zunächst ein Überblick zur Prävalenz depressiver Störungen und zu Risikofaktoren für das Vorliegen einer Depression gegeben. Im Anschluss daran wird die Auftretenshäufigkeit von Depressionen über die Lebensspanne detailliert beschrieben. Darüber hinaus wird die Frage untersucht, ob die Häufigkeit depressiver Erkrankungen in den letzten Jahren zugenommen hat.

Klassifikation und Diagnostik depressiver Störungen

Depressionen werden den affektiven Störungen zugeordnet, zu denen sowohl depressive als auch manische bzw. bipolare Störungen zählen. Depressionen können nach den Kriterien der Klassifikationssysteme des ICD-10 (International Classification of Diseases, 10. überarb. Aufl.) (WHO 1992) und des DSM-IV-TR (Diagnostic and Statistical Manual of Mental Disorders; 4. Aufl.) (APA 1994) diagnostiziert werden. Zu den Hauptsymptomen depressiver Störungen gehören gemäß ICD-10 gedrückte Stimmung, Interessenverlust oder Freudlosigkeit sowie ein verminderter Antrieb und erhöhte Ermüdbarkeit (▸ **Abb. 1.1**). Des Weiteren kommen als Zusatzsymptome Konzentrationsprobleme, vermindertes Selbstwert-

1 Dieser Beitrag fokussiert ausschließlich auf die Epidemiologie unipolarer depressiver Störungen, aus Gründen der besseren Lesbarkeit ist im Folgenden mit der Bezeichnung »Depressionen« nur diese Gruppe affektiver Störungen gemeint.

gefühl, Schuld- oder Wertlosigkeitsgefühle, negative Zukunftsperspektiven, Suizidgedanken oder -handlungen, Schlafstörungen und Appetitverlust hinzu (WHO 1992).

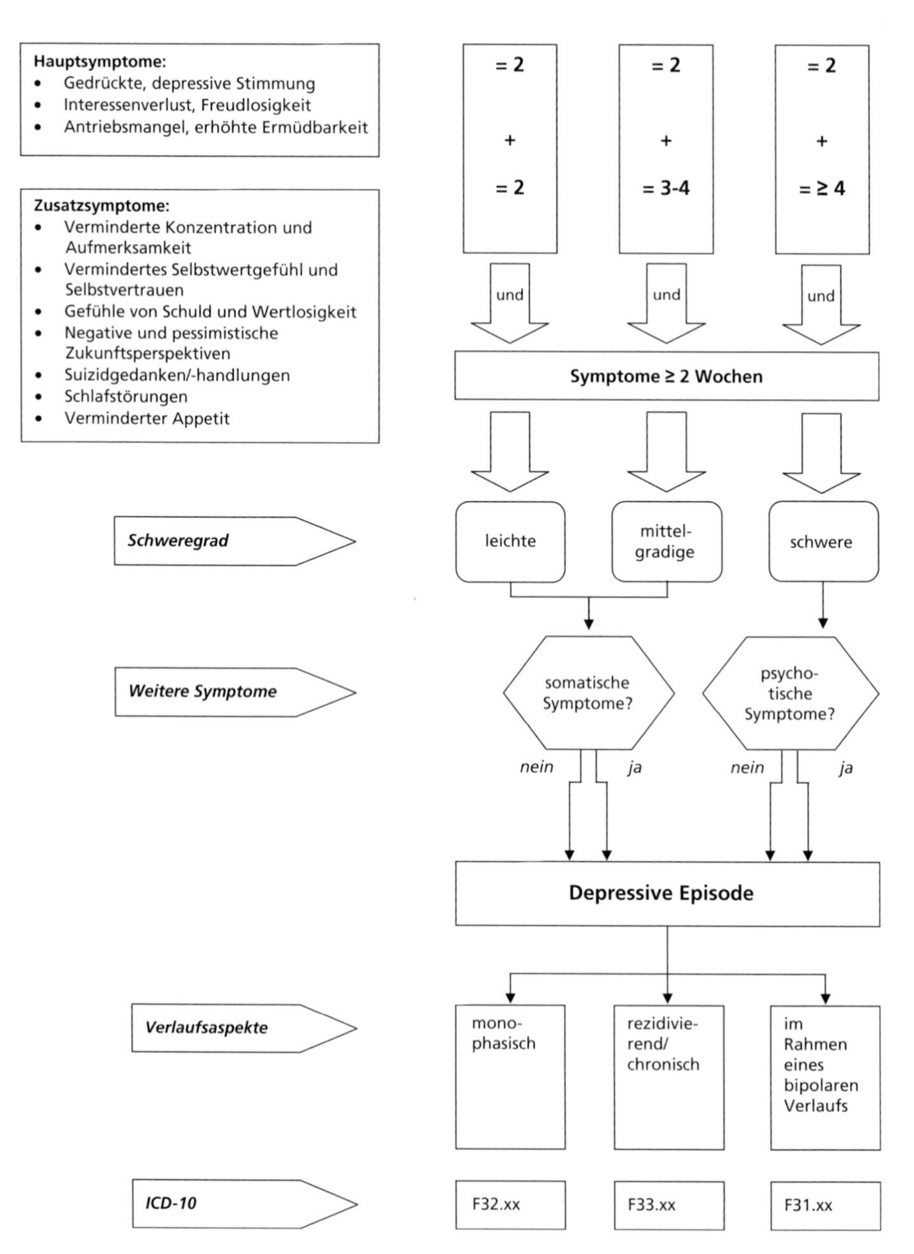

Abb. 1.1: Diagnose depressiver Episoden nach ICD-10-Kriterien; nach S3-Leitlinie/Nationale VersorgungsLeitlinie Unipolare Depression (DGPPN et al. 2009).

Schätzungen zur Prävalenz depressiver Störungen in Deutschland liegen meist strukturierte Interviews oder Screening-Fragebögen zur depressiven Symptomatik zugrunde. Besonders maßgeblich ist hierbei das Zusatzmodul »Psychische Störungen« des Bundes-Gesundheitssurveys 1998 (BGS98; Wittchen, Müller et al. 2000, Wittchen, Müller et al. 1999, Jacobi et al. 2002). Hierbei wurden über 4000 Personen im Alter von 18 bis 65 Jahren durch klinisch geschulte Interviewer mittels des standardisierten, auf den Kriterien der ICD-10 Munich-Composite International Diagnostic-Screener (CID-S; Wittchen, Höfler et al. 1999) untersucht. In den letzten Jahren fanden mehrere weitere telefonische Gesundheitssurveys statt (Kurth 2009). Aktuell wird zwischen 2009 und 2012 die »Studie zur Gesundheit Erwachsener in Deutschland« (DEGS; Kurth 2009) durchgeführt. Es handelt sich hierbei um eine Längsschnittstudie, die Teilnehmer des BGS98 einschließt und ebenfalls ein Zusatzmodul »Psychische Störungen« enthält.

Prävalenz depressiver Störungen

Die 1-Jahres-Prävalenzraten depressiver Störungen bei Erwachsenen liegen in Deutschland sowie in den meisten anderen europäischen Ländern bei durchschnittlich 12 %; die Lebenszeitprävalenz, d. h. der Anteil von Personen, die mindestens einmal im Leben an einer depressiven Störung erkranken, ist mit 19 % fast doppelt so hoch. Bei etwa 60–75 % der Patienten ist davon auszugehen, dass ein rezidivierender Verlauf auftritt (Wittchen, Schmidtkunz et al. 2000). Eine Übersicht zu depressiven Störungen in Deutschland liegt mit der Gesundheitsberichterstattung des Bundes im Heft 51 »Depressive Erkrankungen« des Robert Koch Instituts vor, auf das im Folgenden u. a. Bezug genommen wird (Wittchen, Schmidtkunz et al. 2000).

Inzidenz depressiver Störungen

Eine Depression kann in jedem Alter erstmalig auftreten. Dies ist bei Erwachsenen am häufigsten zwischen dem 25. und 30. Lebensjahr der Fall. Vor dem 16. Lebensjahr erkranken vergleichsweise wenige Personen an einer depressiven Störung (Wittchen, Schmidtkunz et al. 2000).

Risikofaktoren für depressive Störungen

Sowohl biologische als auch psychische und soziale Faktoren stehen in einem Zusammenhang mit depressiven Störungen. So sind Frauen etwa doppelt so häufig wie Männer betroffen (14 % vs. 8 %) (Wittchen, Schmidtkunz et al. 2000). Auch treten bei Frauen häufiger rezidivierende Depressionen als eine einzelne depressive Episode auf (6 % bzw. 5 %), während bei Männern umgekehrt 3 % an isolierten depressiven Episoden und lediglich 2 % an rezidivierenden Depression leiden. Darüber hinaus scheint der soziale Status für die Entwicklung einer depressiven Störung bedeutsam zu sein: So leiden Personen mit einem niedrigen sozioökonomischen Status deutlich häufiger an depressiven Störungen als Personen mit einem mittleren oder hohen Sozialstatus (Lampert et al. 2005). Auch das Lebensalter steht in engem Zusammenhang mit der Auftretenshäufigkeit von Depressionen; die entsprechenden Studienergebnisse werden im folgenden Abschnitt ausführlich dargestellt.

Im Bundes-Gesundheitssurvey 1998 zeigte sich außerdem, dass 60 % der Personen mit einer depressiven Episode und 80 % der Personen mit Dysthymie mindestens eine weitere psychische Störung aufweisen, die meist vor der Depression bestand und somit als Risikofaktor für die Entwicklung der Depression gesehen werden kann. Studien zeigen auch, dass psychische Belastungen und behandlungsbedürftige psychische Störungen häufige Begleiterscheinungen bei Patienten mit chronischen körperlichen Erkrankungen sind. Diese Beeinträchtigungen sind nicht nur als Reaktion auf eine schwerwiegende körperliche Erkrankung zu verstehen, sondern sie sind in ein komplexes, miteinander interagierendes Beziehungsgefüge eingebunden (Härter 2000). Es ist daher umstritten, ob diese als Risikofaktoren für eine Depression gelten können (Wittchen, Schmidtkunz et al. 2000).

1.1 Prävalenz und Risikofaktoren depressiver Störungen über die Lebensspanne

Im Folgenden werden die Prävalenzen depressiver Störungen in unterschiedlichen Abschnitten der Lebensspanne dargestellt (▸ **Tab. 1.1** und ▸ **Abb. 1.2**).

Kinder und Jugendliche (0–17 Jahre)

Die Prävalenz depressiver Störungen ist bei Kindern und Jugendlichen im Alter bis zu 14 Jahren eher gering (2–3 %). Jugendliche zwischen 15 und 17 Jahren weisen hingegen eine ähnlich hohe Querschnittsprävalenz wie junge Erwachsene auf (Wittchen et al. 1998), wobei die Schätzungen zwischen 0,4 % (Steinhausen 1996) und 25 % (Lewinsohn et al. 1998) allerdings sehr stark schwanken. In Deutschland wurden in der BELLA-Studie (Ravens-Sieberer 2007) über 2800 Familien mit Kindern oder Jugendlichen im Alter von 7–17 Jahren hinsichtlich psychischer Auffälligkeiten untersucht. Eine depressive Symptomatik wurde hier anhand des Center of Epidemiological Studies Depression Scale for Children (CES-DC) erfasst, wobei 5 % der Kinder und Jugendlichen ein auffälliges Ergebnis aufweisen.

Depressive Störungen bei Kindern und Jugendlichen ähneln denen Erwachsener im Hinblick auf Symptome wie Müdigkeit, Konzentrationsprobleme und Suizidgedanken. Allerdings weisen Kinder und Jugendliche häufiger Gereiztheit und Schuldgefühle sowie einen höheren Anteil an Suizidversuchen auf (Davison & Neale 1998). Häufig gehen Depressionen in dieser Altersgruppe mit Verhaltensauffälligkeiten einher, wodurch die Diagnose einer depressiven Störung erschwert wird. Diese mögliche Ursache für Unterschätzungen muss in der Diskussion um die relativ geringe Prävalenz von Depressionen bei Kindern und Jugendlichen bedacht werden. Geschlechterunterschiede scheinen erst nach der Pubertät aufzutreten, nach der mehr Mädchen als Jungen an Depression erkranken (Lehmkuhl et al. 2008). In der deutschen BELLA-Studie (Ravens-Sieberer 2007) fanden sich allerdings keine Geschlechterunterschiede in der Depressivität nach CES-DC.

Jüngere Erwachsene (18–39 Jahre)

In der Gruppe der jüngeren Erwachsenen ist die 12-Monats-Prävalenz insgesamt höher als bei den unter 18-Jährigen. 9,5 % der 18- bis 29-Jährigen erkranken innerhalb eines Jahres an Depressionen, während dies bei 9,7 % der 30- bis 39-Jährigen der Fall ist. Unter den 18- bis 29-Jährigen erkranken 11,5 % der Frauen und 7,5 % der Männer; unter den 30- bis 39-Jährigen betrifft dies 12,4 % der Frauen und 7,2 % der Männer (Wittchen, Schmidtkunz et al. 2000).

Erwachsene mittleren Alters (40–65 Jahre)

Während die Depressionsprävalenz bei Männern mit wachsendem Alter nur geringfügig weiter ansteigt, erhöht sie sich bei Frauen mittleren Alters sehr deutlich. Insgesamt ist die 12-Monats-Prävalenz in der Gruppe der Erwachsenen mittleren Alters höher als in allen anderen Altersgruppen (12,4 % bei den 40- bis 49-Jährigen und 11,6 % bei den 50- bis 65-Jährigen). Dies ist fast ausschließlich auf die erhöhte Erkrankungshäufigkeit der Frauen in diesem Alter zurückzuführen, unter denen die 40- bis 49-Jährigen zu 16,6 % und die 50- bis 65-Jährigen zu 15,6 % an depressiven Störungen leiden. Die Männer mittleren Alters sind eher mit den jüngeren Erwachsenen (18–39 Jahre) vergleichbar, besonders die 50- bis 65-Jährigen mit 7,4 % von Depressionen Betroffenen. Nur die 40- bis 49-jährigen Männer haben mit 8,3 % eine gegenüber jüngeren und älteren Männern etwas erhöhte Depressionsprävalenz (Wittchen, Schmidtkunz et al. 2000).

Die steigende Zahl von Frauen mit einer depressiven Störung zwischen 46 und 65 Jahren könnte u. a. darin begründet sein, dass Frauen insgesamt häufiger von einer rezidivierenden depressiven Störung betroffen sind als Männer: Da das Ersterkrankungsalter bei durchschnittlich 31 Jahren liegt, würden chronische Verläufe einer Depression, d. h. häufige Rezidive, dazu führen, dass in höheren Altersgruppen der Anteil erkrankter Frauen steigt.

Ältere Erwachsene (ab ca. 60 Jahren)

Wittchen, Schmidtkunz et al. (2000) berichten, dass die 12-Monats-Prävalenz depressiver Störungen bei Personen über 60 Jahren im Bundes-Gesundheitssurvey sowie in vergleichbaren europäischen Studien deutlich niedriger als bei den Erwachsenen jüngeren und mittleren Alters ausfällt. In jedem Fall ist die Depression neben der Demenz die häufigste psychische Störung bei alten Menschen (Linden et al. 1998). Im Alter sind wesentliche Lebensumstellungen wie die Berentung, vermehrte Gesundheitsbeschwerden und der Tod von Angehörigen und Freunden zu bewältigen. Bestimmte Erkrankungen wie Alzheimer-Demenz und Parkinson, welche häufiger bei älteren Personen auftreten, korrelieren ebenfalls mit depressiven Störungen (Riedel et al. 2010). Daher wäre zu erwarten, dass im Alter zumindest bei unzureichenden Bewältigungsstrategien ein erhöhtes Depressionsrisiko besteht. Empirische Studien kommen allerdings eher zum gegenteiligen Ergebnis, nämlich dass Depressionen bei älteren Personen seltener als bei jüngeren sind. Dies könnte daran liegen, dass depressive Störungen im Alter andersartige Erscheinungsformen aufweisen und deshalb unterdiagnostiziert werden. Ältere Personen berichten meist nur bestimmte Arten von Beschwerden im Rahmen einer Depression, z.B. Schlafstörungen, innere Unruhe und Gereiztheit, welche nicht unbedingt zum typischen Bild depressiver Störungen gehören (Wittchen, Schmidtkunz et al. 2000). Auch können kognitive Symptome wie Konzentrations- und Gedächtnisstörungen bei älteren Personen fälschlicherweise als Demenz interpretiert werden, welches im Begriff der Pseudodemenz zum Ausdruck kommt. Des Weiteren können Leistungs- und Motivationseinbußen bei älteren Erwachsenen teilweise unerkannt bleiben, weil die eigene Leistungsfähigkeit nicht mehr an den Anforderungen einer Arbeitstätigkeit gemessen wird.

Die Berliner Altersstudie (BASE) wurde an einer repräsentativen Stichprobe von 516 Personen im Alter von 70 bis über 100 Jahren durchgeführt (Linden et al. 1998). Hierbei wurde eine psychiatrische Untersuchung in drei Sitzungen durchgeführt, in denen u.a. das Geriatric Mental State Interview (GMS-A; Copeland et al. 1986) eingesetzt wurde. Insgesamt erhielten 5,3 % dieser Altersgruppe die Diagnose einer Major Depression nach DSM-III-R. Die Zahl der spezifizierten Depressionen ist in der BASE-Studie bei den 70- bis 84-Jährigen am niedrigsten (3,9 %), nimmt bei den 85- bis 95-Jährigen stetig zu (8,5 % bei den 90- bis 94-Jährigen), um dann bei den über 95-Jährigen wieder auf 4,4 % zu sinken. Dahingegen erhielt ein weitaus höherer Anteil von 27 % (19 % Männer und 30 % Frauen) eine nicht spezifizierte Depressionsdiagnose nach erweiterten DSM-III-R-Kriterien. Leichte oder unterschwellige Depressionen sind bei älteren Erwachsenen besonders häufig (Wittchen, Schmidtkunz et al. 2000).

Des Weiteren wurde zwischen 2005 und 2007 in Berlin eine epidemiologische Studie zu Chancen der Verhütung, Früherkennung und optimierten Therapie chronischer Erkrankungen in der älteren Bevölkerung (ESTHER; Wild et al. 2011) durchgeführt, die über 8200 Personen im Alter von 53 bis 80 Jahren mithilfe des Geriatric Depression Scale (GDS-15; Koehler et al. 2005) untersuchte. Hier wiesen insgesamt 16 % der Teilnehmer Werte im auffälligen Bereich auf. Die 53- bis 59-Jährigen hatten mit 21 % einen höheren Anteil an auffälligen Werten als die älteren Gruppen; die 65- bis 69-Jährigen wiesen hingegen mit 12,6 % den niedrigsten Anteil auf.

In der BASE-Studie erhielten Frauen mit 5,9 % etwa doppelt so häufig wie Männer (3,5 %) eine spezifizierte Depressionsdiagnose nach DSM-III-R. Dieser Geschlechterunterschied ist auch im Hamilton Rating Scale for Depression (HAMD) und im CES-D zu beobachten. Der Familienstand ist ein weiterer soziodemographischer Faktor, der in dieser Altersgruppe mit Depression korreliert: Verheiratete Personen sind nur etwa halb so oft von einer nicht spezifizierten Depression betroffen wie verwitwete, geschiedene oder ledige Personen. Dieser Zusammenhang ist bei Frauen stärker als bei Männern. Eine weitere Studie (Ernst & Angst 2008) fand, dass bis zu 50 % der in Heimen lebenden älteren Personen depressive Symptome und zwischen 15 und 20 % schwere Depressionen aufweisen (Wittchen, Schmidtkunz et al. 2000).

Tab. 1.1: 12-Monats-Prävalenz affektiver Störungen in der deutschen erwachsenen Allgemeinbevölkerung; nach BGS98.

	Irgendeine depressive Störung[2]	Major Depression (MD)	MD, einzelne Episode	MD, rezidivierend	Dysthyme Störung
Gesamt	**10,9 %**	**8,3 %**	**4,3 %**	**4,0 %**	**4,5 %**
18–29 Jahre	9,5 %	8,0 %	4,7 %	3,4 %	2,7 %
30–39 Jahre	9,7 %	7,5 %	3,1 %	4,4 %	3,8 %
40–49 Jahre	12,3 %	9,8 %	5,4 %	4,4 %	5,3 %
50–65 Jahre	11,6 %	8,1 %	4,2 %	3,9 %	5,7 %
Frauen	**14,2 %**	**11,2 %**	**5,1 %**	**6,1 %**	**5,8 %**
18–29 Jahre	11,5 %	9,5 %	4,6 %	4,9 %	3,5 %
30–39 Jahre	12,4 %	10,0 %	3,5 %	6,5 %	4,7 %
40–49 Jahre	16,6 %	14,0 %	7,2 %	6,9 %	6,4 %
50–65 Jahre	15,6 %	11,3 %	5,4 %	5,9 %	7,6 %
Männer	**7,6 %**	**5,5 %**	**3,4 %**	**2,0 %**	**3,2 %**
18–29 Jahre	7,5 %	6,6 %	4,8 %	1,9 %	1,8 %
30–39 Jahre	7,2 %	5,1 %	2,8 %	2,3 %	3,0 %
40–49 Jahre	8,3 %	5,7 %	3,7 %	2,0 %	4,1 %
50–65 Jahre	7,4 %	4,8 %	2,9 %	1,9 %	3,8 %

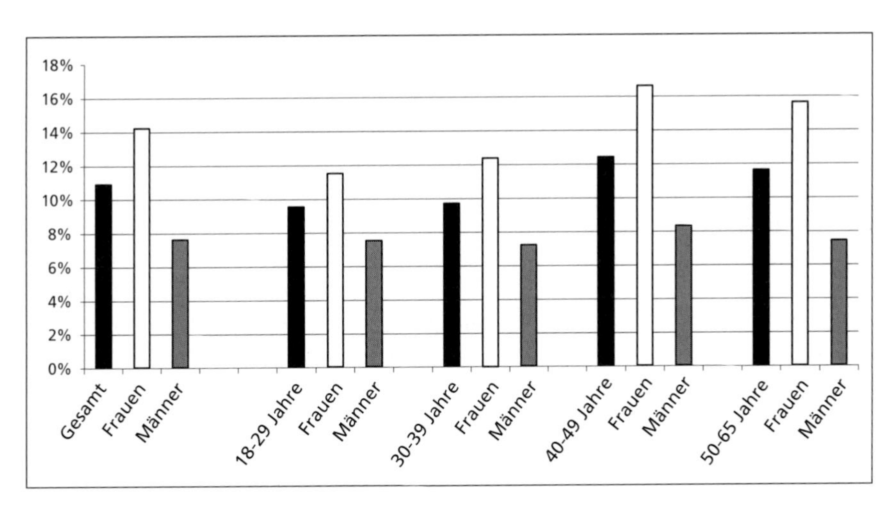

Abb. 1.2: 12-Monats-Prävalenzen depressiver Störungen in der deutschen erwachsenen Allgemeinbevölkerung; umfasst die Diagnosen: Major Depression (einzelne Episode oder rezidivierend) und/oder Dysthyme Störung; nach BGS98, zit. n. Wittchen, Schmidtkunz et al. (2000).

2 Major Depression (einzelne Episode oder wiederkehrend) und/oder Dysthyme Störung.

1.2 Nimmt die Häufigkeit depressiver Störungen in den letzten Jahren zu?

Vor dem Hintergrund gesellschaftlicher Veränderungen der letzten Jahre erscheint es plausibel, eine Zunahme von Depressionen und psychischen Störungen allgemein zu vermuten. In den Industrienationen sind viele Lebensbereiche instabiler geworden: prekäre Arbeitsverhältnisse, geringere familiäre Kohäsion, Individualisierung, Urbanisierung und Globalisierung verändern grundlegend die Lebensumstände. Außerdem zeigen Berichte der Krankenkassen z. B., dass die Arbeitsunfähigkeitsrate aufgrund psychischer Störungen in Deutschland in den letzten ca. zehn Jahren stark zugenommen hat (Spießl & Jacobi 2008).

Querschnittsuntersuchungen, in denen Personen retrospektiv hinsichtlich depressiver Episoden in der eigenen Lebensgeschichte befragt wurden, zeigen tatsächlich eine weitaus größere Depressionshäufigkeit in den jüngeren Generationen, welches als »Geburtskohorteneffekt« bezeichnet wird (Wittchen, Schmidtkunz et al. 2000). Allerdings kann in Studien mit nur einem Messzeitpunkt nicht geklärt werden, welcher Anteil dieses Ergebnisses womöglich durch Erinnerungsdefizite bei den älteren Kohorten, in denen die Depression meist länger zurückliegt, zustande kommt (Compton et al. 2006). Auch könnten die Fähigkeit, depressive Symptome zu erkennen, und die Bereitschaft, diese zu berichten, in verschiedenen Altersgruppen unterschiedlich stark ausgeprägt sein (Kessler et al. 2003).

Daher ist es zur Beurteilung der Frage der Prävalenzveränderung notwendig, solche Studien heranzuziehen, die vergleichbare Stichproben zu mindestens zwei Messzeitpunkten erfassen. Hierbei sollten die Studienpopulationen zu den verschiedenen Erhebungszeitpunkten jeweils unterschiedliche Personen umfassen und die jeweiligen Studiendesigns inklusive der Instrumentarien möglichst identisch sein. Nach diesen Kriterien wurde eine systematische Literaturübersicht (Richter et al. 2008) durchgeführt, um die Frage zu klären, ob psychische Störungen insgesamt zunehmen. Unter den so ausgewählten Studien fanden sich acht Untersuchungen, die ausschließlich die Prävalenz von Depressionen zum Gegenstand hatten (Compton et al. 2006, Twenge & Nolen-Hoeksema 2002, Costello et al. 2006, Madianos & Stefanis 1992, Mattisson et al. 2005, Meertens et al. 2003, Goldney et al. 2007, Murphy et al. 2000) und die zu unterschiedlichen Ergebnissen kommen: Bei Kindern und Jugendlichen fand eine Studie (Twenge & Nolen-Hoeksema 2002) eine Abnahme der Auftretenshäufigkeit depressiver Störungen zwischen 1980 und 1998 und eine Studie (Costello et al. 2006) fand keine Veränderung. Bei Erwachsenen fanden zwei Studien (Compton et al. 2006, Madianos & Stefanis1992) eine Zunahme zwischen 1990 und 2001 bzw. zwischen 1978 und 1984, eine Studie (Mattisson et al. 2005) fand eine Abnahme zwischen 1972 und 1997 und zwei Studien (Meertens et al. 2003, Goldney et al. 2007) fanden keine Veränderung der Depressions-prävalenz zwischen 1998 und 2004 bzw. zwischen 1975 und 1996. Eine weitere Studie (Murphy et al. 2000) zeigte nur zwischen 1952 und 1970 eine Erhöhung der Prävalenzraten, während zwischen 1970 und 1992 keine Veränderungen resultierten.

Zwei Untersuchungen im US-amerikanischen Raum erfassten die 12-Monats-Prävalenzen anhand repräsentativer Bevölkerungsstichproben (Compton et al. 2006, Kessler et al. 2003). Das National Comorbidity Survey (NCS) wurde von 1900 bis 1992 durchgeführt und von 2001 bis 2002 repliziert (NCS-R) (Kessler et al. 2003). Der NCS untersuchte eine Stichprobe von Probanden im Alter von 15 bis 54 Jahren mithilfe einer modifizierten Version des Composite International Diagnostic Interview (CIDI; Robins et al. 1988) basierend auf DSM-III-R Kriterien und fand eine 12-Monats-Prävalenz von 8,6 % für Major Depression. Im NCS-R wurden über 9000 mindestens 18-jährige Personen mit einer erweiterten Version des CIDI nach DSM-IV Kriterien befragt. Hier wurde eine 12-Monats-Prävalenz von 6,6 % gefunden. Die Autoren diskutieren, dass diese Reduktion allerdings methodische Ursachen haben könnte, da die im NCS-R benutzte Version des CIDI Veränderungen gegenüber der älteren Form enthält, die auf eine erhöhte Spezifität und somit einer Verringerung der falsch-positiv eingestuften Personen abzielt. Ein weiterer methodischer Störfaktor ist die Unterschiedlich-keit der untersuchten Altersstufen. Der Ausschluss von Personen über 54 Jahren im NCS führt wahrscheinlich ebenfalls zu einer Überschätzung der Depressionsprävalenz in dieser Studie, da gerade ältere Personen niedrigere Depressionswerte aufzuweisen scheinen (Wittchen & Schmidtkunz 2000).

Viele der Kritikpunkte bezüglich des NCS und NCS-R werden in einer anderen großen (N = 42 862) US-amerikanischen Studie aufgegriffen. Das von 1991 bis1992 durchgeführte National Longitudinal Alcohol Epidemiologic Survey (NLAES) und seine von 2001 bis 2002 erfolgte Replikation, das National Epidemiologic Survey on Alcohol and Related Conditions (NESARC), nutzten weitgehend vergleichbare Instrumente und Stichproben (Compton et al. 2006). Es wurden jeweils erwachsene Personen (18 Jahre und älter) anhand des Alcohol Use Disorder and Assiociated Disabilities Interview Schedule, DSM-IV Version (AUDADIS-IV) befragt, das auch die Kriterien einer Major Depression erfasst. Die 12-Monats-Prävalenz für eine Depression stieg in dieser Untersuchung von 3,3 % im NLAES auf 7,1 % im NESARC. Die Autoren diskutieren die Möglichkeit, dass die Bereitschaft, depressive Symptome zu berichten, sich womöglich durch massive Aufklärungskampagnen im Zeitraum zwischen den zwei Studien gesteigert haben könnte. Neben diesem Artefakt werden veränderte Umwelt-faktoren wie z. B. erhöhte Scheidungsraten und Veränderungen des Gesundheitssystems als Ursachen für eine reale Prävalenzvergrößerung in Betracht gezogen.

Während sich die Frage, ob die Prävalenz depressiver Störungen in den letzten Jahren zugenommen hat, insgesamt noch nicht abschließend beantworten lässt, gibt es wie oben beschrieben Hinweise, dass diese zumindest in den USA in den letzten Jahren tatsächlich gestiegen sein könnte (Compton et al. 2006). Bisher gibt es keine deutschen Studien, welche die oben beschriebenen Kriterien zur Untersuchung dieser Frage erfüllen. Hier wäre besonders eine Replikation des BGS98 daher interessant. Die aktuelle Längsschnittstudie DEGS ist nur z. T. geeignet, da ein Großteil der Probanden des BGS98 dort erneut untersucht werden (Kurth et al. 2009). Es werden hingegen repräsentative Querschnittsuntersuchungen zu mehreren Zeitpunkten mit unterschiedlichen, aber vergleichbaren Probanden und möglichst identischen Methoden benötigt.

Unabhängig davon, ob von eher gleichbleibender oder steigender Prävalenz auszugehen ist, stellen depressive Störungen eine der häufigsten und am meisten belastenden psychischen Erkrankungen dar. Die adäquate Versorgung von Menschen mit Depression stellt für das deutsche Gesundheitssystem eine große Herausforderung dar: Insbesondere die Erkennungs- und Behandlungsraten bei diesen Störungen weisen einen großen Optimierungsbedarf auf. In jedem Fall ist es notwendig, das Gesundheitssystem weiter zu gestalten, um die schon jetzt hohe Anzahl an Depression erkrankter Patienten effektiv und effizient zu versorgen und somit große persönliche und gesamtgesellschaftliche Belastungen und Kosten zu reduzieren. Hier können neue integrierte Ansätze eine große Erfolgschance bieten, wie sie derzeit z. B. im Rahmen des Hamburger Netzwerks Psychische Gesundheit erprobt und evaluiert werden (www.psychenet.de).

Literatur

American Psychiatric Association (1994): Diagnostic and Statistical Manual of Mental Disorders, DSM-IV. Washington: American Psychiatric Association.

Compton WM, Conway KP, Stinson FS, Grant BF (2006): Changes in the prevalence of major depression and comorbid substance use disorders in the United States between 1991–1992 and 2001–2002. American Journal of Psychiatry; 163:2141–2147.

Copeland JRM, Dewey ME, Griffiths-Jones HM (1986): A computerized psychiatric diagnostic system and case nomenclature for elderly subjects: GMS and AGECAT. Psychological Medicine; 16:89–99.

Costello JE, Erkanli A, Angold A (2006): Is there an epidemic of child or adolescent depression? Journal of Child Psychology and Psychiatry and Allied Disciplines; 47:1263–1271.

Davison GC, Neale JM (1998): Klinische Psychologie. Weinheim: Beltz, Psychologie Verlags Union.

DGPPN B, KBV, AWMF, AkdÄ, BPtK, BApK, DAGSHG, DEGAM, DGPM, DGPs, DGRW (Hrsg) für die Leitliniengruppe Unipolare Depression (2009). S3-Leitlinie/Nationale VersorgungsLeitlinie Unipolare Depression. 1 Aufl. Berlin, Düsseldorf: DGPPN, ÄZQ, AWMF.

Ernst C, Angst J (1995): Depression in old age. Is there a real decrease in prevalence? European Archives of Psychiatry and Clinical Neuroscience; 245:272–287.

Goldney R, Fisher L, Dal Grande E, Taylor A, Hawthorne G (2007): Have education and publicity about depression made a difference? Comparison of prevalence, service use and excess costs in South Australia: 1998 and 2004. Australian and New Zealand Journal of Psychiatry; 41:38–53.

Härter M (2000): Psychische Störungen bei körperlichen Erkrankungen. Psychotherapie, Psychosomatik, Medizinische Psychologie; 50:274–286.

Jacobi F, Wittchen H-U, Holting C, Höfler M, Pfister H, Müller N, Lieb R (2004): Prevalence, co-morbidity and correlates of mental disorders in the general population: results from the German Health Interview and Examination Survey (GHS). Psychological Medicine; 34:594–611.

Jacobi F, Wittchen H-U, Holting C, Sommer S, Lieb R, Höfler M, Pfister H (2002): Estimating the prevalence of mental and somatic disorders in the community: aims and methods of the

German National Health Interview and Examination Survey. International Journal of Methods in Psychiatric Research; 11:1–18.

Kessler RC, Berglund P, Demler O, Jin R, Koretz D, Merikangas KR, Rush AJ, Walters EE, Wang PS (2003): The epidemiology of major depressive disorder: Results from the National Comorbidity Survey Replication (NCS-R). Journal of the American Medical Association, 289:3095–3105.

Koehler M, Rabinowitz T, Hirdes J, Stones M, Carpenter GI, Fries BE, Morris JN, Jones RN (2005): Measuring depression in nursing home residents with the MDS and GDS: An observational psychometric study. BMC Geriatrics; 5.

Kurth B-M, Lange C, Kamtsiuris P, Hölling H (2009): Gesundheitsmonitoring am Robert Koch-Institut: Sachstand und Perspektiven. Bundesgesundheitsbl; 52:557–570.

Lampert T, Schneider S, Klose M (2005): Schichtspezifische Unterschiede im Vorkommen psychischer Störungen. Forum Public Health; 13:7–8.

Lehmkuhl G, Walter D, Lehmkuhl U (2008): Depressive Störungen im Kindes- und Jugendalter. Bundesgesundheitsbl – Gesundheitsforsch – Gesundheitsschutz; 51:399–405.

Lewinsohn PM, Rohde P, Seeley JR (1998): Major depressive disorder in older adolescents: Prevalence, risk factors, and clinical implications. Clinical Psychology Review; 18:765–794.

Linden M, Kurtz G, Baltes MM, Geiselmann B, Lang FR, Reischies FM, Helmchen H (1998): Depression bei Hochbetagten. Ergebnisse der Berliner Altersstudie. Nervenarzt; 69:27–37.

Madianos MG, Stefanis CN (1992): Changes in the prevalence of symptoms of depression and depression across Greece. Social Psychiatry and Psychiatric Epidemiology; 27:211–219.

Mattisson C, Bogren M, Nettelbladt P, Munk-Jorgensen P, Bhugra D (2005): First incidence depression in the Lundby Study: A comparison of the two time periods 1947–1972 and 1972–1997. Journal of Affective Disorders; 87:151–160.

Meertens V, Scheepers P, Tax B (2003): Depressive symptoms in the Netherlands 1975–1996: a theoretical framework and an empirical analysis of socio-demographic characteristics, gender differences and changes over time. Sociology of health & illness; 25:208–231.

Murphy JM, Laird NM, Monson RR, Sobol AM, Leighton AH (2000): Incidence of depression in the Stirling County Study: Historical and comparative perspectives. Psychological Medicine; 30:505–514.

Ravens-Sieberer U, Wille N, Bettge S, Erhart M (2007): Psychische Gesundheit von Kindern und Jugendlichen in Deutschland: Ergebnisse aus der BELLA-Studie im Kinder- und Jugendgesundheitssurvey (KiGGS). Bundesgesundheitsbl – Gesundheitsforsch – Gesundheitsschutz; 50:871–878.

Richter D, Berger K, Reker T (2008): Nehmen psychische Störungen zu? Eine systematische Literaturübersicht. Psychiatrische Praxis; 35:321–330.

Riedel O, Heuser I, Klotsche J, Dodel R, Wittchen HU (2010): Occurrence, risk and structure of depression in parkinson disease with and without dementia: Results from the GEPAD study. Journal of Geriatric Psychiatry and Neurology; 23:27–34.

Robins LN, Wing J, Wittchen HU, Helzer JE, Babor TF, Burke J, Farmer A, Jablenski A, Pickens R, Regier DA et al. (1988): The Composite International Diagnostic Interview. An epidemiologic instrument suitable for use in conjunction with different diagnostic systems and in different cultures. Archives of General Psychiatry; 45:1069–1077.

Spießl H, Jacobi F (2008): Do mental disorders really increase? Psychiatrische Praxis; 35:318–320.

Steinhausen HC (1996): Psychische Störungen bei Kindern und Jugendlichen. Lehrbuch der Kinder und Jugendpsychiatrie. München: Urban und Schwarzenberg.

Twenge JM, Nolen-Hoeksema S (2002): Age, gender, race, socioeconomic status, and birth cohort differences on the Children's Depression Inventory: A meta-analysis. Journal of Abnormal Psychology; 111:578–588.

Von Korff M, Katon W, Bush T, Lin EHB, Simon GE, Saunders K, Ludman E, Walker E, Unutzer J (1997): Treatment costs, cost offset, and cost effectiveness of collaborative management of depression. Psychosomatic Medicine; 60:143–149.

WHO (1992): The ICD-10 classification of mental and behavioural disorders. Clinical descriptions and diagnostic guidelines. Geneva: World Health Organisation.

WHO (2001): The World health report 2001. Mental health: new understanding, new hope. Geneva: World Health Organization.

Wild B, Herzog W, Schellberg D, Lechner S, Niehoff D, Brenner H, Rothenbacher D, Stegmaier C, Raum E (2011): Association between the prevalence of depression and age in a large representative German sample of people aged 53 to 80 years. International Journal of Geriatric Psychiatry; 27:375–381.

Wittchen H-U, Höfler M, Gander F, Pfister H, Storz S, Üstün B, Müller N, Kessler RC (1999): Screening for mental disorders: performance of the Composite International Diagnostic – Screener (CID-S). International Journal of Methods in Psychiatric Research; 8.

Wittchen H-U, Müller H, Pfister H, Winter S, Schmidtkunz B (1999): Affektive, somatoforme und Angststörungen in Deutschland – Erste Ergebnisse des bundesweiten Zusatzsurveys »Psychische Störungen«. Gesundheitswesen; 61:216–222.

Wittchen H-U, Müller N, Schmidtkunz B, Winter S, Pfister H (2000): Erscheinungsformen, Häufigkeit und Versorgung von Depressionen. Fortschritte der Medizin Originalien; 118. Jg., Sonderheft 1/2000.

Wittchen H-U, Nelson CB, Lachner G (1998): Prevalence of mental disorders and psychosocial impairments in adolescents and young adults. Psychological Medicine; 28:109–126.

Wittchen H-U, Schmidtkunz B, Lieb R (2000): Depression. Gesundheitsbericht für Deutschland des Robert-Koch-Instituts. Berlin: Robert-Koch-Institut.

2 Das immunologische Krankheitskonzept der Depression

Hubertus Himmerich, Holger Steinberg

Einleitung

Etymologisch gesehen kommt »immun« aus dem Lateinischen. »Immunis« bedeutet »unberührt« oder »unempfänglich«. Das Immunsystem hilft also, für Krankheiten unempfänglich zu sein. Definiert wird das Immunsystem als das biologische Abwehrsystem höherer Lebewesen, das eine Schädigung durch Krankheitserreger verhindern kann. Die Immunabwehr kann in eine angeborene und eine adaptive Immunabwehr unterschieden werden (▸ **Abb. 2.1**).

Die *angeborene* Immunabwehr kann Pathogene bekämpfen, ohne dass der Organismus zuvor mit ihnen in Kontakt gekommen ist. Die Aufgaben der angeborenen Immunabwehr werden von Granulozyten, Monozyten oder Makrophagen, dendritischen Zellen und natürlichen Killerzellen wahrgenommen. Diese Zellen können die Immunreaktion des Organismus durch die Produktion von Zytokinen, den Botenstoffen des Immunsystems, modulieren. Im zentralen Nervensystem werden Zytokine von Astrozyten und Zellen der Mikroglia erzeugt. Wichtige, das Gehirn beeinflussende Zytokine sind die Interleukine-(IL-)1 und IL-6, Interferon-γ (IFN-γ) und der Tumornekrosefaktor-α (TNF-α) (Himmerich 2008).

Regulatorische T-Zellen (Treg) können die Produktion dieser Zytokine drosseln und somit maßgeblichen Einfluss auf die Steuerung des Immunsystems ausüben (Liu & Leung 2006).

Die *adaptive* Immunabwehr zeichnet sich durch die Anpassungsfähigkeit gegenüber neuen Krankheitserregern und deren gezielte Bekämpfung aus. Zu den Zellen der adaptiven Immunabwehr gehören zum Beispiel zytotoxische T-Zellen, B-Lymphozyten und T-Helferzellen (TH). Nach ihren Zytokin-Sekretionsmustern lassen sich die T-Helferzellen und zwei Subpopulationen differenzieren, die TH-1- und die TH-2-Zellen. TH-1-Zellen sezernieren vor allem Interleukin-2 und IFN-γ. Wichtige TH-2-Zytokine sind dagegen IL-4, IL-5 und IL-10. Die TH-1-Antwort aktiviert eher die zelluläre Immunabwehr, während die TH-2-Immunantwort eher zur Produktion von Antikörpern führt, also die humorale Immunantwort aktiviert (Himmerich 2008). Zytokine wie IL-1, IL-2, IL-6, IFN-γ und TNF-α, die an der Pathophysiologie einer Entzündungsreaktion beteiligt sind, werden als pro-inflammatorische Zytokine bezeichnet. In späteren Abschnitten dieses Kapitels sollen einige Zytokine mit einer besonderen Bedeutung für die Pathophysiologie depressiver Störungen besprochen werden. Dies sind die Zytokine IL-1, das TNF-α und das IFN- γ.

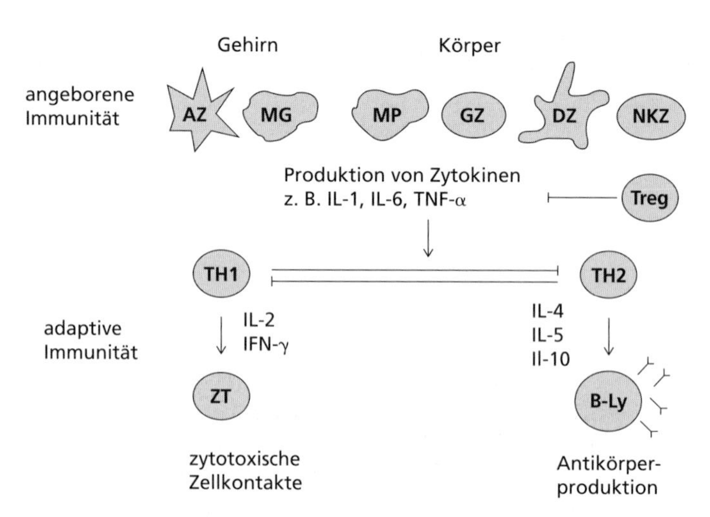

Abb. 2.1: Das Immunsystem; modifiziert nach (Himmerich 2008).
Abkürzungen: Granulozyten (GZ), Monozyten oder Makrophagen (MP), dendritische Zellen (DZ) und natürliche Killerzellen (NKZ), Astrozyten (AZ), Mikroglia (MG), regulatorische T-Zellen (Treg), Interleukin (IL), Interferon-γ (IFN-γ), Tumornekrosefaktor-α (TNF-α), T-Helferzellen (TH), zytotoxische T-Zellen (ZT), B-Lymphozyten (B-Ly).

2.1 Klinische und technische Meilensteine der psychiatrischen Immunologie

Wenngleich bereits in der Antike Beobachtungen über Zusammenhänge zwischen Gehirnerkrankungen und entzündlichen Erkrankungen beschrieben wurden, konnten erst im 19. Jahrhundert durch die Einführung des regelmäßigen Messens der Körpertemperatur am Krankenbett und durch die Möglichkeit, ein Blutbild zu erstellen, differenziertere Beobachtungen des Zusammenhangs zwischen Psyche und Immunsystem erfolgen. Nach der Einführung der regelmäßigen Messung der Körpertemperatur wurde in der Psychiatrie versucht, psychiatrische Erkrankungen anhand des Temperaturverlaufs zu untersuchen und zu klassifizieren. In ► **Abbildung 2.2** ist der Verlauf der Körpertemperatur eines Patienten mit »Melancholia passiva« zu sehen. Die Darstellung wurde einer Publikation von Theodor Ziehen (1862–1950), außerordentlicher Professor der Psychiatrischen Universitätsklinik in Jena, entnommen. (Ziehen 1894).

1. Bei der Melancholia passiva ist die Körpertemperatur im Allgemeinen herabgesetzt. Das Abendmaximum ist oft wenig ausgesprochen. Letzteres gilt auch von der Melancholia agitata. Entsprechend den Angstaffecten kommen bei dieser unregelmässig vertheilte Nebenmaxima hinzu. Vgl. Curve 1.

Melancholia passiva mit sehr geringen Angstaffecten.

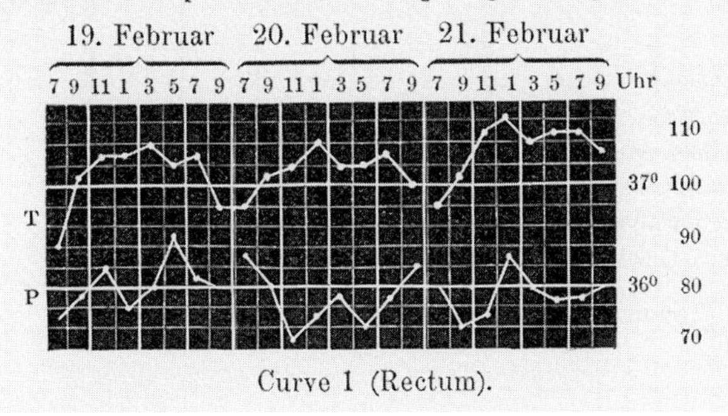

Abb. 2.2: Tagesschwankungen von Temperatur und Puls bei einem Patienten mit »Melancholia passiva« (Ziehen 1894). Neben der Beschreibung der Körpertemperatur werden auch zirkadiane Überlegungen angestellt.

Eine der herausragenden Persönlichkeiten auf dem Gebiet der psychiatrisch-immunologischen Forschung und Praxis war Julius Wagner-Jauregg (1857–1940). 1927 erhielt er den Nobelpreis für Medizin für seine jahrzehntelange zielgerichtete Forschung zur Therapie der progressiven Paralyse (Whitrow 2001). Er hatte seine daran leidenden Patienten mit Malaria geimpft, was zu einer Besserung oder Heilung führte. Wagner-Jauregg sammelte außerdem akribisch genau Krankengeschichten, in denen bei einer Psychose Fieber aufgetreten war. ▸ **Abbildung 2.3** führt auch Entitäten an, die in den heutigen Bereich affektiver Störungen gehören. Die Tabelle ist so zu verstehen, dass, wenn Fieber beispielsweise bei Manie aufgetreten war, es in 16 von 25 Fällen zu einer Heilung kam und in 3 von diesen 25 Fällen zumindest zu einer Besserung der Symptomatik. Auch bei der Melancholie führte Fieber in über der Hälfte der Fälle zu einer Heilung oder dauernden Besserung (Wagner-Jauregg 1887). Die Melancholie entspricht unter den hier angeführten Erkrankungen am ehesten dem, was wir heute unter einer Depression verstehen.

Die fluoreszenzbasierte Durchflusszytometrie ist ein technischer Meilenstein des letzten Jahrhunderts für die Untersuchung des Immunsystems, der die Differenzierung der einzelnen Zellarten des Immunsystems erlaubt. Das Prinzip dieser Messtechnik ist in ▸ **Abbildung 2.4** dargestellt. Diese Methode wurde 1968 von dem Strahlenbiologen Wolfgang Göhde an der Westfälischen Wilhelms-Universität Münster entwickelt (Göhde & Dittrich 1971). Das Prinzip der Durchflusszytometrie jedoch geht auf den US-amerikanischen Elektroingenieur Wallace H. Coulter (1913–1998) zurück, der bereits 1949 ein Patent zur Zählung von gelösten

Tabelle IV. **Krankheitsform.**

Krankheitsform	Heilung	Dauernde Besserung	Vorübergehende Besserung	Keine Wirkung
Idiotie	—	1	2	3
Melanchol'e.	18	7	6	6
Manie.	16	1	2	6
Acuter Wahnsinn	21	3	3	4
Chronischer Wahnsinn	3	6	10	34
Secundäre Geistesstörung	5	2	9	12
Intermittirende Geistesstörung	2	2	1	1
Progressive Paralyse	4	—	1	6
Epilepsie mit Geistesstörung	1	—	1	5
Summe	70	22	35	77

Abb. 2.3: Der Einfluss von Fieber auf Psychosen (Wagner-Jauregg 1887).

Partikeln anmeldete. Dieses Untersuchungsprinzip beruht darauf, dass eine Zelle optische Signale aussendet, wenn sie einen Laserstrahl durchquert. Genauer gesagt, werden die in einer Lösung befindlichen Zellen durch eine Kapillare gesaugt und passieren im Sensormodul einzeln einen Laserstrahl. Die Zellen streuen einen Teil des Lichts, welches mittels Detektoren nachgewiesen wird. Die Menge des gestreuten Lichts korreliert mit der Größe der Zelle und mit ihrer Komplexität. So streuen Granulozyten, die eine raue Oberfläche und in ihrem Inneren viele Vesikel aufweisen, deutlich mehr Licht als beispielsweise T-Zellen. Das Vorwärtsstreulicht oder Forward Scatter (FSC) ist ein Maß für die Beugung des Lichts im flachen Winkel und hängt vom Volumen der Zelle ab. Das Seitwärtsstreulicht oder Sideward Scatter (SSC) ist ein Maß für die Brechung des Lichts im rechten Winkel, die von der Granularität der Zelle, der Größe und Struktur ihres Zellkerns und der Menge der Vesikel in der Zelle beeinflusst wird. Mit diesen beiden Parametern lassen sich die Zellen des Blutes unterscheiden. Man weiß außerdem, dass Immunzellen bestimmte Oberflächenmoleküle tragen, anhand derer man den Zelltyp oder einen funktionellen Status der Zelle erkennen kann, sogenannte Cluster of Differentiation-(CD-)Marker.

César Milstein (1927–2002), argentinischer Molekularbiologe, und sein Münchner Assistent Georges Jean Franz Köhler (1946–1995) hatten 1975 gemeinsam in einer Arbeitsgruppe im englischen Cambridge die Hybridom-Technik entwickelt, bei der durch Fusion einer Myelomzelllinie mit einem B-Lymphozyten die Produktion großer Mengen monoklonaler Antikörper ermöglicht wurde (Köhler & Milstein 1975). 1984 erhielten sie für diese Arbeiten zusammen mit dem dänischen Immunologen Niels Kaj Jerne (1911–1994) den Nobelpreis für Physiologie oder Medizin. Mit dieser Technik war es César Milstein gelungen, monoklonale Antikörper gegen ein Oberflächenmolekül herzustellen, welches als Cluster of Differentiation (CD) 1 bezeichnet wird. Nach der Herstellung von CD1 wurden in kürzester Zeit so viele monoklonale Antikörper für weitere Oberflächenmoleküle entdeckt, dass die Immunologen ein System zur Standardisierung der Zelloberflächenmoleküle benötigten. Der Grundstein für die CD-Nomenklatur wurde 1982 auf dem 1st International Workshop and Conference on Human Leukocyte Differentiation Antigens (HLDA) in Paris gelegt.

Da Tregs supprimierend auf die Produktion von pro-inflammatorischen Zytokinen wirken (▸ **Abb. 2.1**) und über diesen Mechanismus wesentlich zur Steuerung des Immunsystems beitragen, könnte diesen Zellen eine besondere Bedeutung für die Interaktion von Immunsystem und Gehirn zukommen. Weil sie CD4 und viel CD25 exprimieren, ist es möglich, diese Zellen mit monoklonalen fluoreszierenden Antikörpern gegen CD4 und CD25 zu markieren, sodass deren Fluoreszenz im Durchflusszytometer mit Fluoreszenzdetektoren erfasst werden kann. So kann ihre Häufigkeit im Blut bestimmt werden.

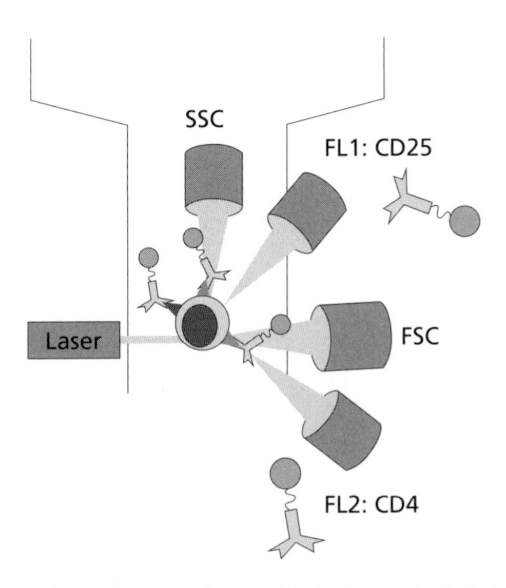

Abb. 2.4: Mit der Durchflusszytometrie lassen sich Zellen nach Zellgröße mittels Forward Scatter (FSC), nach Granularität mittels Sideward Scatter (SSC) und nach ihrer Fluoreszenz differenzieren. Zum Beispiel können regulatorische T-Zellen mittels Fluoreszenzdetektoren (FL) für die Fluoreszenz von monoklonalen Antikörpern gegen CD4 und CD25 identifiziert werden. Im Strahlengang des Lasers ist eine sogenannte regulatorische T-Zelle (Treg) mit ihren Oberflächenmarkern CD4 und CD25 dargestellt.

2.2 Bedeutung von Zytokinen für die Pathophysiologie der Depression

Mehrere Befunde legen einen Zusammenhang zwischen Zytokinsystem und Depression nahe. Die Gabe von IFN-α zur Behandlung von Krebserkrankungen oder Hepatitis C hat als wichtigste Nebenwirkung depressive Symptome wie Müdigkeit, Appetitsverlust und kognitive Einbußen. Im Tierversuch führt die Gabe von pro-inflammatorischen Zytokinen zum sogenannten »sickness behaviour«, das Symptome einer Depression widerspiegelt (Dantzer et al. 2008), und die i. v.-Gabe von Endotoxin bei gesunden Probanden führt zur Zytokinausschüttung, zu affektiven und mnestischen Symptomen (Reichenberg et al. 2001).

Ein wichtiges pro-inflammatorisches Zytokin ist TNF-α, ein Glykoproteinhormon aus 185 Aminosäuren. Es wurde 1975 von Carswell und seinen Mitarbeitern isoliert (Carswell 1975). Sie fanden heraus, dass es ein löslicher Faktor ist, der von Wirtszellen gebildet wird, wenn man einem Organismus Tumorzellen transplantiert, und zum Tod der Tumorzellen führt. Außerdem führte die TNF-α in vitro zum Tod von Tumorzellen. Die Bildung von TNF-α erfolgt durch Makrophagen, Monozyten, Lymphozyten, Mastzellen, Astrozyten, Mikroglia und Fettzellen. TNF-α ist ein Signalstoff, der an Entzündungsvorgängen, der Blutbildung, der Bildung von Blutgefäßen und an der Tumorabwehr beteiligt ist (Himmerich et al. 2009).

In einer Studie des Wissenschaftszentrums Weihenstephan der Technischen Universität München und des Max-Planck-Instituts für Psychiatrie wurden die Plasmakonzentrationen von TNF-α und seinen löslichen Rezeptoren p55 und p75 an 523 Probanden, die nie depressiv waren, an 35 Probanden mit einer Depression in der Vorgeschichte, die aber aktuell nicht depressiv waren, und an 70 stationären Patienten mit akuter Depression ohne eine entzündliche Erkrankung untersucht. ▸ **Abbildung 2.5** zeigt sehr deutlich, dass die Patienten, die nie depressiv waren, die niedrigsten Konzentrationen von TNF-α und seiner löslichen Rezeptoren im Plasma aufwiesen. Personen mit einer Depression in der Vorgeschichte hatten etwas höhere Konzentrationen. Die höchsten Konzentrationen von TNF-α und seinen Rezeptoren zeigten die 70 untersuchten akut depressiven Patienten, sodass man vermuten kann, dass TNF-α zur Pathophysiologie der Depression beiträgt (Himmerich et al. 2008).

Es gibt verschiedene Wege, auf denen TNF-α zur Entwicklung einer Depression beitragen kann. Zum einen aktiviert es die Hypothalamus-Hypophysen-Nebennieren-Achse, kurz HPA-Achse. Eine aktivierte HPA-Achse ist der konsistenteste neurobiologische Befund bei depressiven Patienten. Weiterhin könnte TNF-α zur Apoptose von Neuronen führen. Als drittes führt TNF-α zu einer Verstärkung der Serotonin-Rückaufnahme und dies wahrscheinlich dadurch, dass vermehrt Serotonin-Transporter produziert oder aktiviert werden. So wirkt TNF-α genau entgegengesetzt zu den antidepressiven Serotonin-Rückaufnahmehemmern. Schließlich aktiviert es noch die Indolamin-Dioxygenase (IDO), die Tryptophan zu Kynurenin umbaut, sodass das Tryptophan nicht mehr zur Serotonin-Synthese zur Verfügung steht (Himmerich et al. 2009).

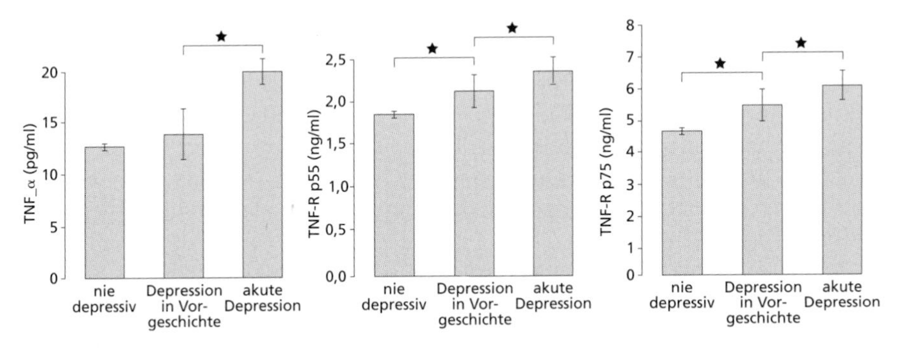

Abb. 2.5: Plasmakonzentrationen von TNF-α und seiner löslichen Rezeptoren TNF-R p55 und p75 bei 523 Probanden, die nie depressiv waren, 35 Probanden mit Depression in der Vorgeschichte und 70 stationären Patienten mit akuter Depression ohne entzündliche Erkrankung. Die Abbildung wurde auf der Datengrundlage von Himmerich et al. (2008) erstellt. Die Sterne zeigen signifikante Unterschiede an. Zur genauen epidemiologischen, laborchemischen und statistischen Methodik sei auf den Originalartikel verwiesen.

TNF-α ist aber nur eines der pro-inflammatorischen Zytokine, die bei Patienten mit affektiven Störungen erhöht sind. Weitere Beispiele sind IL-1 und IL-6 (Seidel et al. 1995, Seidel et al. 1999, Dantzer et al. 2008). Die wissenschaftliche Auffassung, dass Zytokine maßgeblich an der Pathophysiologie der Depression beteiligt sind, wird als »Zytokinhypothese der Depression« bezeichnet.

2.3 Zytokinantagonisten und Immunmodulatoren gegen Depression

Mittlerweile gibt es TNF-α-Antagonisten, die TNF-α im Plasma abfangen können und die antidepressiv wirken sollten, wenn TNF-α an der Pathophysiologie der Depression beteiligt ist. Diese sind für die Behandlung einer Reihe entzündlicher Erkrankungen – zum Beispiel der Psoriasis – zugelassen. Und tatsächlich weisen Patienten mit Psoriasis oft depressive Symptome auf. In einer Untersuchung, in der depressive Symptome von 618 Psoriasis-Patienten erfasst wurden, waren zirka 30 % der Untersuchten an einer klinisch relevanten Depression erkrankt. Diese wurden 12 Wochen lang mit 50 mg Etanercept, einem TNF-α-Blocker, oder Placebo behandelt. Es zeigten sich eine signifikante Verbesserung in den Depressionsskalen Hamilton Depression Scale und Beck Depressionsinventar sowie eine signifikant höhere Anzahl von Respondern mit depressiver Symptomatik unter der Behandlung mit Etanercept. Die Besserung in diesen beiden Depressionsskalen korrelierte nicht mit dem Verschwinden der dermatologischen Symptome, sodass diese

Ergebnisse nicht als Folge der Genesung von der körperlichen Erkrankung interpretiert werden können. Die signifikant erheblichere Verbesserung unter Etanercept legt nahe, dass mit diesem Medikament die Hoffnung verbunden werden kann, zumindest für Patienten mit Depression und entzündlichen Erkrankungen einen neuen antidepressiven Therapieansatz zur Verfügung zu haben (Tyring et al. 2006). An dieser Stelle muss allerdings darauf hingewiesen werden, dass Etanercept nicht zur Behandlung der Depression bei gleichzeitig vorliegender Psoriasis zugelassen ist.

Bei Patienten mit Depression wurde der COX-2-Inhibitor Celecoxib als Add-on-Therapie zur antidepressiven Behandlung mit Reboxetin getestet. Celecoxib hemmt u.a. die Produktion pro-inflammatorischer Zytokine. In einer sechswöchigen Therapiephase zeigten sowohl die Patienten, die mit Reboxetin und Plazebo, als auch die Patienten, die mit Reboxetin und Celecoxib behandelt wurden, eine deutliche Verbesserung in der Hamilton-Depressionsskala (HAM-D). Bei der Celecoxib-Gruppe konnte jedoch zugleich eine signifikante Symptomreduktion im Vergleich zur Plazebogruppe registriert werden (Müller et al. 2006).

2.4 Wirkung von Antidepressiva auf das Immunsystem

Eine Reihe von In-vitro-Studien kommt zu dem Ergebnis, dass Antidepressiva die Produktion pro-inflammatorischer Zytokine unterdrücken. Diese Studien untersuchten die Zytokinproduktion in den Überständen kultivierter weißer Blutzellen oder in sogenannten Vollbluttests. Die Zytokinproduktion wurde dabei zumeist mit Lipopolysacchariden (LPS), Phytohaemagglutinin (PHA) oder Concanavalin A (ConA) unter Zugabe von trizyklischen Antidepressiva (TCA), Noradrenalin-Rückaufnahmeinhibitoren (NARI), Serotonin-Rückaufnahmeinhibitoren (SSRI) oder Lithium stimuliert. Dabei zeigte sich konsistent, dass Antidepressiva in diesen In-vitro-Untersuchungen zu einer Unterdrückung der Produktion pro-inflammatorischer Zytokine führen (Kenis & Maes 2002). Aus diesen Untersuchungen wurde geschlossen, dass Antidepressiva einen antiinflammatorischen Effekt haben.

Als Beispiel für ein solches In-vitro-Experiment sei eine Untersuchung aus der Klinik und Poliklinik für Psychiatrie und Psychotherapie und dem Institut für Immunologie des Universitätsklinikums Aachen genannt. Hierfür wurde Blut von sechs gesunden Frauen zwischen 28 und 47 Jahren entnommen und es wurde ein »Whole Blood Assay«, also ein »Vollbluttest« durchgeführt. In diesem Test wurden 50 µl Blut mit den Reinsubstanzen der Antidepressiva versetzt. Die Konzentration dieser Antidepressiva orientierte sich an den Empfehlungen für die Plasmakonzentration der Arbeitsgruppe für Therapeutisches Drug-Monitoring der AGNP. Bei den Antidepressiva handelte es sich um Amitriptylin, Imipramin, Nortriptylin, Desipramin, Venlafaxin und O-Desmethyl-Venlafaxin. Dieses Gemisch wurde mit rekombinantem Toxic Shock Syndrome Toxin-1 (TSST-1) stimuliert. Dieses Toxin wird natürlicherweise von bestimmten Streptokokken produziert. Vor und nach der Stimulation mit TSST-1 wurde aus diesem Vollblut-Gemisch die Konzentration von IFN-γ mittels ELISA bestimmt. Im nicht mit TSST-1 stimulierten Blut zeigten 30 der 42 mit Antidepressiva vermischten Blutproben IFN-γ-Konzentrationen unterhalb der Nachweisgrenze von 4,7 pg/ml. Im stimulierten Ansatz lagen alle IFN-γ-Konzentrationen oberhalb von 200 pg/ml, sodass daraus geschlossen werden kann, dass TSST-1 ein sehr effektives Stimulans für die IFN-γ-Synthese ist. Verglichen mit der Kontrollbedingung, also einer TSST-1-Stimulation ohne Zugabe von Antidepressiva, führten die Antidepressiva zu einer Verminderung der IFN-γ-Produktion. Als Effektstärken der einzelnen Medikamente wurden ermittelt: Amitriptylin: 1,9; Nortriptylin: 1,83; Imipramin: 1,35; Desipramin: 1,15. Damit konnte nachgewiesen werden, dass diese trizyklischen Antidepressiva einen deutlichen inhibierenden Effekt auf die IFN-γ-Produkion ausübten. Venlafaxin und O-Desmethyl-Venlafaxin zeigten geringe Effektstärken. Das Ergebnis der Untersuchung ist in ▶ **Abbildung 2.6** graphisch dargestellt: Venlafaxin und O-Desmethyl-Venlafaxin führ-

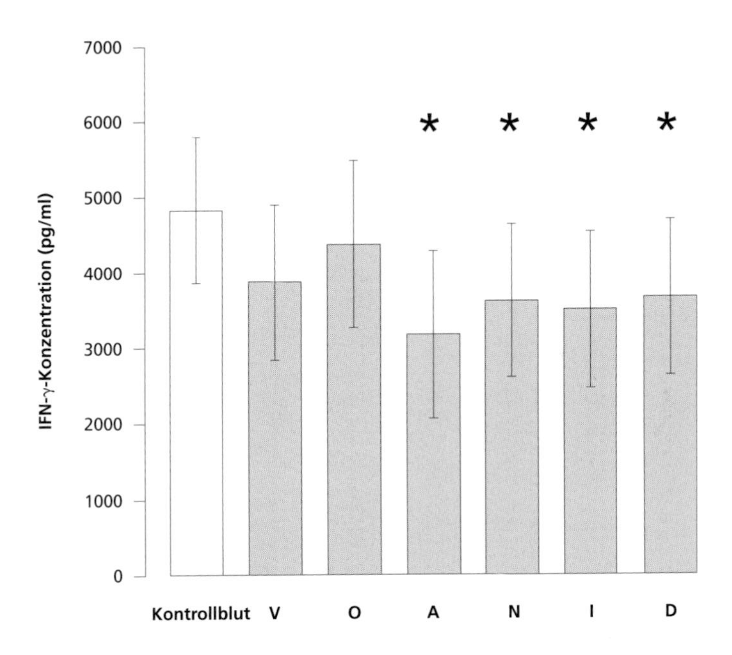

Abb. 2.6: IFN-γ-Produktion nach Zugabe von Antidepressiva. Vollblutkulturen von N = 6 gesunden Blutspendern wurden mit 250 ng/ml TSST-1 für 24h zusammen mit einem Antidepressivum oder ohne Antidepressivum (Kontrollblut) stimuliert. IFN-γ-Konzentrationen wurden mittels ELISA gemessen. Die Fehlerbalken repräsentieren die Standardfehler des Mittelwertes. * zeigt signifikante Differenzen zur Kontrollbedingung an. Graphik modifiziert nach Himmerich, Fulda et al. (2010). Abkürzungen: Venlafaxin (V), O-Desmethyl-Venlafaxin (O), Amitriptylin (A), Nortriptylin (N), Imipramin (I), Desipramin (D).

ten nicht zu einer signifikanten Veränderung der IFN-γ-Konzentration gegenüber Blut, welches nicht mit einem Antidepressivum versetzt wurde (Himmerich, Fulda et al. 2010).

In den letzten Jahren wurde eine Subpopulation von T-Zellen identifiziert: die Tregs, welche bereits oben als wichtige Zellen zur Steuerung der Immunantwort beschrieben wurden. Diese sind darauf spezialisiert, die Immunantwort zu unterdrücken. Diese Fähigkeit wird vom Körper beispielsweise benötigt, um die immunologische Toleranz gegenüber körpereigenen Zellen zu erhalten. Da sie besonders die Oberflächenmoleküle CD4 und in noch größerem Maße CD25 exprimieren, werden sie aktuell oft auch als CD4 + $CD25^{hi}$ bezeichnet. Mit der Durchflusszytometrie (► **Kap. 2.1**) können diese Zellen unter Zuhilfenahme fluoreszenzmarkierter Antikörper gegen diese Oberflächenmoleküle bestimmt werden (► **Abb. 2.4**). Die immunmodulatorischen Fähigkeiten der Tregs werden über bestimmte Membranmoleküle, aber auch durch die Modulation der Zytokinproduktion vermittelt (Liu & Leung 2006).

In einer kürzlich publizierten Studie (Himmerich, Milenović et al. 2010) wurden Tregs und Plasmakonzentrationen von IL-1 sowie die mit LPS stimulierte Zytokinproduktion von IL-1 und IL-6 gemessen. 16 Patienten mit Depression wurden in die Studie eingeschlossen und in der ersten Woche der Behandlung sowie nach sechs Wochen untersucht. Dabei wurden der HAMD-21, die Tregs und das IL-1

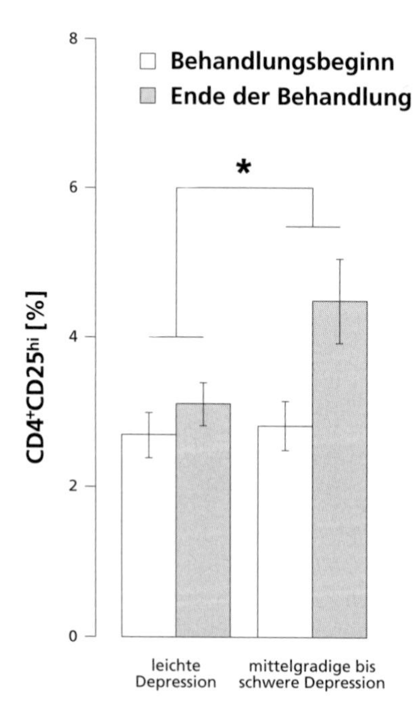

Abb. 2.7: Darstellung des Anstiegs der Tregs während der antidepressiven Therapie sowohl bei leicht depressiven Patienten als auch bei schwer depressiv erkrankten. Man erkennt, dass in beiden Gruppen ein signifikanter Anstieg erfolgte. Abbildung modifiziert nach Himmerich, Milenović et al. (2010).

gemessen. Die Bestimmung der Tregs erfolgte mittels Durchflusszytometrie mit monoklonalen Antikörpern gegen CD4 und CD25. In dieser Untersuchung zeigte sich eine signifikante Reduktion des Punktwertes in der Hamilton-Depressionsskala von 16 auf 7. Am Ende der Behandlung hatten alle Patienten IL-1-Werte unterhalb der Nachweisgrenze, es kam zu einem signifikanten Anstieg der regulatorischen T-Zellen während der Therapie mit Antidepressiva (▸ **Abb. 2.7**) und einer signifikanten Reduktion der stimulierten Produktion von IL-1 und IL-6. Möglicherweise ist die Beeinflussung der Tregs durch Antidepressiva dafür verantwortlich, dass Antidepressiva die Produktion pro-inflammatorischer Zytokine drosseln.

2.5 Zusammenfassung und Diskussion

In diesem Kapitel wurden die Entwicklung und neue Forschungsergebnisse besprochen, die zur Hypothese führen, dass das Immunsystem maßgeblich an der Entwicklung der Depression beteiligt ist. Es sei an dieser Stelle ausdrücklich auf den hypothetischen Charakter dieser wissenschaftlichen Sichtweise hingewiesen, die sich auf die folgenden Befunde stützt:

Pro-inflammatorische Zytokine wirken über verschiedene Mechanismen depressiogen: eine Aktivierung der Hypothalamus-Hypophysen-Nebennieren-Achse, eine Aktivierung der IDO mit konsekutiver Tryptophandepletion, eine Verstärkung der Serotonin-Wiederaufnahme und zerebrale apoptotische Prozesse. Wahrscheinlich sind Zytokine über diese Mechanismen maßgeblich an der Pathophysiologie der Depression beteiligt. Die Antidepressiva drosseln die Produktion pro-inflammatorischer Zytokine möglicherweise über eine Hochregulation von Tregs. Und Zytokinantagonisten wie Etanercept und Immunmodulatoren wie Celecoxib können antidepressiv wirken.

Es ist jedoch zu bedenken, dass die immunologische Sichtweise nur eine mögliche Sichtweise auf das vielschichtige Phänomen depressiver Erkrankungen ist. Denn auch für andere Krankheits- und Therapiekonzepte gibt es überzeugende wissenschaftliche Belege oder logisch nachvollziehbare Hypothesen. Als wesentliche aktuelle Konzepte werden monoaminerge, hormonelle, genetische, gehirnanatomisch/-strukturelle, tiefenpsychologische, verhaltenstherapeutische, entwicklungspsychologische, neuropsychologische und sozialpsychiatrische Krankheits- und Therapiekonzepte diskutiert.

Literatur

Carswell EA, Old LJ, Kassel RL, Green S, Fiore N, Williamson B (1975): An endotoxin-induced serum factor that causes necrosis of tumors. Proc Natl Acad Sci USA; 72:3666–3670.

Dantzer R, O'Connor JC, Freund GG, Johnson RW, Kelley KW (2008): From inflammation to sickness and depression: when the immune system subjugates the brain. Nat Rev Neurosci; 9:46–56.

Göhde W, Dittrich W (1971): Impulsfluorometrie – ein neuartiges Durchflußverfahren zur ultraschnellen Mengenbestimmung von Zellinhaltsstoffen. A Histoch; 10 Suppl: 429–437.

Himmerich H (2008): Neuroimmunologie. In: Holsboer F, Gründer G, Benkert O (Hrsg.): Handbuch der Psychopharmakologie. Heidelberg: Springer.

Himmerich H, Berthold-Losleben M, Pollmächer T (2009): Die Bedeutung des TNF-α-Systems für Erkrankungen des Gehirns. Fortschr Neurol Psychiatr; 77:334–345.

Himmerich H, Fulda S, Linseisen J, Seiler H, Wolfram G, Himmerich S, Gedrich K, Kloiber S, Lucae S, Ising M, Uhr M, Holsboer F, Pollmächer T (2008): Depression, comorbidities and the TNF-alpha system. Eur Psychiatry; 23:421–429.

Himmerich H, Fulda S, Sheldrick AJ, Plümäkers B, Rink L (2010): IFN-γ reduction by tricyclic antidepressants. Int J Psychiatry Med; 40:413–424.

Himmerich H, Milenović S, Fulda S, Plümäkers B, Sheldrick AJ, Michel TM, Kircher T, Rink L (2010): Regulatory T cells increased while IL-1beta decreased during antidepressant therapy. J Psychiatr Res; 44:1052–1057.

Kenis G, Maes M (2002): Effects of antidepressants on the production of cytokines. Int J Neuropsychopharmacol; 5:401–412.

Köhler G, Milstein C (1975): Continuous cultures of fused cells secreting antibody of predefined specificity. Nature; 256:495–497.

Liu H, Leung BP (2006): CD4 + CD25 + regulatory T cells in health and disease. Clin Exp Pharmacol Physiol; 33:519–524.

Müller N, Schwarz MJ, Dehning S, Douhe A, Cerovecki A, Goldstein-Müller B, Spellmann I, Hetzel G, Maino K, Kleindienst N, Möller HJ, Arolt V, Riedel M (2006): The cyclooxygenase-2 inhibitor celecoxib has therapeutic effects in major depression: results of a double-blind, randomized, placebo controlled, add-on pilot study to reboxetine. Mol Psychiatry; 11:680–684.

Reichenberg A, Yirmiya R, Schuld A, Kraus T, Haack M, Morag A, Pollmächer T (2001): Cytokine-associated emotional and cognitive disturbances in humans. Arch Gen Psychiatry; 58: 445–452.

Seidel A, Arolt V, Hunstiger M, Rink L, Behnisch A, Kirchner H (1995): Cytokine production and serum proteins in depression. Scandinavian J Immunol; 41:534–538.

Seidel A, Rothermundt M, Rink L (1999): Cytokine production in depressed patients. Adv Exp Med Biol; 461:47–57.

Tyring S, Gottlieb A, Papp K, Gordon K, Leonardi C, Wang A, Lalla D, Woolley M, Jahreis A, Zitnik R, Cella D, Krishnan R (2006): Etanercept and clinical outcomes, fatigue, and depression in psoriasis: double-blind placebo-controlled randomised phase III trial. Lancet; 367:29–35.

Wagner-Jauregg J (1887): Ueber die Einwirkung fieberhafter Erkrankungen auf Psychosen. Jb Psychiatr; 7:94–131.

Whitrow M (2001): Julius Wagner-Jauregg (1857–1940). Wien: Facultas.

Ziehen T (1894): Tagesschwankungen der Körpertemperatur bei functionellen Psychosen. Allg Z Psychiatr; 50:1042–1062.

3 Postpartale Depression

Michael Grube

Einleitung

> Ich war gerade 22 Jahre alt und bekam mein erstes Kind. Ich hatte mich sehr auf diesen neuen Erdenbürger gefreut. Eigentlich war ich ein glücklicher Mensch. Endlich wurde mein Kind, es war ein Junge, geboren. Die Geburt dauerte sehr lange. Am nächsten Tag fühlte ich mich sehr elend und unsicher [...] Nach ca. zehn Tagen kam ich mit dem Baby nach Hause und ich konnte mich nicht freuen. Schon in der ersten Nacht bekam ich schreckliche Angstzustände und wirre Vorstellungen [...] Die Beklemmung auf der Brust war schrecklich und Tränen rollten, ob ich wollte oder nicht. Mein Leben raste an mir vorbei bis zum Schluss und zum Schluss war der Tod [...]. (Hartwich & Grube 2003)

Diese eindrückliche Schilderung des Erlebens im Beginn einer schweren postpartalen Depression bei einer Frau, die ihr erstes Kind zur Welt brachte, soll am Anfang unserer Ausführungen stehen. Es wird evident, wie groß der Leidensdruck und die Verzweiflung dieser jungen Mutter sind. Deutlich wird auch für den Außenstehenden, wie gefährdet sich die Patientin erlebt, wie gravierend das Krankheitsbild ist und dass hier eine gut strukturierte, rasch eingeleitete Behandlung erforderlich ist.

3.1 Was wissen wir über postpartale Depressionen? Definition und Prävalenzrate

Bereits im Corpus Hippocraticum, der Sammlung einer im Zeitraum vom 6. Jahrhundert v. Chr. bis 1. Jahrhundert n. Chr. von unterschiedlichen Autoren verfassten 63 Schriften der griechischen Medizin, fanden die psychiatrischen Störungen nach der Niederkunft und im Wochenbett Erwähnung. Der aus Portugal stammende Mediziner Esteban Rodrigo de Castro beschrieb bereits 1617 anhand von Falldarstellungen psychische Störungen im Wochenbett in seiner Schrift »De melancholica, mania, delirio, et epilepsia puerperarum« (Kapfhammer 2004). Louis Victor Marcé widmete sich 1858 in einer auch heute noch lesenswerten Monographie den psychiatrischen Störungen in der Schwangerschaft, dem Wochenbett und der Stillzeit (Marcé 1858). Vorausgegangen war ein Beitrag zu psychischen Störungen im Wochenbett und der Stillzeit von Esquirol aus dem Jahr 1838. Im deutschsprachigen Raum publizierte Fürstner 1875 eine Übersichtsarbeit zum Thema »Über Schwangerschafts- und Puerperalpsychosen«. In dieser Arbeit finden sich zahlreiche psychopathologisch differenziert dargestellte Fallbeschreibungen postpartaler Depressionen.

In der Klassifikation wird der »Baby-Blues« (ICD-10: O 99.3) von der postpartalen Depression (ICD-10: F 53.0) und den postpartalen Psychosen (ICD-10: F 53.1) unterschieden. Unter den genannten Kategorien werden allerdings nur solche Erkrankungen verschlüsselt, die als psychische oder Verhaltensstörungen im Wochenbett andernorts nicht klassifizierbar sind und als Verhaltensauffälligkeit mit körperlichen Störungen und Faktoren gelten. In der ICD-10 wird gefordert, dass die Erkrankungen sechs Wochen nach der Geburt begonnen haben müssen.

Die amerikanische DSM-IV-Klassifikation verzichtet auf die Definition eigener postpartaler Krankheitsbilder. Hier können alle psychischen Störungen, die innerhalb von vier Wochen nach Entbindung aufgetreten sind, als »mit postpartalem Beginn« klassifiziert werden. In der Literatur werden die Begriffe Wochenbett- und Puerperaldepression synonym gebraucht; sie setzen einen Beginn innerhalb von vier bis acht Wochen nach Geburt voraus. Wird demgegenüber von postpartalen, postpartum- oder postnatalen Depressionen gesprochen, bleibt oft eine differenzierte Definition des Manifestationszeitpunktes unerwähnt. Allerdings wird nicht selten zwischen postpartalen als schwereren psychischen Störungen im Vergleich zu postnatalen als leichteren Erkrankungen gesprochen. Mit dem Begriff »Laktationsdepression« wird ein Zeitraum von vier bis acht Wochen bis ein Jahr nach Geburt als Manifestationszeitraum umrissen (Peters 1990).

Neben den unterschiedlichen Begriffen taucht in vielen Studien noch das Problem auf, dass zum Teil postpartale Depressionen mit Vitalstörungen, zirkadianem Rhythmus und melancholischem Wahn als postpartale Psychosen angesehen werden und in die Studien zur postpartalen Depression nicht mit einbezogen werden.

Neben der Definition der Manifestation der Depression, die in ICD-10 und DSM-IV festgelegt wird, wird in angloamerikanischen Studien nicht selten eine depressive Symptomatik, die innerhalb eines Ein-Jahres-Zeitraums postpartal zur Manifestation kommt, als postpartale Depression definiert, da dieser Zeitrahmen in einer Publikation des Scottish Intercollegiate Guidelines Network vorgegeben wurde (SIGN 2002). Sowohl die begrifflichen Unschärfen als auch die Aussonderungen bestimmter psychopathologisch definierter Depressionsunterformen sowie die nicht einheitlichen Zeiträume der postpartalen Manifestation führen dazu, dass starke Schwankungen in den Prävalenzraten postpartaler Depressionen beschrieben worden sind.

Darüber hinaus hängt die Prävalenzrate von den eingesetzten Instrumenten zur Feststellung der Depressivität ab. Häufig wird die Edinburgh Postnatal Depression Scale, ein Selbstbeurteilungsinstrument (Cox et al. 1987; deutsche Version: Bergant et al. 1998) eingesetzt. In diesem als Screeningverfahren entwickelten Instrument gelten Summenscores > oder = 13 als »wahrscheinliche Depression«. Aufgrund des Überlappungsbereichs der Fragen ist die Abgrenzung zu Angststörungen allerdings kaum möglich (Rowe et al. 2008).

Wird die mit der Edinburgh Postnatal Depression Scale gemessene Depressivität zur Grundlage genommen, ergeben sich Prävalenzraten von ca. 10–15 %. Unter Zugrundelegung standardisierter DSM-IV-Kriterien im Rahmen einer klinischen Untersuchung lässt sich allerdings für den süddeutschen Raum eine Prävalenzrate von 6,1 % (4,6 % mit postnataler Erstmanifestation) feststellen (Reck et al. 2008).

3.2 Risikofaktoren für die Entstehung postpartaler Depressionen

Folgende Prädiktoren für die Entstehung postpartaler Depressionen sind beschrieben worden: Eine depressive Symptomatik während der Schwangerschaft scheint ein starker Prädiktor zu sein, da 50 % der Frauen mit Schwangerschaftsdepression eine postpartale Depression entwickeln (Bader et al. 2010). Eine Eigenanamnese mit affektiven Störungen und Angststörungen soll ebenfalls die Auftretenswahrscheinlichkeit einer postpartalen Depression erhöhen. Ca. 10–13,5 % der Frauen mit antepartaler Depression außerhalb des Schwangerschaftszeitraums entwickeln im Wochenbett eine postpartale Depression (Eberhardt-Gran et al. 2002). Auch eine familiäre Disposition für Depressionen erhöht die Auftretenswahrscheinlichkeit postpartaler Depressionen (Lanczik & Brockington 1999). Schlechte partnerschaftliche Hilfestellung sowie geringe soziale Unterstützung scheinen ebenfalls die Auftretenswahrscheinlichkeit postpartaler Depressionen zu erhöhen (Rohde & Marneros 2007). Darüber hinaus scheint einem prolongierten »Baby-Blues«, einer Persönlichkeit mit hohem Selbstanspruch sowie einem langen anstrengenden Geburtsverlauf eine prädiktorische Wirkung zuzukommen (Rohde & Marneros 2007, Macedo et al. 2009, Bergant et al. 1998, Sharma et al. 2004).

Auf der neurobiologischen Ebene ist ein spezifisches Vulnerabilitäts-Stress-Modell entwickelt worden (Sacher et al. 2010); dieses führt die erhöhte Vulnerabilität für postpartale Depressionen auf den nach der Entbindung stattfindenden starken Östrogenabfall und eine gleichzeitig erhöhte MAO-A-Aktivität zurück. Stressoren seien die mit der veränderten Rollenanforderung gegebenen Belastungen. Darüber hinaus wird eine reduzierte Serotoninsekretion mit postpartalem Insulinabfall diskutiert (Chen et al. 2006). In jüngster Zeit ist auch über Serotonin-Transportergen-Polymorphismen (5-HTTLPR) und die damit verbundene höhere Stress-Vulnerabilität berichtet worden (Binder et al. 2010). Als weitere Auslöser am Ende der Stillperiode wird eine negative Korrelation zum Prolactinspiegel gesehen (Groer et al. 2005). Bei dieser rein hormonellen Betrachtung bleibt jedoch unerwähnt, dass mit dem Ende der Stillperiode die besonders innige Verbindung zwischen Mutter und Säugling aufgelöst wird, was häufig mit einem Verlusterleben des Aufgebenmüssens von besonderer Nähe und starken Emotionen wie Trauer beantwortet wird. In einer Studie aus jüngster Zeit konnte ein Zusammenhang zwischen erniedrigtem Oxytocinspiegel in der Schwangerschaft und einem mittels

Edinburgh Postnatal Depression Scale gemessenen, erhöhten Risiko, an einer postpartalen Depression zu erkranken, beschrieben werden (Skrundz et al. 2011).

In einer fMRI-Studie zum Erkennen der emotionalen Qualität des Gesichtsausdrucks wurden 16 gesunde mit 14 postpartal depressiven Müttern verglichen (Moses-Kolko et al. 2010). Es wurden standardisierte unterschiedliche emotionale Stimuli anhand der Gesichter aus der Serie von Ekman und Friesen präsentiert (Ekman & Friesen 1971). Die postpartal depressiven Mütter waren unbehandelt und wiesen einen Hamilton Depression Score von 21,2 sowie einen EPDS-Score von 14,7 auf. Sie zeigten eine verringerte Aktivierung des dorsomedialen präfrontalen Cortex sowie eine reduzierte Aktivierung der Amygdala, die mit dem Schweregrad der postpartalen Depression korreliert war. Darüber hinaus zeigte sich eine reduzierte konnektive Aktivität zwischen dorsomedialen präfrontalen Cortex und der Amygdala. Dies weist auf eine veränderte Informationsverarbeitung emotionaler Inhalte bei postpartal depressiven Müttern hin, die Ursache oder Symptom der depressiven Störung sein kann.

Unabhängig vom leiblichen Geburtserlebnis ist zudem eine erhöhte Depressionsprävalenz in den ersten zwölf Wochen nach Adoption eines Säuglings festgestellt worden (Fields et al. 2010). Nach Ansicht der Autoren scheinen die psychologischen Anpassungsvorgänge im Umgang mit der Verantwortung für sich genommen schon ausreichend, bei prädisponierten Eltern depressive Symptome zu provozieren. Insbesondere scheint der Wunsch, im Umgang mit einem Säugling »alles richtig machen« zu wollen, eine depressionsfördernde Triebfeder zu sein (Racamier et al. 1961).

Die Tatsache, dass auch nach einer Adoption ohne biologische Veränderungen eine erhöhte Depressionsprävalenz festgestellt werden kann, deutet darauf hin, dass zur Erklärung des Phänomens der postpartalen Depression im Sinne des Vulnerabilitäts-Stress-Modells einige Stressoren beschrieben werden sollten. Schon Tellenbach wies darauf hin, dass bestimmte Anteile der Persönlichkeitsstruktur, wie z. B. Ordentlichkeit, Streben nach Perfektionismus, Harmoniewünsche und Probleme mit der Übernahme von Verantwortung, zur Entwicklung von Depressivität beitragen können (Tellenbach 1976). Unter den Prädiktoren zur Entwicklung postpartaler Depressionen wurde der Faktor »Persönlichkeit mit hohem Perfektionismus« beschrieben (Macedo et al. 2009). In psychodynamischer Terminologie ausgedrückt, handelt es sich hier um das Thema der »Idealselbstproblematik« (Bonardi & Grube 2011). Idealisierungen finden sich nicht nur überall in Fotos von Medien, die überwiegend entspannte, glückliche Mütter mit ebensolchen Kindern zeigen, sondern auch im tief verwurzelten Verständnis vieler Kulturen: So sagt ein arabisches Sprichwort: »Weil Gott nicht überall sein kann, schuf er die Mutter« (Bonardi & Grube 2011). Matthias Horx, renommierter Trendforscher und Gründer des Kelkheimer Zukunftsinstituts, formuliert diesen Aspekt folgendermaßen: »Aus der Mutterschaft als gesellschaftliche Institution ist heute die Familiengründung als Projekt mit dem Ziel des persönlichen Lebensglücks geworden« (Horx 2009). Gleichzeitig sind jedoch auch die Ansprüche, denen Mütter heute gegenüberstehen, enorm gestiegen (Bonardi & Grube 2011). Im Rahmen einer Studie wurde mittels des Gießen-Tests (Beckmann et al. 1990) das Idealselbsterleben bei Frauen ohne Mutterschaft, bei Männern und Müttern, deren

Entbindung weniger als 14 Tage zurücklag, erfasst. Es zeigte sich, dass in allen Gruppen das eigene Idealselbsterleben in den sechs Dimensionen des Gießen-Tests positiv vom Realselbsterleben abwich. Werden die Gruppen jedoch untereinander verglichen, so fanden sich im Bereich der Grundstimmung und Durchlässigkeit die positivsten Werte bei den Müttern bezüglich des Idealselbsterlebens. Dies bedeutet, dass sie sich positiver gestimmt, heiterer und offener für soziale und partnerschaftliche Kontakte wünschten als die Mitglieder in den Vergleichsgruppen (Bonardi & Grube 2011). In einer Folgeuntersuchung soll an einer größeren Gruppe von Müttern, die gerade entbunden haben, untersucht werden, ob die Untergruppe mit Idealselbstproblematik im weiteren Verlauf häufiger postpartale Depressionen entwickelt und wie die Gewichtung dieses Faktors zu anderen Variablen, die eine Prädisposition darstellen, einzuordnen ist. Darüber hinaus ist empirisch belegt, dass es postpartal zur Rücknahme der Idealisierung bezüglich des realen Säuglings und seiner Versorgung im Kontrast zur idealisierten antenatalen Vorstellung kommt (Figueiredo & Costa 2009). Diese Erfahrung der Entidealisierung des eigenen Säuglings in Interaktion mit den hohen Idealselbstansprüchen könnte möglicherweise bei einer Untergruppe betroffener Mütter das Versagens- und Schulderleben fördern und somit zur Entwicklung postpartaler Depressionen beitragen. Auch der Frage, inwieweit der eigene Säugling postpartal entidealisiert wird, soll in der oben erwähnten Folgeuntersuchung nachgegangen werden.

3.3 Auswirkungen der postpartalen Depressionen auf die Mutter-Kind-Beziehung

Eine besondere Problematik stellt die depressive Beziehungsstörung der postpartal depressiven Mutter dar: Das Erleben der Mutter ist durch die Unfähigkeit charakterisiert, sich an dem Kind zu erfreuen, und durch die Entwicklung von Insuffizienzgefühlen bezüglich der Mutterrolle. Es entstehen Schuldgefühle dem Kind gegenüber sowie Versagensängste bei gleichzeitig hohem Selbstanspruch (Hornstein et al. 2009). Das Ausmaß der depressiven Beziehungsstörung kann mittels der »Maternal Self-Confidence Scale« (Lips 1984, Lips et al. 1988, Hornstein et al. 2007) erfasst werden. Die Prävalenzrate der mit der postpartalen Depression verbundenen Beziehungsstörung ist mit ca. 17 % deutlich höher als in der Normalpopulation mit ca. 7 % (Reck 2008). Die Folgen bestehen in Interaktionsstörungen zwischen Mutter und Kind in der Form, dass eine mangelnde Responsibilität entsteht und die Mutter im verminderten Maß in der Lage ist, die vom Kind ausgehenden Impulse zu spiegeln. Zum Teil wird auch Intrusivität beobachtet; hierbei wird in einer Art hilflosen Überaktivität eine nicht bedürfnisgerechte Überstimulation des Säuglings vorgenommen (Papousek & Papousek 1986, Papousek 2007, Reck et al. 2004 a, 2004 b). Aufgrund von möglicherweise entstehenden kindlichen Bindungsschwierigkeiten (Bowlby 1958) kann es in der

Folge zum Teil zu geschlechtsabhängigen Einschränkungen der Entwicklungsmöglichkeiten der betroffenen Kinder kommen (NICHD 1999, Hammen & Brennan 2003, Murray et al. 2010; siehe den Beitrag von Frau Prof. Dr. Freitag in diesem Buch). Die schwerwiegendste Konsequenz aus der depressiven Beziehungsstörung ist der erweiterte Suizid, wo im Rahmen einer oft nihilistisch gefärbten depressiven Symptomatik die Kinder mit in den Tod genommen werden (Hornstein et al. 2009 a). Aufgrund der geschilderten Gefahren ist es im Rahmen postpartaler Depressionen wichtig, die Kindeswohlgefährdung im Sinne des § 1666 BGB zu berücksichtigen und in jedem Einzelfall sensibel auf sich andeutende Negativentwicklungen aufmerksam zu werden und mit gezielten Hilfe- oder Therapieangeboten frühzeitig zu intervenieren (Hornstein et al. 2009 b).

3.4 Partnerschaftsaspekte

Eine weitere Problematik stellt die erhöhte Prävalenzrate für psychiatrische Störungen bei Partnern von postpartal erkrankten Frauen, die in einer Mutter-Kind-Einheit behandelt wurden, dar (Harvey & McGrath 1988, Grube 2004, 2005, Trautmann-Villalba et al. 2010). Allerdings zeigte sich in einer eigenen Untersuchung an 51 Frauen, die in einer Mutter-Kind-Einheit stationär behandelt wurden, dass die Prävalenzrate psychischer Erkrankungen ihrer Partner bei Frauen mit postpartaler Depression, verglichen mit Frauen, die wegen einer postpartalen Psychose, einer postpartal exazerbierten schizophrenen Erkrankung oder einer Sucht behandelt wurden, ähnlich niedrig war, vergleichbar mit Frauen, die wegen einer Persönlichkeitsstörung postpartal in Behandlung waren. 3 von 20 Partnern postpartal depressiver Frauen hatten eine eigene psychiatrische Morbidität, bestehend aus einem schädlichen Gebrauch von Alkohol, einer generalisierten Angststörung und einer Anpassungsstörung (Grube 2004, 2005). Darüber hinaus existieren auf allgemeinbevölkerungsbasierten Studien Hinweise, dass postpartale Depressionen bei Vätern ebenfalls auftreten können. In einer in den USA durchgeführten Metaanalyse (Paulson & Bazemore 2010), in die 43 Beiträge und kumulativ 28 004 Personen einbezogen worden sind, konnte gezeigt werden, dass eine Prävalenzrate für peripartale Depressionen bei Männern bei 10,4 % lag. Die Metaanalyse deckte einen Zeitraum zwischen dem ersten Schwangerschaftstrimenon und einem Jahr nach Entbindung ab. Die höchste Prävalenzrate zeigte sich im 3. bis 6. Monat postpartal. Die allgemeine Prävalenzrate für Depressionen bei Männern in den USA wird mit 4,8 % angegeben. Es ließ sich eine Korrelationsrate von 0,308 zu maternalen peripartalen Depressionen berechnen (Paulson & Bazemore 2010).

Die letztgenannten Aspekte machen deutlich, wie wichtig es ist, neben der postpartal depressiv erkrankten Frau den männlichen Partner kennenzulernen, ihn in die Behandlung mit einzubeziehen und ihm ggf. ein unabhängiges therapeuti-

in der gegenwärtigen Behandlungspraxis verschiedene Therapieverfahren zur Anwendung, die auf die Verbesserung der Mutter-Kind-Interaktion abzielen. Wesentlich ist hierbei, dass diese erst zu einem Zeitpunkt eingesetzt werden, wenn nach Desaktualisierung der depressiven Symptomatik der Mutter positive Effekte zu erwarten sind (Gunlicks et al. 2008). Werden diese zu früh ohne Berücksichtigung des Verlaufs der postpartalen Depression oder unter ungeeigneten Rahmenbedingungen durchgeführt, können sich auch negative Einflüsse auf die Depressionsausprägung und die Mutter-Kind-Interaktion ergeben (Letourneau et al. 2011). Mit der auf die Mutter-Kind-Interaktion fokussierten Komplexbehandlung im stationären Rahmen einer psychiatrischen Mutter-Kind-Behandlungseinheit und unter professioneller Vermeidung der zuvor beschriebenen Risiken (Kumar et al. 1995, Hartmann 1997a, b, c, Buist et al. 2004, Reck et al. 2004, Cazas & Glangeaud-Freudenthal 2004, Wortmann-Fleischer et al. 2006, Hornstein et al. 2006, Turmes & Hornstein 2007, Grube & Freerksen 2010) werden folgende Ebenen angesprochen: Baby-Massage und Mutter-Kind-Bad wirken unmittelbar körperbezogen und Sicherheit gebend auf die Mutter-Kind-Interaktion ein. Die Videospiegelung (Video Feedback) ist ein behavioristisch angelegtes, ressourcenorientiertes Medium, das zunächst die positiven Aspekte in der Mutter-Kind-Interaktion aufgreift und verstärkt. Dieses Verfahren kann allerdings konfrontative Aspekte beinhalten, da auch die gestörten Interaktionsaspekte aufgenommen und somit sichtbar werden (Papousek & Papousek 1986, Papousek 2007). Die Mütterkunsttherapie wirkt sinnlich, nonverbal über ein Medium und setzt auf kreative Weise positivierende Aspekte frei. Es handelt sich um ein »gelenktes Gestalten«, was immer wieder mit der Kontaktaufnahme zum eigenen Kind verbunden ist: Es werden Fotos des Kindes angefertigt, insbesondere des Gesichtes, die dann später zeichnerisch oder in Farben in Bilder umgesetzt werden. Mit diesem Medium werden häufig innere Repräsentanzen der eigenen Muttererfahrung aktiviert. Limitierungen, die sich aus eigenen negativen Muttererfahrungen in der Lerngeschichte ergeben haben, können in der Interaktion zum eigenen Kind bearbeitet werden (Grube & Freerksen 2010). In der Müttergesprächsgruppe werden die für eine Auseinandersetzung mit der Erkrankung und der Mutterrolle notwendigen Themen, wie diese sich im subjektiven Erleben der Patientinnen darstellen, bearbeitet. In der therapeutischen Gruppe, deren Teilnehmerinnen alle in Mutter-Kind-Behandlung sind (vollstationär, ambulant), besteht bezüglich ihrer postpartalen Erkrankung Homogenität. Demzufolge ist es leicht möglich, sich an den anderen Gruppenmitgliedern zu orientieren und Schwächeren Hilfestellung anzubieten. Im Bereich Physiotherapie wird Rückbildungsgymnastik angeboten und es ist eine erste positivierende Auseinandersetzung mit dem eigenen Körper möglich. Auch in dieser Gruppe findet ein reger Austausch zwischen den betroffenen Müttern statt. Darüber hinaus wird ein tanztherapeutischer Ansatz angeboten, der die Interaktion zu den Kindern, die dabei sind, aufgreift. In der psychodynamisch orientierten Einzelpsychotherapie werden die Erlebnisse und Erfahrungen aus den anderen Therapieformen integriert, die damit zusammenhängenden Emotionen werden reflektiert und es wird versucht, die inneren Repräsentanzen der eigenen frühen signifikanten Bezugspersonen bewusst zu machen und auf deren Einfluss auf das eigene mütterliche

Verhalten hin zu reflektieren. Unlängst wurde ein Wirksamkeitsnachweis psychoanalytischer Kurzzeittherapie bei postpartalen Depressionen erbracht (Nanzer et al. 2012). Neben der möglichen positiven Wirkung auf die Mutter-Kind-Interaktion gaben in einem derartig komplexen Setting betreute Mütter eine höhere Therapiezufriedenheit an als postpartal erkrankte Mütter, die in einem anderen stationären Setting behandelt wurden (Lenz 2005). Dies gibt zu Hoffnungen Anlass, dass diese Mütter sich bei erneuten Rezidiven früher in Behandlung begeben und damit dazu beitragen, dass depressionsbedingten, schwerwiegenden Interaktionsstörungen früher entgegengewirkt werden kann. Insgesamt bedürfen die Auswirkungen der komplexen Mutter-Kind-Behandlungen jedoch im deutschsprachigen Raum einer intensiveren empirischen Evaluierung, in Hinblick auf die Effekte sowohl bezüglich der Kinder als auch der Mütter.

3.6 Eigene klinische Erfahrung

Mit einem derartig umfassenden, gut aufeinander bezogenen Therapieprogramm in unserer Mutter-Kind-Einheit ist es gelungen, dass alle Frauen mit postpartalen Depressionen nach der stationären Mutter-Kind-Behandlung ihr Kind wieder zu Hause mit Unterstützung aus der Familie (eigener Partner, Großeltern) oder institutioneller Unterstützung angemessen versorgen konnten. Bei den in stationärer Mutter-Kind-Therapie befindlichen Müttern mit anderen Diagnosen konnten etwa zwei Drittel mit den erwähnten Unterstützungen die Kinderversorgung zu Hause aufnehmen; bei etwa einem Drittel ließ es sich nicht vermeiden, die Kinder in Pflegefamilien unterzubringen oder die Mütter mit ihren Kindern in Mutter-Kind-Heimen weiter zu versorgen (Grube 2004, 2005).

Aufgrund einer engen Zusammenarbeit mit der geburtshilflichen Abteilung in unserem Klinikum ist eine enge Zusammenarbeit bei Frauen mit Risikoschwangerschaften entstanden. Oft besteht bei Ihnen die Problematik, dass sie mit einer großen Sorge um ihr ungeborenes Kind umgehen müssen. Häufig sind die Frauen in der Situation, dass sie Bettruhe verordnet bekommen haben und liegen müssen. Es entwickeln sich nicht selten uneingestandene aggressive Gefühle auf das Kind, die schuldhaft erlebt werden. Um das Risiko der Entwicklung einer Schwangerschaftsdepression, die eine Prävalenzrate von ca. 13,5 % hat (Evans et al. 2001) und einen wichtigen Prädiktor für die Entwicklung postpartaler Depression darstellt (Cohen et al. 2006, 2010), zu reduzieren und weil in ca. 20 % unbehandelter Schwangerschaftsdepressionen Frühgeburten zu verzeichnen sind (Wisner et al. 2009), wird von einer Kunstpädagogin in der geburtshilflichen Abteilung bei Risikoschwangerschaften ebenfalls eine kunsttherapeutische Intervention angeboten, die sich im Wesentlichen auf eine »innere Reise zum ungeborenen Kind« fokussiert. Es ist zu erkennen, dass es darunter den werdenden Müttern gelingt, die teilweise schuldbeladenen Gefühle zuzulassen und reflektieren zu lernen und wieder ein positives Verhältnis zum ungeborenen Kind aufzubauen. Hierbei wird der werdende Vater einbezogen; oft werden Ultraschallbilder als Anregung für die kunsttherapeutische Gestaltung aufgegriffen. In der weiteren Betreuung durch die Schwangerenberatung wird die positive therapeutische Beziehung verstärkt und die Voraussetzung geschaffen, dass die betroffenen Schwangeren Kontakt aufnehmen können, wenn sie psychische Veränderungen gravierenderen Ausmaßes bei sich feststellen.

Literatur

Bader A, Frisch U, Wirz-Justice A, Riecher-Rössler A (2010): Schwangerschaftsdepression und deren Behandlung. Nervenarzt; 81:267–276.

Beckmann D, Brähler E, Richter H-E (1990): Der Gießen-Test, Ein Test für Individual- und Gruppendiagnostik. Bern: Hans Huber.

Bergant A, Nguyen T, Moser R, Ulmer H (1998): Prävalenz depressiver Störungen im frühen Wochenbett. Gynakol Geburtshilfliche Rundsch; 38:232–237.

Binder EB, Newport D, Zach EB, Smith AK, Deveau TC, Altshuler LL, Cohen LS, Stowe ZN, Cubells JF (2010): A serotonin transporter gene polymorphism predicts peripartum depressive symptoms in an at-risk psychiatric cohort. J Psychiatr Res.; 44:640–646.

Bowlby J (1958): The nature of the child's tie to his mother. J Psychoanal; 41:89–113.

Bonardi K, Grube M (2011): Selbsterleben von Frauen nach der Entbindung. In: Riecher A, Mikoteit T (Hrsg.): Psychische Erkrankungen in Schwangerschaft und Stillzeit. Basel: Karger; im Druck.

Buist A, Minto B, Szego K, Samhuel M, Shawyer L, O'Connor L (2004): Mother-baby Psychiatry units in Australia – the Victorian experience. Arch Womens Ment Health; 7:81–87.

Cazas O, Glangeaud-Freudenthal NMC (2004): The History of Mother-Baby Units (MBUs) in France and Belgium and of the French Version of the Marcé checklist. Arch Womens Ment Health; 7:53–58.

Chen TH, Lan TH, Yang CY, Juang KD (2006): Postpartum mood disorders may be related to a decreased insulin level after delivery. Med Hypotheses; 66:820–823.

Cohen LS, Altshuler LL, Harlow BL, Nonacs R, Newport DJ, Viguera AC, Suri R, Burt VK, Hendrick V, Reminick AM, Loughead A, Vitonis AF, Stowe ZN (2006): Relapse of major depression during pregnancy in women who maintain or discontinue antidepressant treatment. JAMA; 295: 499–507.

Cohen LS, Wang B, Nonacs R, Viguera AC, Lemon EL, Freeman MP (2010): Treatment of mood disorders during pregnancy and postpartum. Psychiatr Clin North Am; 33:273–293.

Cox JL, Holden JM, Sagovsky R (1987): Detection of postnatal depression. Development of the 10-item Edinburgh Postnatal Depression Scale. Br J Psychiatry; 150:782–786.

Eberhard-Gran M, Eskild A, Tambs, K, Samuelsen S O, Opjordsmoen S (2002): Depression in postpartum and non-postpartum women: prevalence and risk factors. Acta Psych Scand; 112:426–433.

Ekman P, Friesen WV (1971): Constants across cultures in the face and emotion. J Pers Soc Psychol; 17:124–129.

Esquirol E (1838): De l'aliénation mentale des nouvelles accouchées et des nourrices. In: Des maladies mentales considérées sous le rapport medical, hygiénique et medico-légal. S. 230–273. Paris: Baillière.

Evans J, Heron J, Francomb H, Oke S, Golding J (2001): Cohort study of depressed mood during pregnancy and after childbirth. BMJ; 323:257–260.

Figueiredo B, Costa R (2009): Mother's stress, mood and emotional involvement with the infant: 3 months before and 3 months after childbirth. Arch Womens Ment Health; 12:143–153.
Fields ES, Meuchel JM, Jaffe CJ, Jha M, Payne JL (2010): Post adoption depression. Arch Womens Ment Health; 13:147–151.
Fürstner C (1875): Ueber Schwangerschafts- und Puerperalpsychosen. Archiv für Psychiatrie und Nervenkrankheiten; 5:505–543.
Garber J, Clarke GN, Weersing VR, Beardslee WR, Brent DA, Gladstone TR, Debar LL, Lynch FL, D'Angelo E, Hollon SD, Shamseddeen W, Iyengar S (2009): Prevention of depression in at-risk adolescents: a randomized controlled trial. JAMA; 301:2215–2224.
Grimbos T, Granic I (2009): Changes in maternal depression are associated with MST outcomes for adolescents with co-occurring externalizing and internalizing problems. J Adolesc; 32:1415–1423.
Groër M, Davis M, Casey K, Short B, Smith K, Groër S (2005): Neuroendocrine and immune relationships in postpartum fatigue. MCN Am J Matern Child Nurs; 30:133–138.
Grube M (2004): Peripartale psychiatrische Erkrankung – Unterstützung durch Männer? Eine erste Annäherung. Nervenarzt; 75:483–488.
Grube M (2005): Inpatient treatment of women with postpartal psychiatric disorders – the role of the men. Arch women's mental health; 8163–70.
Grube M., Freerksen N (2010): Kunsttherapeutische Ansätze zur Förderung der Mutter-Kind-Bindung. Vortrag DGPPN-Kongress; S–046.
Grube M (2011): Die Rolle des Vaters peripartal. In: Riecher A, Mikoteit T (Hrsg.): Psychische Erkrankungen in Schwangerschaft und Stillzeit. Basel: Karger; im Druck.
Gunlicks ML, Weissman MM (2008): Change in child psychopathology with improvement in parental depression: a systematic review. J Am.Acad.Child Adolesc.Psychiatry; 47:379–389.
Hammen C, Brennan P (2003): Severity, chronicity and timing of maternal depression and risk for adolescent offspring diagnoses in a community sample. Arch Gen psychiatry; 60:253–258.
Hartmann HP (1997 a): Mutter-Kind-Behandlung in der Psychiatrie. Teil I: Übersicht über bisherige Erfahrungen. Psychiatr Prax; 24:56–60.
Hartmann HP (1997 b): Mutter-Kind-Behandlung in der Psychiatrie. Teil II: Eigene Erfahrungen – Behandlungskonzepte und besondere Probleme. Psychiatr Prax; 24:172–177.
Hartmann HP (1997 c): Mutter-Kind-Behandlung in der Psychiatrie. Teil III: Eigene Erfahrungen – Praktische Durchführung und Diskussion. Psychiatr Prax; 24:281–285.
Harvey I, McGrath G (1988): Psychiatric morbidity in spouses of women admitted to a mother and baby unit. Br J Psychiatry; 152:506–510.
Hartwich P, Grube M (2003): Psychosen-Psychotherapie – Psychodynamisches Handeln in Klinik und Praxis. Darmstadt: Steinkopff.
Hornstein C, Schenk S, Wortmann-Fleischer S, Schwarz M, Downing G (2006): Videotherapie bei postpartalen Störungen. Ein interaktionales Behandlungskonzept bei Müttern mit Depressionen und Psychosen. Psychotherapeut; 51:1–6.
Hornstein C, Trautmann-Villalba P, Hohm E, Rave E, Wortmann-Fleischer S, Schwarz M (2007): Interaktionales Therapieprogramm für Mütter mit postpartalen psychischen Störungen. Erste Ergebnisse eines Pilotprojektes. Nervenarzt; 78:679–684.
Hornstein C, Hohm E, Trautmann-Villalba P (2009 a): Die postpartale Bindungsstörung: Eine Risikokonstellation für den Infantizid? Forens Psychiatr Psychol Kriminol; 3:1–2.
Hornstein C, Trautmann-Villalba P, Hohm E (2009 b): Kasuistik zur Kindeswohlgefährdung bei postpartaler Depression. Forens Psychiatr Psychol Kriminol; 3:11–15.
Horx M (2009): Modern Moms – Lebenswelten zwischen Kindern, Karriere und Konsum. Fanta-Mütterstudie, Zukunftsinstitut Kelkheim.
Kapfhammer HP (2004): Psychische Störungen im Wochenbett. In: Möller HJ, Laux G, Kapfhammer HP (Hrsg.): Psychiatrie und Psychotherapie. S. 1472–1487. Berlin-Heidelberg-New York: Springer.
Kumar R, Marks M, Platz C, Yoshida K (1995): Clinical survey of a psychiatric mother and baby unit: characteristics of 100 consecutive admissions. J Affect disord; 33:11–22.

Lanczik M, Brockington IF (1999): Das postpartale dysphorische Syndrom. Fortschr Neurol Psychiatr; 67:60–67.

Lenz A (2005): Kinder psychisch kranker Eltern. Göttingen: Hogrefe.

Letourneau N, Stewart M, Dennis CL, Hegadoren K, Duffett-Leger L, Watson B (2011): Effect of home-based peer support on maternal-infant interactions among women with postpartum depression: A randomized, controlled trial. Int.J Ment.Health Nurs. doi: 10 1111/ j.1447–0 349 2010 00 736.x.

Lips HM (1984): A maternal self confidence scale. Unpublished manuscript.

Lips HM, Bloom K, Barnett H (1988): Psychometric evaluation of a new scale to measure maternal self-confidence. Unpublished manuscript.

Macedo A, Bos SC, Marques M, Maia B, Soares MJ, Pereira T, Gomes AA, Valente J, Azevedo MH (2009): Perfectionism dimensions in pregnancy – a study in Portuguese women. Arch Womens Ment Health; 12:43–52.

Marcé LV (1858): Traité de la folie des femmes enceintes. Paris: L'Harmattan.

Moses-Kolko EL, Perlman SB, Wisner KL, James J, Saul AT, Phillips ML (2010): Abnormally reduced dorsomedial prefrontal cortical activity and effective connectivity with amygdala in response to negative emotional faces in postpartum depression. Am J Psychiatry; 167:1373–1380.

Murray L, Arteche A, Fearon P, Halligan S, Croudace T, Cooper P (2010): The effects of maternal postnatal depression and child sex on academic performance at age 16 years: a developmental approach. J Child Psychol Psychiatry; 51:1150–1159.

Nanzer N, Rossignol AS, Righetti-Veltema M, Knauer D, Manzano J, Espasa FP (2012): Effects of a brief psychoanalytic intervention for perinatal depression. Arch Womens Ment Health; 15:259–268.

NICHD Early Child Care Research Network (1999) Chronicity of maternal depressive symptoms, maternal sensitivity and child functioning at 36 months. Dev Psychol; 35:1297–1310.

Papousek H, Papousek M (1986): Structure and dynamics of human communication at the beginning of life. Eur Arch Psychiatry Neurol Sci; 236:21–25.

Papousek M (2007): Communication in early infancy: an arena of intersubjective learning. Infant Behav Dev; 30:258–266.

Paulson JF, Bazemore SD (2010): Prenatal and postpartum depression in fathers and its Association With maternal depression. Journal of American Medical Association; 303:1961–1969.

Peters UH (1990): Wörterbuch der Psychiatrie und medizinischen Psychologie. München-Wien-Baltimore: Urban & Schwarzenberg.

Racamier PC, Sens C, Carretier L (1961): La mère et l'enfant dans les psychoses du postpartum. L'Evolution psychiatrique; 26:525–570.

Reck C, Weiss R, Fuchs T, Möhler E, Downing G, Mundt C (2004 a): Behandlung der postpartalen Depression: Aktuelle Befunde und Therapiemodell. Nervenarzt; 75:1068–1073.

Reck C, Hunt A, Fuchs T, Weiss R, Noon A, Moehler E, Downing G, Tronick EZ, Mundt C (2004 b): Interactive regulation of affect in postpartum depressed mothers and their infants: an overview. Psychopathology; 37:272–280.

Reck C, Struben K, Backenstrass M, Steffenelli U, Reinig K, Fuchs T, Sohn C, Mundt C (2008): Prevalence, onset and comorbidity of postpartum anxiety and depressive disorders. Acta psychiatr Scand; 118:459–468.

Rohde A, Marneros A (2007): Geschlechtsspezifische Psychiatrie und Psychotherapie. Kohlhammer: Stuttgart.

Rohde A, Schäfer C (2009): Psychopharmakotherapie in Schwangerschaft und Stillzeit. Arzneisicherheit – Beratung – Entscheidungsfindung. Stuttgart, New York: Thieme.

Rowe HJ, Fisher JR, Loh WM (2008): The Edinburgh Postnatal Depression Scale detects but does not distinguish anxiety disorders from depression in mothers of infants. Arch Womens Ment Health; 11:103–108.

Sacher J, Wilson A, Houle S, Rusjan P, Hassan S, Bloomfield P, Stewart D, Meyer J (2010): Elevated brain monoamine oxidase – A binding in the early postpartum period. Arch Gen Psychiatry; 67:468–474.
Schüle C, Kapfhammer HP (2004): Elektrokonvulsionstherapie während Schwangerschaft und Wochenbett. Psychiatrische Erkrankungen während Schwangerschaft und Wochenbett. In: Baghai TC, Frey R, Kasper S, Möller H-J (Hrsg.): Elektrokonvulsionstherapie. S. 305–339. Wien: Springer.
Sharma V, Smith A, Khan M (2004): The relationship between duration of labour, time of delivery, and puerperal psychosis. J Affect Disord; 83:215–220.
SIGN (2002): Postnatal Depression and Puerperal Psychosis, Public. No. 60, ISBN 1 899 893 18 0.
Skrundz M, Bolten M, Nast I, Hellhammer DH, Meinlschmidt G (2011): Plasma Oxytocin Concentration during Pregnancy is associated with Development of Postpartum Depression. Neuropsychopharmacology; doi:10 1038/npp.2011.74.
Tellenbach H (1976): Melancholie. Berlin, Heidelberg, New York: Springer.
Turmes L, Hornstein C (2007): Stationäre Mutter-Kind-Behandlungseinheiten in Deutschland. Ein Bericht zum Status quo. Nervenarzt; 78:773–779.
Trautmann-Villalba P, Wild E, Hornstein C (2010): Auswirkungen mütterlicher postpartaler Erkrankungen auf das psychische Befinden der Partner. Z Geburtsh Neonatol; 214:88–94.
Wisner KL, Appelbaum PS, Uhl K, Goldkind SF (2009): Pharmacotherapy for depressed pregnant women: overcoming obstacles to gathering essential data. Clin Pharmacol Ther; 86:362–365.
Wortmann-Fleischer S, Downing G, Hornstein C (2006): Postpartale psychische Störungen – Ein interaktionszentrierter Therapieleitfaden. Stuttgart: Kohlhammer.

4 Die depressive Störung der Eltern als Risikofaktor für die kindliche Entwicklung

Christine M. Freitag

Einleitung

Depressive Störungen betreffen nicht nur die Personen, die an einer Depression erkrankt sind, sondern auch das soziale Umfeld der Betroffenen. Insbesondere Kinder depressiver Eltern sind aufgrund der elterlichen Depression unterschiedlichen Risiken ausgesetzt, die sich auch auf das psychische Befinden des Kindes auswirken.

Eine elterliche Depression kann einerseits ein Hinweis darauf sein, dass in der Familie ein erhöhtes genetisches Risiko vorliegt, an depressiven oder auch bipolaren Störungen zu erkranken. Andererseits besteht aufgrund der chronischen Einschränkung der elterlichen Zuwendungs- und teilweise sogar auch Erziehungsfähigkeit im Rahmen einer länger andauernden schweren depressiven Episode ein deutliches psychosoziales Risiko für die eigenen Kinder.

Im Folgenden werden biologische, psychosoziale und lerntheoretische Folgen elterlicher depressiver Erkrankungen auf ihre Kinder in unterschiedlichen Lebensaltern differenziert dargestellt.

4.1 Elterliche Depression als biologischer Risikofaktor

4.1.1 Genetik

Die Heritabilität unipolarer depressiver Symptome liegt bei ca. 40 – 50 % (Franic et al. 2010). Es gibt deutliche Hinweise, dass im Kindheitsalter insbesondere psychosoziale Risikofaktoren eine zentrale Rolle spielen; ab dem Jugendalter findet sich ein deutlicher genetischer Einfluss auf die Entstehung der Erkrankung (Rice 2010). Depressive Episoden im Rahmen einer bipolaren Störung sind deutlich stärker genetisch bedingt (ca. 80 – 90 %) (McGuffin et al. 2003). Dies bedeutet, dass bei der Erkrankung eines Elternteils mit bipolarer Störung das Risiko für eine solche Erkrankung bei den biologischen Kindern deutlich erhöht ist.

Für die unipolaren depressiven Episoden konnte eine Studie über drei Generationen zeigen, dass insbesondere Kinder, von denen ein Eltern- sowie ein Großelternteil ebenfalls an einer depressiven Episode litten, ein stark erhöhtes Risiko hatten, an Angststörungen im Kindesalter sowie an depressiven Episoden im Erwachsenenalter zu erkranken (Weissman et al. 2005). Mehr als 60 % der Kinder litten in dieser Studie an einer Angst- oder depressiven Störung. Es muss angenommen werden, dass in diesen Familien ein hohes genetisches Risiko vorliegt, an einer depressiven Episode und/oder Angststörung zu erkranken, da im Vergleich zu den Familien, die über zwei Generationen betroffen waren, Kinder aus Familien mit (mindestens) einem depressiven Elternteil, aber keinen erkrankten Großeltern, ein deutlich niedrigeres Risiko für Angst- und depressive Störungen aufwiesen.

Kinder und Jugendliche, die Eltern mit einer bipolaren Störung oder über die Eltern- und Großelterngeneration Verwandte mit unipolaren depressiven Episoden haben, müssen im Blickfeld von Kinderärzt/inn/en und Kinder- und Jugendpsychiater/inne/n sein, da sie ein hohes genetisch bedingtes Risiko für eine eigene Erkrankung aufweisen, die frühzeitig behandelt werden sollte. Auch Erwachsenen-Psychiater und -Psychotherapeut/inn/en sollten daran denken, dass ihre Patient/inn/en häufig Kinder haben und dementsprechend nachfragen bzw. die Eltern informieren, dass die Kinder möglicherweise frühzeitig zu Diagnostik und ggf. Therapie bei Kinder- und Jugendpsychiatern oder Kinder- und Jugendlichenpsychotherapeute/inne/n vorgestellt werden.

4.1.2 Mütterliche antidepressive Medikation in der Schwangerschaft/Stillzeit

Falls eine mütterliche Depression bzw. Bipolare Störung in der Schwangerschaft und/oder Stillzeit medikamentös behandelt wird, kann die medikamentöse Behandlung mit teilweise hohen Risiken für das werdende oder gestillte Kind verbunden sein.

Das bei bipolarer Störung gelegentlich eingesetzte Valproat kann zu einer deutlichen Intelligenzminderung sowie einer autistischen Störung beim Kind führen (Freitag et al. 2010). Valproat hat diesbezüglich deutlich problematischere Folgen als andere Stimmungsstabilisatoren (Carbamazepin, Lamotrigin, Lithium), die allerdings alle zu angeborenen Fehlbildungen und Geburtskomplikationen führen können (Galbally et al. 2010). Es wird empfohlen, dass Mütter mit bipolarer Störung, die Stimmungsstabilisatoren einnehmen müssen, ihre Kinder nicht stillen, um negative Langzeitfolgen zu vermeiden, da alle Stimmungsstabilisatoren in die Muttermilch übergehen.

Bezüglich Antidepressiva ist die Forschungslage etwas eingeschränkter. Es sind insbesondere Studien zu SSRIs durchgeführt worden. Einige Studien haben gezeigt, dass die Rate an Frühgeburten nach SSRI Exposition möglicherweise leicht erhöht ist. Zusätzlich kommen die Kinder in der Regel mit einem niedrigeren Geburtsgewicht und einer geringeren Geburtslänge zur Welt als vergleichbare Kinder, die in der Schwangerschaft nicht SSRIs ausgesetzt waren (»small for gestational age« = klein für das Gestationsalter) (Toh et al. 2009). Daneben wurden auch postpartal transiente respiratorische Probleme berichtet (Gentile 2011). Der Langzeitverlauf bezüglich kognitiver und Verhaltensprobleme bei den Kindern scheint unauffällig zu sein (Gentile et al. 2011), wobei die Studienlage bezüglich dieser Fragestellung nicht gut ist.

Im Tiermodell zeigt sich ein deutlicher Effekt von Fluoxetin auf die Gehirnentwicklung und die Stresshormonachse (Morrison et al. 2005). Fluvoxamin ist deutlich weniger plazenta-gängig als Fluoxetin und hatte im Tiermodell weniger ausgeprägte Folgen (Noorlander et al. 2008), sodass Fluvoxamin der Vorzug gegeben werden sollte, falls ein Antidepressivum in der Schwangerschaft notwendig ist.

Da aktuell relativ wenige Langzeitstudien über die postpartale Zeit hinaus zur Folge von Antidepressiva-Exposition in der Schwangerschaft bezüglich der betroffenen Kinder existieren, ist in diesem Bereich noch differenzierte Forschung erforderlich, um die tatsächlichen Risiken auch einzelner Präparate für das Kind miteinander vergleichen zu können.

4.2 Elterliche Depression als psychosozialer Risikofaktor

Gut belegt ist, dass insbesondere depressive Episoden bei Müttern, die in vielen Gesellschaften die zentralen Betreuungspersonen der Kinder sind, sich negativ auf Säuglinge und Kleinkinder auswirken können. Dies ist insbesondere dann der Fall, wenn die Mutter keine soziale Unterstützung durch den Ehemann, Großeltern oder Freunde hat. Es muss allerdings beachtet werden, dass bei den Studien zur Rolle elterlicher psychischer Störungen auf die Entwicklung des eigenen Kindes genetische und Umweltfaktoren nicht immer getrennt werden können. So birgt eine elterliche depressive Erkrankung selbstverständlich sowohl genetische als auch psychosoziale Risiken für die kindliche Entwicklung. Zusätzlich sind depressive Eltern (Mütter und Väter) häufig auch selbst vielen psychosozialen Risiken ausgesetzt, die wiederum indirekt auf das Kind einwirken. Auch das kindliche Temperament spielt eine große Rolle bezüglich des Verlaufs von internalisierenden und externalisierenden Störungen bei Kindern (Mathiesen et al. 2009), sodass bezüglich des einzelnen Kindes Risikofaktoren, wie z. B. eine elterliche depressive Störung, differenziert betrachtet werden müssen.

Bei depressiven Erkrankungen der Eltern, insbesondere der Mütter, ist zu unterscheiden, ob die Depression pränatal, postnatal/postpartal oder später im Säuglings-, Kleinkind- oder Schulalter auftrat. Allerdings sind depressive Erkrankungen oder Symptome bei den Eltern vergleichsweise stabil, sodass sich in Bezug auf das individuelle Kind die Auswirkungen von elterlichen Depressionen über einzelne Lebensphasen nicht immer gut differenzieren lassen.

Einzelne Studien konnten zeigen, dass prä- und postpartale depressive Störungen bei Müttern etwa gleich häufig auftreten (Evans et al. 2001). Pränatal wirkt sich die mütterliche Depression eher als biologischer Risikofaktor aus, wobei einerseits die Folgen medikamentöser Behandlung beachtet werden müssen (s. o.), es andererseits auch einige Hinweise darauf gibt, dass die Dysbalance des Stresshormonsystems (= Hypophysen-Hypothalamus-Nebennierenrinden-System = HPA-Achse/HPA-System), welche in der Regel bei depressiven Patienten so dysreguliert ist, dass chronisch hohe Cortisolspiegel vorhanden sind, sich auch auf die Entwicklung des kindlichen Gehirns auswirkt (Glover 2011, Sandman et al. 2011).

4.2.1 Postpartale Depression und Entwicklung im ersten Lebensjahr

Postnatal/postpartal sind die Auswirkungen elterlicher Depression eher psychosozialer Art, da depressive Eltern sich häufig nicht in der Lage sehen, ausreichend für den Säugling zu sorgen, und chronische Insuffizienz- und Schuldgefühle aufweisen. Einige Studien konnten zeigen, dass insbesondere männliche Säuglinge vulnerabel gegenüber prä- und postnataler Depression sind und deutlich mehr Schlafstörungen sowie ängstliches, aber auch impulsives Verhalten am Ende des ersten Lebensjahres zeigen als Kinder, deren Mütter nicht an einer depressiven Störung prä- oder postnatal leiden (Gerardin et al. 2011, Pinheiro et al. 2011).

Andere Studien fanden eine reduzierte oder fehlende Gewichtszunahme des Säuglings im ersten Lebensjahr, insbesondere bei Kindern von depressiven Müttern, die aus Familien ohne Unterstützung und mit wenigen Ressourcen kamen. Der Effekt war allerdings transient und im Alter von einem Jahr nicht mehr zu beobachten (Wright et al. 2006).

Bei den Studien zum Einfluss elterlicher Depression zeigt sich selbstverständlich auch eine Interaktion mit dem kindlichen Temperament sowie anderen psychosozialen Umgebungsvariablen. Es gibt Kinder, die empfindlich auf die reduzierte elterliche Sensitivität aufgrund einer postnatalen Depression reagieren, andere Kinder sind stärker resilient dagegen. Zusätzlich ist die mütterliche Depression auch durch den eigenen Schlafmangel beeinflusst. Eine Studie konnte zeigen, dass Mütter, die nachts weniger als vier Stunden und tagsüber weniger als eine Stunde schliefen, ein deutlich erhöhtes Risiko für eine depressive Störung zeigten als die Mütter, die mehr Schlaf bekamen (Goyal et al. 2009). Dieses Risiko war unabhängig von psychosozialen sowie kindlichen Einflussfaktoren. Dies zeigt, dass ein wesentlicher Präventionsansatz in Bezug auf mütterliche Depression in der Unterstützung der Mutter liegt, ausreichenden Schlaf zu bekommen. Dies hat langfristig positive Folgen für die Mutter, das Kind und die gesamte Familie.

4.2.2 Folgen elterlicher Depression für die Entwicklung von Klein- und Schulkindern

Vergleichsweise gut belegt sind die Auswirkungen einer chronischen elterlichen (mütterlichen) Depression auf die Entwicklung von Kleinkindern. In vielen unterschiedlichen Studien hat sich gezeigt, dass insbesondere männliche Kleinkinder im Alter von drei bis vier Jahren oppositionell-aggressiv reagieren und auch unaufmerksam sind, wenn ihre Mütter chronisch an einer depressiven Störung erkrankt sind (Cunningham et al. 2002, Elgar et al. 2004). Auch die Emotionsregulation der Kinder ist durch die elterliche Depression beeinflusst, was – in Abhängigkeit anderer Einflussfaktoren, wie Geschlecht und Temperament des Kindes – die Entstehung einer psychischen Störung beim Kind beeinflusst (Maughan et al. 2007).

Zudem konnte eine Langzeitstudie zeigen, dass auch die kognitiven Fähigkeiten der Söhne im Alter von 16 Jahren bleibend schlechter waren, wenn die Mutter zuvor an einer postnatalen Depression erkrankt war. Eine aktuelle depressive Störung der Mutter im Jugendalter des Kindes zeigte hier keinen Einfluss mehr. Die kognitiven Fähigkeiten des Kindes waren beeinflusst durch eine dauerhaft gestörte Eltern-Kind-Interaktion, die sich offensichtlich auf die kognitive Förderung der Kinder auswirkte (Murray et al. 2010). Der Befund, dass sich postpartale mütterliche Depression auf die kognitiven Fähigkeiten insbesondere männlicher Jugendlicher auswirkt, konnte auch in anderen Studien gezeigt werden (Hay et al. 2008).

Auch Mädchen zeigten mehr oppositionell-aggressives Verhalten als Folge chronischer mütterlicher Depression, allerdings erst im Alter von sieben bis zwölf Jahren. Zudem hatten neben dem bekannten Risikofaktor »Rauchen in der Schwangerschaft« sowohl mütterliche depressive Symptome als auch mütterliche aggressiv-dissoziale Symptome während ihrer eigenen Pubertät Einfluss auf das aggressive Verhalten der Töchter. Ausschlaggebend für den Einfluss beider Verhaltensweisen war fehlende mütterliche Wärme gegenüber der eigenen Tochter in der Erziehung (van der Molen et al. 2011).

Eine populationsbasierte Studie konnte kürzlich zudem zeigen, dass auch eine postpartale depressive Störung beim Vater ein wesentlicher Risikofaktor für eine oppositionelle oder sogar auch aggressiv-dissoziale Störung des Sozialverhaltens im Alter von sieben Jahren bei Mädchen und Jungen ist, und zwar unabhängig vom sozio-ökonomischen Status der Familie sowie unabhängig von einer mütterlichen depressiven Störung (Ramchandani et al. 2008).

Ähnlich zeigte sich in einer Studie mit adoptierten Kindern gleichermaßen ein Einfluss der väterlichen sowie der mütterlichen Depression (Adoptiveltern) auf das Problemverhalten der adoptierten Kinder im Kleinkindalter. Häufig kamen mütterliche und väterliche depressive Symptome gemeinsam vor (Pemberton et al. 2010). Auch bei älteren Kindern mit ADHS oder aggressiven Verhaltensstörungen zeigten beide Eltern gehäuft depressive Störungen (Nigg et al. 1998).

Es gibt in der Literatur weitgehend Übereinstimmung, dass elterliche Depression insbesondere über die durch die Depression verursachten elterlichen Konflikte und reduzierte elterliche Wärme sowie verstärkte psychische Kontrolle dem Kind gegenüber zu externalisierenden sowie teilweise auch internalisierenden Störungen des Kindes führen (Cummings et al. 2005). Bezüglich externalisierender Störungen sind insbesondere männliche Kinder und Jugendliche als Risikopopulation zu sehen (Burt et al. 2005). Wenn Mütter mit aktueller depressiver Episode gleichzeitig eine positive Zuwendung zum Kind zeigten, hatte die mütterliche Depression deutlich weniger negative Auswirkungen auf oppositionelles Verhalten und Wutanfälle bei zweijährigen Kindern (Leckman-Westin et al. 2009).

In Zusammenhang mit der MTA-Studie, in deren Rahmen die Wirksamkeit von Methylphenidat-Therapie sowie intensiver verhaltenstherapeutischer Ansätze auf die Aufmerksamkeitsdefizit-/Hyperaktivitätsstörung des Kindes untersucht wurde, konnte in einer explorativen Analyse zum Einfluss der aktuellen depressiven Symptomatik auf die erzieherische Effektivität der Mütter gezeigt werden, dass mütterliche depressive Symptome deutlich negativ mit dem mütterlichen Selbstwertgefühl sowie deutlich positiv mit dem selbst wahrgenommenen elterlichen Stress korrelierten. Das mütterliche Selbstwertgefühl war wiederum positiv assoziiert mit der selbst wahrgenommenen Effektivität bezüglich der eigenen Erziehung und diese wiederum korrelierte deutlich mit dem Effekt eines Elterntrainings. In der Studie wurden zwei Wirkungsweisen mütterlicher Depressivität auf das externalisierende Verhalten des Kindes beschrieben: Zum einen führt mütterliche Depressivität über elterlichen Stress und die Annahme, dass das eigene Erziehungsverhalten keine Wirkung zeigt, zu einem sehr nachgiebigen Erziehungsverhalten; zum anderen kann aber elterlicher Stress in Kombination mit mangelndem Selbstwertgefühl auch zu einer sehr harschen und überkontrollierenden Erziehungshaltung führen. Beide Erziehungshaltungen können zu oppositionell-aggressiven Verhaltensweisen, insbesondere bei Jungen, führen (Gerdes et al. 2007).

Weitere Studien konnten zeigen, dass Elterntrainings, die bei Kindern mit ADHS oder oppositionellem Verhalten effektiv sind, um die weitere Entwicklung von ängstlichen, oppositionellen und aggressiven Verhaltensweisen zu vermeiden bzw. zu reduzieren, weniger wirksam waren, wenn die Mütter gleichzeitig eine depressive Episode aufwiesen. Daneben war allerdings auch die Zahl der komorbiden Störungen des Kindes für die Effektivität ausschlaggebend: je geringer die Ausprägung komorbider Störungen war, desto effektiver war das Elterntraining (Harwood et al. 2006, van den Hoofdakker et al. 2010).

Neben diesem Risiko für oppositionell-aggressive Verhaltensweisen, Aufmerksamkeitsstörungen und nachfolgend auch kognitive Schwierigkeiten ist natürlich auch das Risiko für die Entwicklung einer depressiven Episode bei Kindern von Eltern mit postpartaler, aber insbesondere chronischer Depression erhöht (Halligan et al. 2007, Murray et al. 2011). Neben der elterlichen Depression spielen auch kindliche Temperamentsfaktoren sowie familiäre Risikofaktoren eine Rolle in der Entstehung von Depressionen bei Kleinkindern (Cote et al. 2009). Elterliche Depression wirkt insbesondere bei Kleinkindern eher als Umwelt- denn als genetischer Risikofaktor, wobei Mädchen stärker mit eigener ängstlich-depressiver Symptomatik reagieren als Jungen (Lewis et al. 2011).

Bei älteren Kindern und Jugendlichen waren insbesondere akute belastende Lebensereignisse, Schwierigkeiten der Eltern-Kind-Interaktion mit beiden Eltern sowie – mit zunehmendem Alter – die Gleichaltrigengruppe und ihr Verhalten sowie schulischer Erfolg mit der Entstehung von depressiven Störungen korreliert (Hicks et al. 2009). Es gibt dabei auch Hinweise aus Zwillingsstudien, dass Jugendliche mit einem genetisch bedingten Risiko für Depression besonders stark auf Umweltrisikofaktoren reagieren (Lau et al. 2008).

4.3 Therapeutische Aspekte

Therapeutische Ansätze haben insbesondere zum Ziel, die depressive Symptomatik der Eltern sowie die Eltern-Kind-Interaktion zu verbessern sowie das Gefühl der Selbstwirksamkeit bezüglich der eigenen Erziehungsleistungen der Eltern zu stärken.

Eine Studie konnte zeigen, dass bei postpartaler/postnataler Depression negative therapeutische Effekte, d. h. eine Verschlechterung der Symptomatik durch die Therapie, die Folge war, wenn die Therapie im Rahmen einer Selbsthilfegruppe durchgeführt wurde. Die depressiven Mütter, die von gesunden, ehemals postnatal depressiven Müttern beraten wurden, zeigten eine stärkere depressive Symptomatik, problematischere Eltern-Kind-Beziehungen und weiterhin stark belastete soziale Beziehungen (Letourneau et al. 2011). Es muss deshalb davor gewarnt werden, dass aus der durch die depressive Erkrankung der Mütter/Väter gestörten Eltern-Kind-Interaktion gefolgert wird, dass primär an dieser therapeutisch angesetzt werden muss. Dies kann offensichtlich je nach Setting sogar negative Effekte haben.

Auch ein Programm, in dem durch Hausbesuche die Erziehungsfähigkeit der depressiven Mutter und die Eltern-Kind-Interaktion positiv beeinflusst werden könnte, zeigte keinen Langzeiteffekt bezüglich aller Kinder; lediglich bei Familien, die sehr vielen belastenden Lebensereignissen ausgesetzt waren, hatte es einen protektiven Effekt auf die Entwicklung aggressiver Verhaltensweisen bei fünfjährigen Kindern (Kersten-Alvarez et al. 2010).

Hingegen beschreibt ein Überblicksartikel eine Besserung der kindlichen Psychopathologie durch Verbesserung der elterlichen depressiven Symptomatik (Gunlicks et al. 2008), was nahelegt, dass zunächst die elterliche Depression behandelt werden sollte, bevor an der Eltern-Kind-Interaktion gearbeitet wird. Eine frühe erfolgreiche antidepressive Therapie (medikamentös oder psychotherapeutisch; Cooper et al. 2003) bei Müttern mit postpartaler Depression beeinflusste die elterliche Erziehungshaltung in einer kürzlich durchgeführten Studie positiv (Wan et al. 2011). Im Schulalter war allerdings kein Effekt dieser frühen Intervention mehr zu sehen, vermutlich, weil das Intervall vom Säuglings- zum Schulalter zu lang ist und die Verhaltensschwierigkeiten von Kindern im Schulalter wesentlich durch zusätzliche andere Faktoren als alleine durch die postpartale Depression der Eltern beeinflusst ist (Kersten-Alvarez et al. 2010).

Die STAR*D-Studie zur Behandlung elterlicher depressiver Störungen, die unterschiedliche standardisierte Therapieverfahren (medikamentöse und Verhaltenstherapie) bei den Müttern einsetzte, konnte zeigen, dass sich die Psychopathologie der Kinder (Alter: 7–17 Jahre) deutlich verbesserte, obwohl sie keine eigene Therapie erhielten, wenn sich die depressive Symptomatik der Mütter durch die Therapie verbessert hatte. Insbesondere die Kinder, deren Mütter eine deutliche Verbesserung der eigenen depressiven Symptomatik innerhalb der ersten drei Monate der Therapie zeigten, zeigten eine deutliche Besserung der eigenen Symptomatik (Pilowsky et al. 2008, Wickramaratne et al. 2011).

Auch bei Jugendlichen mit externalisierenden Störungen war der Effekt eines spezifischen Therapieansatzes, der auf die Familie und deren Interaktion zielt (multisystemische Therapie), abhängig von der Besserung der mütterlichen depressiven Symptomatik (Grimbos et al. 2009). Dies weist erneut auf die Notwendigkeit hin, eine mütterliche (elterliche) depressive Störung primär zu therapieren, bevor an der Eltern-Kind-Interaktion effektiv gearbeitet werden kann.

Bei Jugendlichen, die ein erhöhtes Depressionsrisiko aufgrund der elterlichen Depression aufwiesen, war eine gezielte kognitive Verhaltenstherapie in der Gruppe bezüglich der depressiven Symptomatik außerordentlich effektiv, um die Entstehung von (neuen) depressiven Episoden zu verhindern (Garber et al. 2009).

4.4 Zusammenfassung

Elterliche depressive Störungen haben einen starken Einfluss auf das Wohlergehen und die psychische Entwicklung des Kindes. Zum einen sind mit depressiven Störungen biologische Risikofaktoren assoziiert (genetisches Risiko sowie pränatal der Einfluss von Cortisolspiegel und antidepressiver Medikation), zum anderen sind elterliche depressive Störungen aber auch als wichtige Umweltrisikofaktoren zu sehen, die über die beeinträchtigte elterliche Zuwendung und Erziehungshaltung sowie die durch elterliche depressive Störungen erhöhten familiären Konflikte auf das Kind wirken. Hierbei haben insbesondere Jungen ein erhöhtes Risiko, an einer externalisierenden Störung zu erkranken, bei Mädchen ist das Risiko für internalisierende und externalisierende Störungen gleichermaßen erhöht.

Therapeutisch sollte – entgegen der Intuition – nicht primär an der Eltern-Kind-Interaktion angesetzt werden, sondern es sollte zunächst zentral im Blick sein, die elterliche Depression frühzeitig und effektiv zu behandeln, um die Auswirkungen auf das Kind zu reduzieren. Sollte nach einer effektiven Behandlung der elterlichen Depression weiterhin die Eltern-Kind-Interaktion gestört sein, dann sollte den Eltern ein entsprechendes Elterntraining angeboten werden.

Literatur

Burt KB, Van Dulmen MH, Carlivati J, Egeland B, Sroufe LA, Forman DR, Appleyard K, Carlson EA (2005): Mediating links between maternal depression and offspring psychopathology: the importance of independent data. J.Child Psychol.Psychiatry; 46:490–499.

Cooper PJ, Murray L, Wilson A, Romaniuk H (2003): Controlled trial of the short- and long-term effect of psychological treatment of post-partum depression. I. Impact on maternal mood. Br.J Psychiatry; 182:412–419.

Cote SM, Boivin M, Liu X, Nagin DS, Zoccolillo M, Tremblay RE (2009): Depression and anxiety symptoms: onset, developmental course and risk factors during early childhood. J Child Psychol.Psychiatry; 50:1201–1208.

Cummings EM, Keller PS, Davies PT (2005): Towards a family process model of maternal and paternal depressive symptoms: exploring multiple relations with child and family functioning. J Child Psychol.Psychiatry; 46:479–489.

Cunningham CE, Boyle MH (2002): Preschoolers at risk for attention-deficit hyperactivity disorder and oppositional defiant disorder: family, parenting, and behavioral correlates. J Abnorm.Child Psychol.; 30:555–569.

Elgar FJ, Waschbusch DA, McGrath PJ, Stewart SH, Curtis LJ (2004): Temporal relations in daily-reported maternal mood and disruptive child behavior. J Abnorm.Child Psychol.; 32:237–247.

Evans J, Heron J, Francomb H, Oke S, Golding J (2001): Cohort study of depressed mood during pregnancy and after childbirth. BMJ; 323:257–260.

Franic S, Middeldorp CM, Dolan CV, Ligthart L, Boomsma DI (2010): Childhood and adolescent anxiety and depression: beyond heritability. J Am.Acad.Child Adolesc.Psychiatry; 49:820–829.

Freitag CM, Staal W, Klauck SM, Duketis E, Waltes R (2010): Genetics of autistic disorders: review and clinical implications. Eur.Child Adolesc.Psychiatry; 19:169–178.

Galbally M, Roberts M, Buist A (2010): Mood stabilizers in pregnancy: a systematic review. Aust.N. Z.J Psychiatry; 44:967–977.

Garber J, Clarke GN, Weersing VR, Beardslee WR, Brent DA, Gladstone TR, Debar LL, Lynch FL, D'Angelo E, Hollon SD, Shamseddeen W, Iyengar S (2009): Prevention of depression in at-risk adolescents: a randomized controlled trial. JAMA; 301:2215–2224.

Gentile S (2011): Selective serotonin reuptake inhibitor exposure during early pregnancy and the risk of birth defects. Acta Psychiatr.Scand; 123:266–275.

Gentile S, Galbally M (2011): Prenatal exposure to antidepressant medications and neurodevelopmental outcomes: a systematic review. J Affect.Disord.; 128:1–9.

Gerardin P, Wendland J, Bodeau N, Galin A, Bialobos S, Tordjman S, Mazet P, Darbois Y, Nizard J, Dommergues M, Cohen D (2011): Depression during pregnancy: is the developmental impact earlier in boys? A prospective case-control study. J Clin.Psychiatry; 72:378–387.

Gerdes AC, Hoza B, Arnold LE, Pelham WE, Swanson JM, Wigal T, Jensen PS (2007): Maternal depressive symptomatology and parenting behavior: exploration of possible mediators. J Abnorm.Child Psychol.; 35:705–714.

Glover V (2011): Annual Research Review: Prenatal stress and the origins of psychopathology: an evolutionary perspective. J Child Psychol.Psychiatry; 52:356–367.

Goyal D, Gay C, Lee K (2009): Fragmented maternal sleep is more strongly correlated with depressive symptoms than infant temperament at three months postpartum. Arch.Womens Ment.Health; 12:229–237.

Grimbos T, Granic I (2009): Changes in maternal depression are associated with MST outcomes for adolescents with co-occurring externalizing and internalizing problems. J Adolesc.; 32:1415–1423.

Gunlicks ML, Weissman MM (2008): Change in child psychopathology with improvement in parental depression: a systematic review. J Am.Acad.Child Adolesc.Psychiatry; 47:379–389.

Halligan SL, Murray L, Martins C, Cooper PJ (2007): Maternal depression and psychiatric outcomes in adolescent offspring: a 13-year longitudinal study. J Affect.Disord.; 97:145–154.

Harwood MD, Eyberg SM (2006): Child-directed interaction: prediction of change in impaired mother-child functioning. J Abnorm.Child Psychol.; 34:335–347.

Hay DF, Pawlby S, Waters CS, Sharp D (2008): Antepartum and postpartum exposure to maternal depression: different effects on different adolescent outcomes. J Child Psychol. Psychiatry; 49:1079–1088.

Hicks BM, DiRago AC, Iacono WG, McGue M (2009): Gene-environment interplay in internalizing disorders: consistent findings across six environmental risk factors. J Child Psychol.Psychiatry; 50:1309–1317.

Kersten-Alvarez LE, Hosman CM, Riksen-Walraven JM, Van Doesum KT, Hoefnagels C (2010): Long-term effects of a home-visiting intervention for depressed mothers and their infants. J Child Psychol.Psychiatry; 51:1160–1170.

Lau JY, Eley TC (2008): Disentangling gene-environment correlations and interactions on adolescent depressive symptoms. J Child Psychol.Psychiatry; 49:142–150.

Leckman-Westin E, Cohen PR, Stueve A (2009): Maternal depression and mother-child interaction patterns: association with toddler problems and continuity of effects to late childhood. J Child Psychol.Psychiatry; 50:1176–1184.

Letourneau N, Stewart M, Dennis CL, Hegadoren K, Duffett-Leger L, Watson B (2011): Effect of home-based peer support on maternal-infant interactions among women with postpartum depression: A randomized, controlled trial. Int.J Ment.Health Nurs; 20:345–357.

Lewis G, Rice F, Harold GT, Collishaw S, Thapar A (2011): Investigating environmental links between parent depression and child depressive/anxiety symptoms using an assisted conception design. J Am.Acad.Child Adolesc.Psychiatry; 50:451–459.

Mathiesen KS, Sanson A, Stoolmiller M, Karevold E (2009): The nature and predictors of undercontrolled and internalizing problem trajectories across early childhood. J Abnorm. Child Psychol.; 37:209–222.

Maughan A, Cicchetti D, Toth SL, Rogosch FA (2007): Early-occurring maternal depression and maternal negativity in predicting young children's emotion regulation and socioemotional difficulties. J Abnorm.Child Psychol.; 35:685–703.

McGuffin P, Rijsdijk F, Andrew M, Sham P, Katz R, Cardno A (2003): The heritability of bipolar affective disorder and the genetic relationship to unipolar depression. Arch.Gen. Psychiatry; 60:497–502.

Morrison JL, Riggs KW, Rurak DW (2005): Fluoxetine during pregnancy: impact on fetal development. Reprod.Fertil.Dev.; 17:641–650.

Murray L, Arteche A, Fearon P, Halligan S, Croudace T, Cooper P (2010): The effects of maternal postnatal depression and child sex on academic performance at age 16 years: a developmental approach. J Child Psychol.Psychiatry; 51:1150–1159.

Murray L, Arteche A, Fearon P, Halligan S, Goodyer I, Cooper P (2011): Maternal postnatal depression and the development of depression in offspring up to 16 years of age. J Am. Acad.Child Adolesc.Psychiatry; 50:460–470.

Nigg JT, Hinshaw SP (1998): Parent personality traits and psychopathology associated with antisocial behaviors in childhood attention-deficit hyperactivity disorder. J Child Psychol. Psychiatry; 39:145–159.

Noorlander CW, Ververs FF, Nikkels PG, van Echteld CJ, Visser GH, Smidt MP (2008): Modulation of serotonin transporter function during fetal development causes dilated heart cardiomyopathy and lifelong behavioral abnormalities. PLoS.ONE.; 3:e2782.

Pemberton CK, Neiderhiser JM, Leve LD, Natsuaki MN, Shaw DS, Reiss D, Ge X (2010): Influence of parental depressive symptoms on adopted toddler behaviors: an emerging developmental cascade of genetic and environmental effects. Dev.Psychopathol.; 22:803–818.

Pilowsky DJ, Wickramaratne P, Talati A, Tang M, Hughes CW, Garber J, Malloy E, King C, Cerda G, Sood AB, Alpert JE, Trivedi MH, Fava M, Rush AJ, Wisniewski S, Weissman MM (2008): Children of depressed mothers 1 year after the initiation of maternal treatment: findings from the STAR*D-Child Study. Am.J Psychiatry; 165:1136–1147.

Pinheiro KA, Pinheiro RT, Silva RA, Coelho FM, Quevedo LD, Godoy RV, Jansen K, Lessa HB, Oses JP (2011): Chronicity and severity of maternal postpartum depression and infant sleep disorders: A population-based cohort study in southern Brazil. Infant Behav.Dev; 34:371–373.

Ramchandani PG, Stein A, O'Connor TG, Heron J, Murray L, Evans J (2008): Depression in men in the postnatal period and later child psychopathology: a population cohort study. J Am.Acad.Child Adolesc.Psychiatry; 47:390–398.

Rice F (2010): Genetics of childhood and adolescent depression: insights into etiological heterogeneity and challenges for future genomic research. Genome Med; 2:68.

Sandman CA, Davis EP, Buss C, Glynn LM (2011): Exposure to Prenatal Psychobiological Stress Exerts Programming Influences on the Mother and Her Fetus. Neuroendocrinology [epub ahead of print].

Toh S, Mitchell AA, Louik C, Werler MM, Chambers CD, Hernandez-Diaz S (2009): Antidepressant use during pregnancy and the risk of preterm delivery and fetal growth restriction. J Clin.Psychopharmacol.; 29:555–560.

van den Hoofdakker BJ, Nauta MH, van d, V, Sytema S, Emmelkamp PM, Minderaa RB, Hoekstra PJ (2010): Behavioral parent training as an adjunct to routine care in children with attention-deficit/hyperactivity disorder: moderators of treatment response. J Pediatr. Psychol.; 35:317–326.

van der Molen E, Hipwell AE, Vermeiren R, Loeber R (2011): Maternal characteristics predicting young girls' disruptive behavior. J Clin.Child Adolesc.Psychol.; 40:179–190.

Wan MW, Sharp DJ, Howard LM, Abel KM (2011): Attitudes and adjustment to the parental role in mothers following treatment for postnatal depression. J Affect.Disord.; 131:284–292.

Weissman MM, Wickramaratne P, Nomura Y, Warner V, Verdeli H, Pilowsky DJ, Grillon C, Bruder G (2005): Families at high and low risk for depression: a 3-generation study. Arch. Gen.Psychiatry; 62:29–36.

Wickramaratne P, Gameroff MJ, Pilowsky DJ, Hughes CW, Garber J, Malloy E, King C, Cerda G, Sood AB, Alpert JE, Trivedi MH, Fava M, Rush AJ, Wisniewski S, Weissman MM (2011): Children of Depressed Mothers 1 Year After Remission of Maternal Depression: Findings From the STAR*D-Child Study. Am.J Psychiatry; 168:593–660.

Wright CM, Parkinson KN, Drewett RF (2006): The influence of maternal socioeconomic and emotional factors on infant weight gain and weight faltering (failure to thrive): data from a prospective birth cohort. Arch.Dis.Child; 91:312–317.

5 Depression im Alter

Barbara Schneider, Bernhard Weber, Harald Hampel

Einleitung

Bei Älteren ist Depression die zweithäufigste psychische Erkrankung (Panza et al. 2010). Der nachfolgende Beitrag beschäftigt sich mit der Klassifikation und Klinik depressiver Störungen im Alter, der Epidemiologie, der Therapie, versorgungsrelevanten Aspekten und neueren Forschungsergebnissen zu biologischen Faktoren bei der Depression im Alter.

5.1 Klassifikation und Klinik depressiver Störungen im Alter

Klassifikatorisch unterscheiden sich Depressionen im Alter zunächst nicht von depressiven Störungen im jüngeren Erwachsenenalter. Im ICD-10 werden leichte (F32.0), mittelgradige (F32.1) und schwere depressive Episoden (F32.2) unterschieden.

Zu berücksichtigen sind auch die leichteren Depressionen wie die Dysthymie (F34.1) als chronisch depressive Verstimmung oder die Anpassungsstörung (F43.2), Depressionen bei zerebralen oder anderen körperlichen Grunderkrankungen und Depressionen als Folge einer Pharmakotherapie.

Im Alter beeinflussen eine Reihe altersassoziierter pathoplastischer Faktoren das klinische Erscheinungsbild. Ein häufiges Problem ist das gleichzeitige Auftreten bzw. die Überlappung sogenannter »somatischer« Symptome einer Depression (dazu gehören unter anderem Früherwachen, Morgentief, objektivierter Befund einer ausgeprägten psychomotorischen Hemmung oder Agitiertheit) mit den Symptomen gleichzeitig vorhandener somatischer Erkrankungen. Hinzu kommt, dass alte Patienten häufiger zur Bagatellisierung ihrer depressiven Gefühle und zur verstärkten Präsentation somatischer Beschwerden neigen, besonders wenn gleichzeitig körperliche Erkrankungen vorhanden sind (Sheehan & Banerjee 1999, Bogner et al. 2009). Daher ist es sehr wichtig, gezielt affektive Symptome wie Freudlosigkeit, vermindertes Selbstwertgefühl, Schuld, Sinnlosigkeit und Suizidgedanken zu erfragen. Gerade Letzteres ist wichtig, da eine Depression ein starker Risikofaktor für Suizid und Suizidversuch im Alter ist (Mortensen et al. 2000,

Harris & Barraclough 1997). Schlafstörungen, die auch Ausdruck körperlicher Erkrankungen sein können (Kim et al. 2009), sind bei älteren Patienten sehr häufig bei einer Depression vorhanden (Henderson et al. 1995). Zudem sind kognitive Defizite häufige Begleiterscheinungen depressiver Erkrankungen; besonders die Informationsverarbeitungsgeschwindigkeit und das Arbeitsgedächtnis sind betroffen (Nebes et al. 2000). Die starken subjektiven Beschwerden der Patienten stehen dabei oft im Gegensatz zur relativ gut erhaltenen Alltagskompetenz sowie zur fehlerfreien Bewältigung schwierigerer testpsychologischer Anforderungen.

Verglichen mit depressiven Störungen im mittleren Lebensalter haben Depressionen im höheren Lebensalter höhere Rezidivraten (Mitchell & Subramaniam 2005). Ältere depressive Patienten mit kognitiven Störungen kehren nach Besserung der affektiven Symptomatik nicht immer auf ihr prämorbides Leistungsniveau zurück (Neu et al. 2001). Nicht selten entwickeln diese Patienten später auch eine Demenz (Jorm 2000). Generell gilt Depression als Risikofaktor für Demenz (Preuss et al. 2009), insbesondere bei höher Gebildeten (Geerlings et al. 2000).

Von klinischer Wichtigkeit ist die Überschneidung zwischen Depression und Alzheimer-Erkrankung (AD). Es gibt Studien, die zeigen, dass mehr als 50 % aller Patienten mit AD gleichzeitig an einer Minor oder Major Depression erkrankt sind (Starkstein et al. 2005, Usman et al. 2010). Darüber hinaus muss eine Vielzahl von Erkrankungen differentialdiagnostisch bei einer Depression abgewogen werden (▸ **Tab. 5.1**). Zerebrovaskuläre Störungen, insbesondere Schlaganfälle, gehen gehäuft mit einer Depression einher (Alexopoulos et al. 1997), zeigen jedoch kein spezifisches Symptomprofil (Naarding et al. 2009).

Tab. 5.1: Differentialdiagnostisch zu erwägende Erkrankungen bei einer Depression; nach Wetterling (2002).

	Depressive Verstimmung als Frühsymptom	**Häufigkeit einer depressiven Verstimmung**	**CT/MRT**
Allgemeinbevölkerung		5–10 %	
Degenerative Erkrankungen			Hirnatrophie
• Demenz vom Alzheimer Typ	++	11–55 %	
• Parkinson-Syndrom	++	7–70 %	
• Chorea Huntington	+	40 %	
Zerebrovaskuläre Erkrankungen			Ischämische Läsionen
• Zerebrale Infarkte	++	30–50 %	
• Vaskuläre Demenz	+	0–60 %	
• Kollagenosen		++	Irreguläre Infarkte
Epilepsie		40–80 %	
Schädel-Hirn-Traumen		26–80 %	Hirnläsion

(Fortsetzung Tab. 5.1)

	Depressive Verstimmung als Frühsymptom	Häufigkeit einer depressiven Verstimmung	CT/MRT
Endokrine Störungen			
• Hypothyreose	+++		
• Hyperthyreose	+	39–48 %	
• Cushing-Syndrom	+	57 %	
• Addison-Syndrom		++	
• Hypo-/Hyperparathyreoidismus		+	
Infektionskrankheiten			
• Borrelieninfektion		26–66 %	
• Virale Erkrankungen		+	
Sonstige Erkrankungen			
• Multiple Sklerose		4–39 %	
• Vitamin-B12-Mangel	+	+	

5.2 Epidemiologie

Djernes (2006) fand in seinem Review, das 122 Studien zwischen 1993 und 2004 einschloss, dass die Prävalenz einer Major Depression 0,9– 9,4 % bei in privaten Haushalten Lebenden, 14–42 % bei institutionell Untergebrachten und 1–16 % bei Älteren, die in privaten Haushalten oder Institutionen lebten, betrug. Die Hauptprädiktoren von depressiven Störungen im Alter waren weibliches Geschlecht, somatische Erkrankung, kognitive Beeinträchtigung, funktionelle Beeinträchtigung, Fehlen oder Verlust von sozialen Kontakten und eine Vorgeschichte von Depression (Djernes 2006). Der »Survey of Health, Ageing and Retirement in Europe (SHARE)«, ein Haushaltssurvey aus national repräsentativen Stichproben aus elf europäischen Ländern (u. a. Deutschland), der insgesamt 22 777 Personen im Alter von über 50 Jahren einschloss, fand bei zwischen 18,1 % und 36,8 % der Befragten eine Depression, wobei Frauen und ältere Personen schwerere Depressionen aufwiesen (Castro-Costa et al. 2007). Bei Wittchen et al. (2001) litten 11,7 % der Personen im Alter ab 65 Jahren unter einer Depression nach ICD-10 oder DSM-IV; diese Studie schloss 20 421 Patienten deutscher Hausärzte aller Altersgruppen ein und zeigte, dass die Punktprävalenz in allen Altersgruppen etwa gleich groß war. In einer weiteren deutschen Hausarztstudie, die 3327 Personen ohne Demenz einschloss, lag die Prävalenz der Depression bei 9,7 % in der Altersgruppe der ab 75-Jährigen; Risikofaktoren für eine Depression waren funktionelle Beeinträchtigung, Rauchen und leichte kognitive Einschränkung (Weyerer et al. 2008).

5.3 Therapie

5.3.1 Indikation und praktisches Vorgehen

Bei der Indikationsstellung für eine medikamentöse oder psychotherapeutische Behandlung sind neben der Diagnose der subjektive Leidensdruck und das Ausmaß der sozialen und funktionalen Beeinträchtigung zu berücksichtigen. Eine symptomorientierte Behandlung ist auch dann sinnvoll, wenn die affektive Störung in Zusammenhang mit einer organischen Erkrankung, wie etwa einem Schlaganfall, auftritt. Grundsätzlich haben bei der Depression im Alter alle therapeutischen Ansätze Gültigkeit, die auch bei der Depression im jüngeren Erwachsenenalter zur Anwendung kommen.

5.3.2 Pharmakotherapie

Das ideale Antidepressivum bei Älteren hat bei guter Wirksamkeit minimale Nebenwirkungen, zeigt minimale altersbedingte Veränderungen der Pharmakokinetik, verbessert die kognitiven Leistungen, hat ein hohes Maß an Sicherheit bei körperlichen Begleiterkrankungen, bleibt sicher bei Überdosierung und zeigt ein geringes Interaktionspotential.

Besonderheiten der Psychopharmakotherapie im Alter

Bei Patienten in höherem Lebensalter sind die altersassoziierten Veränderungen von Pharmakokinetik und Pharmakodynamik und das daraus resultierende generell erhöhte Risiko unerwünschter Arzneimittelwirkungen zu beachten. Insbesondere werden Antidepressiva verzögert ausgeschieden und unerwünschte Arzneimittelwirkungen treten häufiger auf. Daher soll mit einer niedrigen Initialdosis begonnen werden und unter Plasmaspiegelkontrolle und Kontrolle der unerwünschten Wirkungen die Dosis gesteigert werden.

Beim älteren Patienten richtet sich die Auswahl des Antidepressivums danach, welche unerwünschten Arzneimittelwirkungen auftreten und bis zu welchem Grad diese toleriert werden können. Wenn – bei angemessener Dosierung und Compliance – nach vier bis sechs Wochen keine Besserung eingetreten ist, wird ein längerfristiger Erfolg der gewählten Behandlungsstrategie immer weniger wahrscheinlich.

Unter den Trizyklika (TZA) ist das sekundäre Amin Nortriptylin gegenüber den tertiären Aminen günstiger zu bewerten. Es zeichnet sich durch geringe anticholinerge Wirkungen und eine nur selten auftretende orthostatische Hypertension aus. Unter den SSRIs zeigte Sertralin auch bei minoren Formen der Depression eine gute Wirkung (Rosen et al. 2000). Citalopram erwies sich auch bei depressiven Syndromen im Rahmen einer Demenz als gut wirksam (Gottfries et al. 1992) und etwa gleich wirksam wie Sertralin (Rocca et al. 2005). Bei Venlafaxin besteht eine gute Wirksamkeit dieser Substanz in der Akut- und Erhaltungstherapie der Altersdepression (Khan et al. 1995). Allerdings kann gerade bei älteren Patienten bei kardiovaskulärer Komorbidität eine auftretende Blutdruckerhöhung Probleme bereiten (Feighner 1995). Ein kürzliches Review zur Antidepressivabehandlung bei Altersdepression fand keinen signifikanten Unterschied bezüglich der Wirksamkeit von Venlafaxin gegenüber Serotonin-Reuptake-Hemmern (SSRI) bei Älteren (Mukai & Tampi 2009). Mirtazapin zeigte bei älteren Patienten dieselbe Wirksamkeit wie bei jüngeren Patienten (Raji & Brady 2001).

Bei der Gabe von Lithium ist zu beachten, dass im Alter die Verträglichkeit von Lithiumsalzen erheblich reduziert sein kann; insbesondere neurotoxische Effekte müssen beachtet werden (Stoudemire et al. 1998). Grundsätzlich ist bei Alterspatienten ein therapeutischer Lithiumspiegel von 0,5 mmol/l zu empfehlen (Shulman et al. 1987).

Bezüglich anderer somatischer Therapieverfahren wie Schlafentzug (Grube 1999) oder Lichttherapie gibt es keine abweichenden Therapieempfehlungen gegenüber Patienten anderer Altersgruppen.

Kombination von Psychopharmaka und von Psychopharmaka mit anderen Arzneimitteln im Alter

Es ist hinlänglich bekannt, dass Menschen in höherem Lebensalter an mehr als einer Erkrankung leiden und dass vor allem ältere Patienten aufgrund ihrer Multimorbidität eine Vielzahl von Arzneimitteln erhalten (»Polypharmazie«; Berthold & Steinhagen-Thiessen 2009), oft sogar als eine Dauermedikation. Die meisten Älteren, die an Depressionen erkrankt sind, sind auch von mehreren somatischen Begleiterkrankungen betroffen (Braam et al. 2005, Van der Kooy et al. 2007).

Grundsätzlich ist, wie bei anderen Altersgruppen auch, eine Monotherapie mit Antidepressiva anzustreben. Kombinationen von Pharmaka, die bei älteren Patienten bereits in Monotherapie als problematisch gelten, sollten vermieden werden. Eine solche Aufstellung findet sich in der Beers-Liste (Fick et al. 2003, Beers et al. 1991, Beers 1997). Problematische Wirkstoffe und Wirkstoffgruppen bei älteren Patienten sind lang wirksame Benzodiazepine wie Flurazepam und Chlordiazepoxid, kurz wirksame Benzodiazepine in höheren Dosen wie Lorazepam und Oxazepam, trizyklische Antidepressiva, Fluoxetin und Antihistaminika (Fick et al. 2003).

Bei Kombinationsbehandlungen müssen pharmakodynamische Interaktionen berücksichtigt werden, beispielsweise, wenn zwei anticholinerg wirksame Substanzen kombiniert werden. Von den in der oben genannten Liste aufgeführten Pharmaka sind besonders diejenigen zu erwähnen, die aufgrund ihrer starken anticholinergen Wirkung bei Demenzkranken und Patienten mit Mild Cognitive Impairment (MCI) die Kognition verschlechtern.

Bezüglich pharmakokinetischer Interaktionen kommt bei der Kombinationstherapie dem Cytochrom P450 wesentliche Bedeutung zu. Interaktionen und unerwünschte Arzneimittelwirkungen treten auf, wenn eine Substanz von einem der vier Isoenzyme verstoffwechselt und mit einer Substanz kombiniert wird, die dieses Isoenzym hemmt.

Ein potentiell sehr gefährlicher Inhibitionseffekt ist beispielsweise bei Kombinationen mit Fluoxetin zu beobachten: Fluoxetin ist ein potenter Inhibitor mehrerer Abbaurouten des Cytochrom-P450-Systems. Ebenso sind pharmakokinetische Wechselwirkungen an der Niere zu beachten. So ist insbesondere im Alter regelhaft mit erhöhten oder toxischen Lithiumspiegeln zu rechnen. Dies führt bei Kombination mit Lithiumsalzen zu einem meist erheblichen Anstieg der Lithiumspiegel, was aufgrund der geringen therapeutischen Breite von Lithium erhebliche Folgen nach sich ziehen kann (Müller-Oerlinghausen 1997).

Bei Kombination mit Antibiotika und Antimykotika sind eine Vielzahl möglicher pharmakokinetischer Wechselwirkungen zu beachten, insbesondere solche, die durch das Cytochrom-P450-System verursacht werden. Besondere Vorsicht ist geboten bei einer Kombination von Lithiumsalzen mit Diuretika, worunter eine Lithiumintoxikation auftreten kann, vor allem wenn es zu einer relevanten Verminderung des Extrazellulärvolumens gekommen ist (Juurlink et al. 2004).

5.3.3 Psychotherapie

Höheres Lebensalter ist kein Ausschlusskriterium für eine Psychotherapie. Für die Behandlung der Altersdepression haben sich vor allem kognitiv-verhaltenstherapeutische und tiefenpsychologische bzw. interpersonale Therapieansätze bewähren können. Kognitiv-verhaltenstherapeutische und interpersonale Therapieverfahren sind derzeit empirisch am besten abgesichert. Aber auch biographische Rekonstruktionen, psychoedukative und familientherapeutische Ansätze werden verfolgt (Karel & Hinrichsen 2000). Ältere depressive Patienten, die mit Kognitiver Therapie behandelt wurden, zeigten gegenüber einer unbehandelten Vergleichsgruppe einen deutlich günstigeren Verlauf; zwischen unterschiedlichen Therapieformen war bei älteren Patienten kein Unterschied nachzuweisen (Steuer et al. 1984). Psychotherapeutische Einzel- und Gruppenbehandlungen sind gleich wirksam; dies konnte für verschiedene therapeutische Settings nachgewiesen werden (Agronin 2009).

Generell gilt wie für andere Altersgruppen auch, dass es für den Therapeuten notwendig werden kann, die jeweilige therapeutische Technik aufgrund von individuellen Patientenvariablen zu modifizieren. Häufig muss der Psychotherapeut bei älteren Patienten eine aktivere Rolle einnehmen als bei jüngeren depressiven Patienten. Des Weiteren muss das psychotherapeutische Setting den individuellen Möglichkeiten des alten Menschen angepasst werden, z.B. durch Sitzungsdauer, Sitzbequemlichkeit, sprachliche Kommunikation, Tempo der Sitzungen, evtl. Hausbesuche (s.a. Hautzinger 2000). Zentraler Gegenstand der Psychotherapie im Alter ist oft die Aussöhnung mit einer gegebenen Situation und nicht mehr der Versuch ihrer Veränderung, oft verbunden mit Trauerarbeit über das Verlorene (Heuft et al. 2006).

Gerade bei älteren Menschen kann eine generelle Abwehr von Psychotherapie vorhanden sein und Angst vor »Psychiatrisierung« bestehen. Oft kommt es zur Abwertung des meist jüngeren Therapeuten (»mangelnde Kenntnisse«, »mangelndes Verständnis für die Probleme alter Menschen«) und zur Fixierung auf somatische Probleme. Während in therapeutischen Beziehungen der Therapeut meist eine den Eltern des Patienten entsprechende Rolle unbewusst übernimmt, kehrt sich in der Therapie älterer Patienten diese Rolle um und der Therapeut erscheint nun mehr in der Rolle eines erwachsen gewordenen Kindes. Daraus ergeben sich veränderte Erwartungen an die Therapie und Interaktionen in der Therapie (Radebold 1992).

Auch bei der Altersdepression ist eine Kombination von Pharmako- und Psychotherapie der alleinigen Psychotherapie überlegen. Die Kombination von interpersonaler Psychotherapie mit der Gabe von Nortriptylin zeigte in der Erhaltungstherapie der Altersdepression eine deutliche phasenprophylaktische Wirkung, die tendenziell auch der Medikation allein überlegen war (Reynolds III et al. 1999).

5.3.4 Sozialpsychiatrische Versorgung

Bei der Langzeitbetreuung chronifizierter Depressionen kann u. U. eine Behandlung im Rahmen einer psychiatrischen Institutsambulanz erforderlich sein, insbesondere wenn nichtärztliche Therapieansätze mit einbezogen werden sollen. Wenn weder Suizidalität noch andere Symptome vorliegen, die eine vollstationäre Behandlung erforderlich erscheinen lassen, jedoch ambulante Hilfen nicht ausreichen, kann eine tagesklinische Behandlung allein erfolgreich sein (Bramesfeld et al. 2001). Der Vorteil der tagesklinischen Behandlung liegt im Erhalten der bestehenden sozialen Bindungen.

Bei der Versorgung älterer Depressiver ist die Einbeziehung der Angehörigen von besonderer Bedeutung. Nicht nur der Patient selbst, sondern auch die Angehörigen sollten über die Symptomatik der Erkrankung, die differentialdiagnostischen Überlegungen, insbesondere die Abgrenzung zur Demenz, und die Behandlungsoptionen und einfache Umgangsregeln mit dem Patienten aufgeklärt werden. Umfangreichere familientherapeutische Interventionen werden dann notwendig, wenn eine Depression durch familiäre Konflikte mit verursacht oder unterhalten wird.

5.4 Versorgungsrelevante Aspekte

Im Jahr 1999 wurden 139 000 ältere Patienten mit einer psychiatrischen Hauptdiagnose (ICD-10 F0–F99) aus deutschen Krankenhäusern entlassen. Im Jahr 2009 waren von den insgesamt 1 152 013 Patienten, die wegen einer psychiatrischen Hauptdiagnose vollstationär behandelt wurden, 200 209 Patienten mindestens 65 Jahre alt (Statistisches Bundesamt Deutschland 2011 a). Im Jahr 2000 wurden insgesamt 109 961 Patienten (davon 35 625 Männer) mit einer depressiven Störung (ICD-10 F32 oder F33) in deutschen Krankenhäusern stationär behandelt;

33 659 dieser Patienten (7219 Männer) waren 65 Jahre und älter; im Jahr 2009 wurden 199 278 Patienten (darunter 71 377 Männer) mit einer depressiven Störung stationär psychiatrisch behandelt; 49 994 (davon 13 191 Männer) dieser Patienten waren 65 Jahre und älter (Statistisches Bundesamt Deutschland 2011 b). Somit zeigt sich, dass der prozentuale Anteil der »Fälle« mit einer diagnostizierten Depression, die stationär behandelt wurden, in den letzten Jahren abgenommen hat. Jedoch gibt es in Europa keine aussagekräftigen Daten, wie viele ältere Menschen mit einer Depression tatsächlich adäquate psychiatrische Behandlung erhalten (Copeland et al. 2004). Die Konsequenzen von ungenügender Erkennung und mangelhafter Behandlung liegen in Steigerung von Mortalität inklusive Suizidrisiko, gesteigerter sozialer Isolation und einer erhöhten Belastung für Familie, Gesellschaft und Gesamtwirtschaft.

Im Zusammenhang mit dem mangelhaften Erkennen und Behandeln von Depressionen muss auf das mangelhafte Erkennen und Behandeln von Depressionen im Alter hingewiesen werden. Bei einer Depression im Alter ist das Risiko, durch Suizid zu versterben, erhöht (Ösby et al. 2001). Hier besteht dringender Handlungsbedarf, da gerade bei Älteren die Suizidraten hoch sind: In Deutschland sind wie in über 90 % aller Länder bei den über 75-Jährigen die Suizidraten am höchsten (World Health Organisation 2011).

5.5 Neuere Forschungsergebnisse zu biologischen Faktoren

Für das Vorkommen von Depressionen im Alter werden verschiedene biologische Ansätze in Erwägung gezogen.

Für Apoprotein E4 (ApoE4) – Polymorphismus, der als Biomarker für Alzheimer-Demenz gilt (Zill et al. 2001) – wurde kein Zusammenhang mit Depression in der Allgemeinbevölkerung gefunden (Blazer et al. 2002). Subjektive Gedächtnisstörungen bei älteren Patienten mit einer Major Depression waren auf Patienten begrenzt, die keine ApoE4-Träger waren (Small et al. 2001). Steffens et al. (1997) fanden keine Interaktion zwischen ApoE4-Genotyp und Depression im Hinblick auf das Risiko, eine Demenz zu entwickeln.

Hyperintensitäten in der weißen Substanz (mit Ausnahme des periventrikulären Bereichs) wurden für Ältere mit depressiven Syndromen gefunden, insbesondere bei ApoE4-Allel-Trägern (Nebes et al. 2001). Magnetresonanztomographische Untersuchungen bei älteren depressiven Patienten fanden strukturelle Abnormalitäten im Bereich des Frontallappens (Krishnan et al. 1993), des Caudatums (Krishnan et al. 1992) und des Putamen (Husain et al. 1991). Zudem war das Volumen des linken Hippocampus bei depressiven Älteren, die eine Demenz entwickelten, geringer (Steffens et al. 2002). Mikrostrukturelle Veränderungen in der weißen Substanz im rechten Frontallappen waren mit Altersdepression assoziiert, insbesondere im dorsalen präfrontalen Kortex (DLPFC) und im rechten anterioren Cingulum (ACC) (Taylor et al. 2004, Bae et al. 2006).

Die 5-HT2A-Rezeptorbindung nimmt in mehreren Hirnregionen vor allem im mittleren Lebensalter dramatisch ab (in der 5. Lebensdekade nur noch 70 % der Bindungskapazität von 20-Jährigen). Der Verlust von Rezeptoren ist über alle Regionen des Gehirns verteilt, insbesondere im anterioren Cingulum und im Hippocampus (Sheline et al. 2002). Eine Verminderung der 5-HT1A-Bindungskapazität wurde im medialen temporalen Kortex gefunden (Drevets et al. 2007) und im dorsalen Raphekern (Meltzer et al. 2004) bei älteren Depressiven entdeckt.

Neben der Abnahme der serotonergen Rezeptorbindung spielen vaskuläre Faktoren für die Entwicklung einer Altersdepression eine Rolle. Die von Alexopoulos et al. (1997) aufgestellte Hypothese der »vaskulären Depression« wird durch die Komorbidität von Depression, vaskulärer Erkrankung und kardiovaskulären Risikofaktoren unterstützt. Insbesondere subkortikale Ischämien gehen gehäuft mit depressiver Symptomatik einher (Taylor et al. 2006), ebenso der Befund, dass Depressionen, die sich erstmals in höherem Lebensalter manifestierten, durch häufigere und intensive Abnormalitäten der weißen Substanz charakterisiert werden (Herrmann et al. 2008).

Bei der Entwicklung einer Depression, nicht nur im Alter, spielt die Interaktion zwischen serotonergem System und Stresshormonen eine Rolle. Zusätzlich sind wahrscheinlich auch andere Faktoren, wie der »brain derived neurotrophic factor« (BDNF), mit möglichen Einflüssen auf die neuronale Plastizität und auf die adulte Neurogenese von Bedeutung (Schneider et al. 2011).

5.6 Ausblick

Trotz besserer therapeutischer Möglichkeiten ist die Behandlung der Altersdepression eine große Herausforderung, insbesondere da die sozialen Beziehungen künftiger älterer Menschen schwächer sind und gleichzeitig die Lebenserwartung steigt. Bezüglich künftiger Forschungsansätze gibt es zahlreiche offene Fragen, z. B. zu

- genetischen Risikofaktoren der »late-onset«-Depression,
- gemeinsamen und differentiellen molekularen und neurophysiologischen Pathomechanismen von »late-onset«-Depression und »late-onset«-Alzheimer-Demenz (AD),
- differentiellen Veränderungen auf Neurotransmitter- und Rezeptorebene bei der »late-onset«-Depression im Vergleich zur »early-onset«-Depression,
- der Interaktion von genetischen, altersspezifischen metabolischen, zerebrovaskulären sowie exogenen Faktoren (z. B. altersspezifische Lebensumstände, Ernährung, körperliche Aktivität etc.) bei der Entwicklung einer Depression, die sich erst im höheren Lebensalter manifestiert.

Eine Klärung dieser Fragen und die Entwicklung neuer therapeutischer Ansätze sollte im Fokus der Forschung stehen.

Das soll der Hausarzt dazu wissen

- Depressionen im Alter sind oft schwer zu erkennen und zu diagnostizieren.
- Häufig sind körperliche Beschwerden, Denkverlangsamung, Konzentrationsstörungen.
- Abgrenzung zur Demenz ist wichtig.
- Abgrenzung zu körperlichen Erkrankungen ist oft schwierig.
- Therapeutische Ansätze umfassen Psychotherapie, Psychopharmakotherapie und unterstützende Verfahren.

Literatur

Agronin M (2009): Group therapy in older adults. Curr.Psychiatry Rep.; 11(1):27–32.

Alexopoulos GS, Meyers BS, Young RC, Campbell S, Silbersweig D, Charlson M (1997): 'Vascular depression' hypothesis. Arch.Gen.Psychiatry; 54(10):915–922.

Bae JN, MacFall JR, Krishnan KR, Payne ME, Steffens DC, Taylor WD (2006): Dorsolateral prefrontal cortex and anterior cingulate cortex white matter alterations in late-life depression. Biol.Psychiatry; 60(12):1356–1363.

Beers MH (1997): Explicit criteria for determining potentially inappropriate medication use by the elderly. An update. Arch.Intern.Med.; 157(14):1531–1536.

Beers MH, Ouslander JG, Rollingher I, Reuben DB, Brooks J, Beck JC (1991): Explicit criteria for determining inappropriate medication use in nursing home residents. UCLA Division of Geriatric Medicine. Arch.Intern.Med.; 151(9):1825–1832.

Berthold HK, Steinhagen-Thiessen E (2009): [Drug therapy in the elderly:what are the problems? What are the dos and don'ts?]. Internist (Berl); 50(12):1415–1424.

Blazer DG, Burchett BB, Fillenbaum GG (2002): APOE epsilon4 and low cholesterol as risks for depression in a biracial elderly community sample. Am.J.Geriatr.Psychiatry; 10 (5):515–520.

Bogner HR, Shah P, de Vries HF (2009): A cross-sectional study of somatic symptoms and the identification of depression among elderly primary care patients. Prim.Care Companion.J. Clin.Psychiatry; 11(6):285–291.

Braam AW, Prince MJ, Beekman AT, Delespaul P, Dewey ME, Geerlings SW, Kivela SL, Lawlor BA, Magnusson H, Meller I, Peres K, Reischies FM, Roelands M, Schoevers RA, Saz P, Skoog I, Turrina C, Versporten A, Copelan JR (2005): Physical health and depressive symptoms in older Europeans. Results from EURODEP. Br.J.Psychiatry; 187:35–42.

Bramesfeld A, Adler G, Brassen S, Schnitzler M (2001): Day-clinic treatment of late-life depression. Int.J.Geriatr.Psychiatry; 16(1):82–87.

Castro-Costa E, Dewey M, Stewart R, Banerjee S, Huppert F, Mendonca-Lima C, Bula C, Reisches F, Wancata J, Ritchie K, Tsolaki M, Mateos R, Prince M (2007): Prevalence of depressive symptoms and syndromes in later life in ten European countries: the SHARE study. Br.J.Psychiatry; 191:393–401.

Copeland JR, Beekman AT, Braam AW, Dewey ME, Delespaul P, Fuhrer R, Hooijer C, Lawlor BA, Kivela SL, Lobo A, Magnusson H, Mann AH, Meller I, Prince MJ, Reischies F, Roelands M, Skoog I, Turrina C, deVries MW, Wilson KC (2004): Depression among older people in Europe: the EURODEP studies. World Psychiatry; 3(1):45–49.

Djernes JK (2006): Prevalence and predictors of depression in populations of elderly: a review. Acta Psychiatr.Scand.; 113(5):372–387.

Drevets WC, Thase ME, Moses-Kolko EL, Price J, Frank E, Kupfer DJ, Mathis C (2007): Serotonin-1A receptor imaging in recurrent depression: replication and literature review. Nucl.Med.Biol.; 34(7):865–877.

Feighner JP (1995): Cardiovascular safety in depressed patients: focus on venlafaxine. J.Clin. Psychiatry; 56(12):574–579.

Fick DM, Cooper JW, Wade WE, Waller JL, Maclean JR, Beers MH (2003): Updating the Beers criteria for potentially inappropriate medication use in older adults: results of a US consensus panel of experts. Arch.Intern.Med.; 163(22):2716–2724.

Geerlings MI, Schmand B, Braam AW, Jonker C, Bouter LM, Van TW (2000): Depressive symptoms and risk of Alzheimer's disease in more highly educated older people. J.Am. Geriatr.Soc.; 48(9):1092–1097.

Gottfries CG, Karlsson I, Nyth AL (1992): Treatment of depression in elderly patients with and without dementia disorders. Int.Clin.Psychopharmacol.; 6 Suppl 5:55–64.

Grube M (1999): [Sleep deprivation and aging]. Z.Gerontol.Geriatr.; 32(5):364–367.

Harris EC, Barraclough B (1997): Suicide as an outcome for mental disorders. A meta-analysis. Br.J.Psychiatry; 170:205–228.

Hautzinger M (2000): Depression im Alter. Weinheim: Psychologie Verlags Union, Verlagsgruppe Beltz.

Henderson S, Jorm AF, Scott LR, Mackinnon AJ, Christensen H, Korten AE (1995): Insomnia in the elderly: its prevalence and correlates in the general population. Med.J.Aust.; 162 (1):22–24.

Herrmann LL, Le MM, Ebmeier KP (2008): White matter hyperintensities in late life depression: a systematic review. J.Neurol.Neurosurg.Psychiatry; 79(6):619–624.

Heuft G, Kruse A, Radebold H (2006): Lehrbuch der Gerontopsychosomatik und Alterspsychotherapie. München, Basel: Ernst Reinhardt.

Husain MM, McDonald WM, Doraiswamy PM, Figiel GS, Na C, Escalona PR, Boyko OB, Nemeroff CB, Krishnan KR (1991): A magnetic resonance imaging study of putamen nuclei in major depression. Psychiatry Res; 40(2):95–99.

Jorm AF (2000): Is depression a risk factor for dementia or cognitive decline? A review. Gerontology; 46(4):219–227.

Juurlink DN, Mamdani MM, Kopp A, Rochon PA, Shulman KI, Redelmeier DA (2004): Drug-induced lithium toxicity in the elderly: a population-based study. J.Am.Geriatr.Soc.; 52(5):794–798.

Karel MJ, Hinrichsen G (2000): Treatment of depression in late life: psychotherapeutic interventions. Clin.Psychol.Rev.; 20(6):707–729.

Khan A, Rudolph R, Baumel B, Ferguson J, Ryan P, Shrivastava R (1995): Venlafaxine in depressed geriatric outpatients: an open-label clinical study. Psychopharmacol.Bull.; 31 (4):753–758.

Kim JM, Stewart R, Kim SW, Yang SJ, Shin IS, Yoon JS (2009): Insomnia, depression, and physical disorders in late life: a 2-year longitudinal community study in Koreans. Sleep; 32 (9):1221–1228.

Krishnan KR, McDonald WM, Doraiswamy PM, Tupler LA, Husain M, Boyko OB, Figiel GS, Ellinwood EH Jr. (1993): Neuroanatomical substrates of depression in the elderly. Eur. Arch.Psychiatry Clin.Neurosci.; 243(1):41–46.

Krishnan KR, McDonald WM, Escalona PR, Doraiswamy PM, Na C, Husain MM, Figiel GS, Boyko OB, Ellinwood EH, Nemeroff CB (1992): Magnetic resonance imaging of the caudate nuclei in depression. Preliminary observations. Arch.Gen.Psychiatry; 49 (7):553–557.

Meltzer CC, Price JC, Mathis CA, Butters MA, Ziolko SK, Moses-Kolko E, Mazumdar S, Mulsant BH, Houck PR, Lopresti BJ, Weissfeld LA, Reynolds CF (2004): Serotonin 1A receptor binding and treatment response in late-life depression. Neuropsychopharmacology; 29(12):2258–2265.

Mitchell AJ, Subramaniam H (2005): Prognosis of depression in old age compared to middle age: a systematic review of comparative studies. Am.J.Psychiatry; 162(9):1588–1601.

Mortensen PB, Agerbo E, Erikson T, Qin P, Westergaard-Nielsen N (2000): Psychiatric illness and risk factors for suicide in Denmark. Lancet; 355(9197):9–12.
MukaiY, Tampi RR (2009): Treatment of depression in the elderly: a review of the recent literature on the efficacy of single- versus dual-action antidepressants. Clin.Ther.; 31 (5):945–961.
Müller-Oerlinghausen B (1997): Unerwünschte Wechselwirkungen von Lithiumsalzen mit anderen Arzneimitteln. In: Müller-Oerlinghausen B, Greil W, Berghöfer A (Eds.): Die Lithiumtherapie. S. 446–455. Berlin: Springer.
Naarding P, Veereschild M, Bremmer M, Deeg D, Beekman AT (2009): The symptom profile of vascular depression. Int.J.Geriatr.Psychiatry; 24(9):965–969.
Nebes RD, Butters MA, Mulsant BH, Pollock BG, Zmuda MD, Houck PR, Reynolds CF III (2000): Decreased working memory and processing speed mediate cognitive impairment in geriatric depression. Psychol.Med.; 30(3):679–691.
Nebes RD, Vora IJ, Meltzer CC, Fukui MB, Williams RL, Kamboh MI, Saxton J, Houck PR, DeKosky ST, Reynolds CF III (2001): Relationship of deep white matter hyperintensities and apolipoprotein E genotype to depressive symptoms in older adults without clinical depression. Am.J.Psychiatry; 158(6);878–884.
Neu P, Kiesslinger U, Schlattmann P, Reischies FM (2001): Time-related cognitive deficiency in four different types of depression. Psychiatry Res.; 103(2–3):237–247.
Ösby U, Brandt L, Correia N, Ekbom A, Sparen P (2001): Excess mortality in bipolar and unipolar disorder in Sweden. Arch.Gen.Psychiatry; 58(9):844–850.
Panza F, Frisardi V, Capurso C, D'Introno A, Colacicco AM, Imbimbo BP, Santamato A, Vendemiale G, Seripa D, Pilotto A, Capurso A, Solfrizzi V (2010): Late-life depression, mild cognitive impairment, and dementia: possible continuum? Am.J.Geriatr.Psychiatry; 18(2):98–116.
Preuss UW, Siafarikas N, Petrucci M, Wong WM (2009): [Depressive disorders in dementia and mild cognitive impairments: is comorbidity a cause or a risk factor?]. Fortschr.Neurol. Psychiatr.; 77(7):399–406.
Radebold H (1992): Psychodynamik und Psychotherapie Älterer. Berlin: Springer.
Raji MA, Brady SR (2001): Mirtazapine for treatment of depression and comorbidities in Alzheimer disease. Ann.Pharmacother.; 35(9):1024–1027.
Reynolds CF III, Frank E, Perel JM, Imber SD, Cornes C, Miller MD, Mazumdar S, Houck PR, Dew MA, Stack JA, Pollock BG, Kupfer DJ (1999): Nortriptyline and interpersonal psychotherapy as maintenance therapies for recurrent major depression: a randomized controlled trial in patients older than 59 years. JAMA; 281(1):39–45.
Rocca P, Calvarese P, Faggiano F, Marchiaro L, Mathis F, Rivoira E, Taricco B, Bogetto F (2005): Citalopram versus sertraline in late-life nonmajor clinically significant depression: a 1-year follow-up clinical trial. J.Clin.Psychiatry; 66(3):360–369.
Rosen J, Mulsant BH, Pollock BG (2000): Sertraline in the treatment of minor depression in nursing home residents: a pilot study. Int.J.Geriatr.Psychiatry; 15(2):177–180.
Schneider B, Prvulovic D, Oertel-Knöchel V, Knöchel C, Reinke B, Grexa M, Weber B, Hampel H (2011): Biomarkers for major depression and its delineation from neurodegenerative disorders. Progress in Neurobiology; 95(4):703–717.
Sheehan B, Banerjee S (1999): Review: Somatization in the elderly. Int.J.Geriatr.Psychiatry; 14 (12):1044–1049.
Sheline YI, Mintun MA, Moerlein SM, Snyder AZ (2002): Greater loss of 5-HT(2A) receptors in midlife than in late life. Am.J.Psychiatry; 159(3):430–435.
Shulman KI, Mackenzie S, Hardy B (1987): The clinical use of lithium carbonate in old age: a review. Prog.Neuropsychopharmacol.Biol.Psychiatry; 11(2–3):159–164.
Small GW, Chen ST, Komo S, Ercoli L, Miller K, Siddarth P, Kaplan A, Dorsey D, Lavretsky H, Saxena S, Bookheimer SY (2001): Memory self-appraisal and depressive symptoms in people at genetic risk for Alzheimer's disease. Int.J.Geriatr.Psychiatry; 16(11):1071–1077.
Starkstein SE, Jorge R, Mizrahi R, Robinson RG (2005): The construct of minor and major depression in Alzheimer's disease. Am J Psychiatry; 162(11):2086–2093.

Statistisches Bundesamt Deutschland (2011 a). Diagnosedaten der Patienten und Patientinnen in Krankenhäusern (einschl. Sterbe- und Stundenfälle). Fachserie 12. Statistisches Bundesamt Deutschland.
Statistisches Bundesamt Deutschland (2011 b). Krankenhausdiagnosestatistik. Statistisches Bundesamt Deutschland.
Steffens DC, Payne ME, Greenberg DL, Byrum CE, Welsh-Bohmer KA, Wagner HR, MacFall JR (2002): Hippocampal volume and incident dementia in geriatric depression. Am.J. Geriatr.Psychiatry; 10(1):62–71.
Steffens DC, Plassman BL, Helms MJ, Welsh-Bohmer KA, Saunders AM, Breitner JC (1997): A twin study of late-onset depression and apolipoprotein E epsilon 4 as risk factors for Alzheimer's disease. Biol.Psychiatry; 41(8):851–856.
Steuer JL, Mintz J, Hammen CL, Hill MA, Jarvik LF, McCarley T, Motoike P, Rosen R (1984): Cognitive-behavioral and psychodynamic group psychotherapy in treatment of geriatric depression. J.Consult Clin.Psychol.; 52(2):180–189.
Stoudemire A, Hill CD, Lewison BJ, Marquardt M, Dalton S (1998): Lithium intolerance in a medical-psychiatric population. Gen.Hosp.Psychiatry; 20(2):85–90.
Taylor WD, MacFall JR, Payne ME, McQuoid DR, Provenzale JM, Steffens DC, Krishnan KR (2004): Late-life depression and microstructural abnormalities in dorsolateral prefrontal cortex white matter. Am.J.Psychiatry; 161(7):1293–1296.
Taylor WD, Steffens DC, Krishnan KR (2006): Psychiatric disease in the twenty-first century: The case for subcortical ischemic depression. Biol.Psychiatry; 60(12):1299–1303.
Usman S, Chaudhary HR, Asif A, Yahya MI (2010): Severity and risk factors of depression in Alzheimer's disease. J Coll.Physicians Surg.Pak.; 20(5):327–330.
Van der Kooy K, van Hout H, Marwijk H, Marten H, Stehouwer C, Beekman A (2007): Depression and the risk for cardiovascular diseases: systematic review and meta analysis. Int.J.Geriatr.Psychiatry; 22(7):613–626.
Wetterling T (2002): Organische psychische Störungen – Hirnorganische Psychosyndrome. Darmstadt: Steinkopff Verlag.
Weyerer S, Eifflaender-Gorfer S, Kohler L, Jessen F, Maier W, Fuchs A, Pentzek M, Kaduszkiewicz H, Bachmann C, Angermeyer MC, Luppa M, Wiese B, Mosch E, Bickel H (2008): Prevalence and risk factors for depression in non-demented primary care attenders aged 75 years and older. J.Affect.Disord.; 111(2–3):153–163.
Wittchen HU, Hofler M, Meister W (2001): Prevalence and recognition of depressive syndromes in German primary care settings: poorly recognized and treated? Int.Clin. Psychopharmacol.; 16(3):121–135.
World Health Organisation. Health topics. Suicide. WHO. 21. 1. 2011.
Zill P, Engel R, Hampel H, Behrens S, Burger K, Padberg F, Stubner S, Moller HJ, Ackenheil M, Bondy B (2001): Polymorphisms in the apolipoprotein E (APOE) gene in gerontopsychiatric patients. Eur.Arch.Psychiatry Clin Neurosci.; 251(1):24–28.

II Ausgewählte Therapieansätze

6 Kognitiv-verhaltenstherapeutische Behandlung der wiederkehrenden Depression

Christine Hilling, Ulrich Stangier

Einleitung

Mit jeder erlebten Episode steigt das Rezidivrisiko (Keller & Boland 1998), sodass neben der Akutbehandlung auch eine Rückfallprophylaxe als besonders wichtig erscheint. Es lässt sich festhalten, dass depressive Störungen am häufigsten als rezidivierende Störungen auftreten.

In zahlreichen Studien zeigte sich, dass trotz medikamentöser Prophylaxe die Rückfallraten weiter hoch sind (Friedman et al. 2004). Aufgrund des teilweise hohen Nebenwirkungspotentials der Medikamente oder generellen Compliance-Problemen ist es demnach wichtig, auch geeignete psychotherapeutische Ansätze zur Rückfallprophylaxe zu finden, die alternativ zu oder in Kombination mit der medikamentösen Prophylaxe eingesetzt werden können. Aktuell liegen bereits viele verschiedene gut evaluierte und wirksame Therapieansätze vor, die im Weiteren vorgestellt werden sollen.

Erklärungsmodelle

Die Modelle zur Entstehung geben auch Hinweise darauf, welche Faktoren das Wiederauftreten der Depression erklären. Verschiedene psychologische und klinische Merkmale sind mit depressiven Rückfällen assoziiert. Zu den klinischen Risikofaktoren zählt zum einen das Alter des Betroffenen bei Erkrankungsbeginn. Ein niedriges Erstmanifestationsalter hängt mit der Schwere des Verlaufs der Störung zusammen (Gilman et al. 2003, Klein et al. 1999). Zu den klinischen Risikofaktoren zählt zum anderen die Anzahl der Rezidive in der Vorgeschichte des Patienten (Solomon et al. 2000). Je mehr Rezidive bereits in der Vergangenheit durchlebt wurden, desto kürzer ist die Zeit bis zur nächsten Episode. Wurde erst eine depressive Episode erlebt, dauerte es bis zum Rückfall ca. vier Jahre. Dagegen wurde bereits nach 1,5 Jahren eine erneute depressive Episode erlebt, wenn in der Vorgeschichte bereits vier Episoden aufgetreten waren (Keller & Boland 1998). Weiterhin wird neben der Anzahl der vorangegangenen depressiven Episoden auch die Anzahl der Residualsymptome, die nach den Rezidiven weiter bestehen, als Risikofaktor betrachtet (Judd et al. 2000).

Neben den klinischen werden auch psychologische Risikofaktoren benannt. In diesem Zusammenhang wird von kognitiver Vulnerabilität gesprochen. Dabei zeigen unterschiedliche Studien, dass das Vorliegen depressogener kognitiver Schemata, Hoffnungslosigkeit sowie dysfunktionale Einstellungen Prädiktoren für einen Rückfall darstellen (Lewinsohn et al. 1999, Alloy et al. 2000, Sheppard & Teasdale 2004). Teasdale (1988) beschreibt in seinem »differential activation model« den Zusammenhang dieser kognitiven Vulnerabilität und den Auslöser von depressiven Rezidiven. Dabei geht Teasdale (1988) in seinem Modell davon aus, dass es bei der Erstmanifestation zur Etablierung einer Assoziation zwischen negativer Informationsverarbeitung und depressiver Stimmung kommt. Dabei führen dann im Folgenden geringfügige Alltagsbelastungen und negative Stimmungen auch eine negative Informationsverarbeitung aus, was letztlich die depressive Stimmung verstärkt. Von Lewinsohn et al. (1999) wurde festgestellt, dass Erstmanifestationen mit der Anzahl negativer Lebensereignisse vorhergesagt werden, nicht jedoch Rezidive: Diese werden lediglich von negativen Stimmungen ausgelöst. Er schlussfolgert daraus, dass aufgrund häufiger Rezidive enge Assoziationen zwischen selektiv negativen Aufmerksamkeits- und Gedächtnisprozessen, Grübeln, dysfunktionalen Denkstilen und negativer Stimmung im Gedächtnis gespeichert werden, die dann alleine aufgrund von belastenden Emotionen aktiviert werden. Segal et al. (1999) konnten zudem beobachten, dass die Rezidivhäufigkeit durch kognitive Reaktivität auf negative Stimmungsinduktion vorhergesagt werden konnte. Das bedeutet, dass Patienten, die häufiger rückfällig werden, eine erhöhte kognitive Vulnerabilität aufweisen. Im Sinne der Kindling-Hypothese können depressive Rezidive mit steigender Anzahl vorheriger Episoden immer leichter und einfacher ausgelöst werden (Segal et al. 2002).

Ebenso wie bei den klinischen ist auch für die psychologischen Faktoren bislang ein kausaler Zusammenhang nicht geklärt. Es bleibt also offen, ob diese Faktoren ursächlich für eine rezidivierend verlaufende depressive Störung sind oder ob sich diese als Folge der depressiven Störung im Laufe entwickelte.

Abgeleitet aus den Risikofaktoren wurde in den letzten Jahren eine Reihe von psychologischen Ansätzen zur Rückfallprophylaxe weiterentwickelt. Dabei zielen die kognitiv-verhaltenstherapeutischen Ansätze (Jarett et al. 2001, Bockting et al. 2005) v.a. auf die Veränderung dysfunktionaler Grundüberzeugungen und den Abbau sozialer Kompetenzdefizite. Der Well-Being-Ansatz (Fava et al. 1998 a) sieht in einem reduzierten psychologischen Wohlbefinden ein Ressourcendefizit, was durch seine Therapieform verbessert werden soll und gleichzeitig zum Abbau von Residualsymptomen führt. Teasdale (2000) entwickelte einen therapeutischen Ansatz, der achtsamkeitsbasierte Interventionen anwendet, um die Wahrnehmungsfähigkeit depressiver Patienten für Auslöser depressiver Rückfälle zu erhöhen. Die genannten Ansätze werden im Folgenden ausführlicher dargestellt.

6.1 Behandlungsansätze in der Kognitiven Verhaltenstherapie

Die aktuelle Forschung belegt die Wirksamkeit Kognitiver Therapieansätze sowohl in der Akutphase als auch in der Rückfallverhinderung. Ungeklärt sind aber weiter die genauen Wirkfaktoren der therapeutischen Ansätze (Scott 2001). Die Ergebnisse von Hollon et al. (1990) geben einen ersten Aufschluss darüber, welche Komponenten Kognitiver Therapie wirksam sein könnten. Sie fanden, dass die symptomatische Besserung mit einer Veränderung negativer Erwartungen zusammenhängt. Dabei sind die veränderten Erwartungen kein Spezifikum der Kognitiven Therapie. Auch in der medikamentösen Therapie kam es zur Veränderung der Erwartungen, jedoch als sekundäre Folge der durch die Einnahme der Medikation erreichten Stimmungsverbesserung. Bei der Kognitiven Therapie erfolgt die Stimmungsveränderung jedoch als Resultat des veränderten Denkstils, sodass die Besserung als Resultat einer nachhaltigen Veränderung des Erklärungs- und Denkstils der Patienten verstanden werden kann. Diese bleibenden Veränderungen helfen, die Symptome nachhaltig nicht wieder auftreten zu lassen. Auch Teasdale et al. (2001) fanden diese rückfallprophylaktische Wirkung. Verschiedene therapeutische Ansätze wurden in den letzten Jahren unter Berücksichtigung dieser Befunde entwickelt. Dabei wird auf die aus der Akuttherapie von Depression bewährten kognitiven Methoden nach Beck et al. (1979) zurückgegriffen, welche entweder durch neuere Behandlungsmethoden, wie z. B. dem Konzept des Wohlbefindens oder der Achtsamkeit, oder durch andere spezifische kognitive Interventionen ergänzt werden. Erstere werden auch als die dritte Welle der Kognitiven Verhaltenstherapie bezeichnet. Den im Nachfolgenden dargestellten Therapieansätzen gemeinsam ist das dahinterliegende Rational, klinische und/oder psychologische Risikofaktoren wie z. B. Residualsymptome oder die kognitive Vulnerabilität der Patienten positiv zu beeinflussen.

6.1.1 Well-Being Therapy

Die Well-Being Therapie (WBT; Fava et al. 1998 a) basiert auf dem Konzept des psychologischen Wohlbefindens, das erstmals von Caroll Ryff (Ryff & Singer 1996) beschrieben wurde. Dieses Modell geht von sechs Dimensionen des Wohlbefindens aus. Diese Dimensionen lauten: Kontrollierbarkeit der Umwelt, persönliches Wachstum, Sinnhaftigkeit des Lebens, Autonomie, Selbstakzeptanz sowie positive Beziehungen zu anderen. Ziel der WBT ist es, den Patienten zu einem optimalen Niveau auf den unterschiedlichen Dimensionen zu verhelfen.

Dabei bleibt diese Therapieform ihren historischen Wurzeln der Positiven Psychologie (Fava & Ruini 2003) treu und fokussiert, im Gegensatz zu herkömmlichen kognitiven Ansätzen, v. a. auf positive Erlebnisse im Sinne des Wohlbefindens, wie es von Ruff und Singer (1996) beschrieben wurde. Dabei werden die Patienten angeleitet, z. B. ein Tagebuch zu führen, in dem sie nicht wie im klassischen Sinne ihre negativen Stimmungen und begleitenden Gedanken dokumentieren, sondern die Momente des Wohlbefindens aufschreiben sollen. Weiter sollen sie die Gedanken notieren, die dieses Wohlbefinden vorzeitig beenden oder die das Wohlbefinden verhindern. Diese Gedanken werden durch die Dokumentation aufgedeckt und im Sinne der sechs Dimensionen des Wohlbefindens modifiziert, was der klassischen Kognitiven Therapie entspricht. Ziel ist es also, anstatt Negatives zu vermeiden, Positives zu implementieren und nachhaltig zu stärken.

Struktur und Ablauf

Die WBT ist eine Kurzzeitintervention, die eingebettet ist in die kognitiv-behaviorale Therapie und um spezifische Elemente aus der Well-Being Therapie (vgl. Fava et al. 1998 a) erweitert wurde. In der ersten Phase der WBT werden mithilfe eines Tagebuchs die Momente des Wohlbefindens notiert. Ziel der Selbstbeobachtung ist es, den Patienten auch für alltägliche Erfahrungen von Wohlbefinden zu sensibilisieren. In der zweiten Phase werden die Gedanken, die das Wohlbefinden des Patienten vorzeitig beenden oder verhindern, identifiziert. Die letzte Phase der WBT zielt auf die Modifikation der das Wohlbefinden verhindernden Kognitionen ab. Dabei sollen die Betroffenen auf den sechs Dimensionen des Wohlbefindens ein optimales Niveau erreichen. Um dieses Ziel zu erreichen, sind neben der kognitiven Restrukturierung auch andere klassisch kognitiv-verhaltenstherapeutische Methoden wie z. B. Aktivitätenaufbau, Problemlösetraining oder Selbstsicherheitstraining möglich, je nachdem was den individuellen Problemen des Patienten entspricht. Insgesamt zielt die WBT demnach auf den Abbau von Residualsymptomen, der Stärkung der Fähigkeit zur Wahrnehmung und Generierung von Wohlbefinden und auf die Veränderung des Lebensstils ab. Die Therapie vereinbart Ideen aus der Positiven Psychologie mit Techniken der Kognitiven Therapie zur Veränderungen dysfunktionaler Gedanken im Sinne der Verhinderung des Wohlbefindens auf den sechs Dimensionen.

Empirische Befunde

Es gibt verschiedene Studien aus der Arbeitsgruppe um Fava, die den positiven Effekt der WBT auf die Rückfallhäufigkeit nachweisen konnten. In einer Untersuchung konnten Fava und Kollegen zeigen, dass die WBT kombiniert mit Kognitiver Verhaltenstherapie die Rückfallraten und die Anzahl der Residualsymptome signifikant senkten (Fava et al. 1998 b). In der Studie wurden 40 Patienten mit remittierter rezidivierender Depression nach erfolgreicher medikamentöser Behandlung entweder mit einer kombinierten WBT plus medikamentöser Therapie oder einer herkömmlichen Patientenberatung (Clinical Management) plus medikamentöser Behandlung zufällig zugeteilt. In beiden Bedingungen wurden die Medikamente unter der Behandlung ausgeschlichen, sodass am Ende der Behandlung beide Gruppen ohne Medikation waren. Dabei reduzierte die WBT im Gegensatz zum Klinischen Management die Anzahl der Residualsymptome signifikant. Nach zwei Jahren wies diese Gruppe ebenso eine geringere Rückfallrate auf als die des Klinischen Managements (25 % vs. 80 %). In einer weiteren Studie

(Fava et al. 2005) erhielten Patienten mit einer Generalisierten Angststörung entweder acht Sitzungen reine Kognitive Verhaltenstherapie (CBT) oder vier Sitzungen CBT und vier Sitzungen WBT. Dabei zeigte sich die kombinierte Therapie kurzfristig als überlegen. Nach einem Jahr war dieser Effekt jedoch nicht mehr signifikant.

Die bisherigen Studien geben zwar einen Hinweis auf die Effektivität dieses therapeutischen Ansatzes, allerdings ist das Well-Being-Training nur ein Teil in einem therapeutischen Gesamtpaket. Darüber hinaus waren die untersuchten Patientenzahlen in beiden Studien gering. Es fehlen demnach größere Studien, die die Effekte der Therapieform als Einzelintervention untersuchen, um die Effektivität der WBT abschließend beurteilen zu können.

6.1.2 Mindfulness-Based Cognitive Therapy

Die Mindfulness-Based Cognitive Therapy (MBCT; Teasdale 2000, Ma & Teasdale 2004, Kuyken et al. 2009) wurde von der Arbeitsgruppe um John Teasdale begründet. Sie kombiniert achtsamkeitsbasierte mit kognitiven Ansätzen. Der Therapieansatz wird als Gruppenprogramm durchgeführt und soll remittierte Patienten unterstützen, sich vor erneuten depressiven Episoden zu schützen. Hintergrund der Therapieform ist die bereits an früherer Stelle beschriebene Theorie der »differential activation« (Teasdale 1988). Als Auslöser für depressive Episoden wird der Theorie nach die kognitive Vulnerabiliät des Betroffenen angesehen. Diese Verletzlichkeit erhöht das Risiko, aufgrund kaum wahrgenommener Auslöser in depressive Denkmuster zu verfallen (Teasdale et al. 1988; vgl. Abschnitt 2). Ziel der MBCT ist es daher, diese automatischen, nicht bewusst wahrgenommenen Auslöser durch gezielte Aufmerksamkeitslenkung zu identifizieren. Dadurch ist es dem Betreffenden möglich, die scheinbar automatisch ablaufenden Denkmuster zu unterbrechen. Um dieses Ziel zu erreichen, lernt der Teilnehmer des Gruppenprogramms, zuerst Gedanken und Gefühle achtsam wahrzunehmen. Dabei soll eine Haltung erlernt werden, die die Aufmerksamkeit auf den aktuellen Moment richtet, um die darin ablaufenden Erlebnisse wahrzunehmen. Weiter soll die Aufmerksamkeit absichtsvoll und bewusst auf alle Erlebensbereiche gelenkt werden und nicht wertend sein, d. h., die wahrgenommenen Erlebnisse wie Gefühle oder Gedanken sollen nicht kategorisiert werden (z. B. in positiv/negativ, angenehm/unangenehm). Die akzeptierende Haltung diesen Wahrnehmungen gegenüber soll dazu beitragen, dass der Teilnehmer lernt, Gedanken und Gefühle anzunehmen und als ein »inneres Ereignis« zu erleben, anstatt zu versuchen, diese Gedanken zu unterdrücken oder zu verändern. Hierdurch soll die Fähigkeit verbessert werden, sich von depressogenem Denken zu lösen. Durch die Unterbrechung des Reaktionsmusters können somit depressive Rückfälle verhindert werden (Nolen-Hoeksma 1991). Um dieses Ziel zu erreichen, wurde auf das von Jon Kabat-Zinn entwickelte Stressreduktionsprogramm MBSR (vgl. Kabat-Zinn 1990) zurückgegriffen. Die Meditationstechnik soll dem Betroffenen helfen, sich der im Moment eintretenden Veränderungen des Körpers und der Gedanken bewusst zu werden. Diese Technik wird mit Elementen der Kognitiven

Therapie (Beck et al. 1979) verbunden, die auf die Wahrnehmung, nicht jedoch auf die Veränderung (i. S. von Umstrukturierung) dysfunktionaler Kognitionen abzielen (Gedankentagebuch, Analyse belastender Situationen).

Struktur und Ablauf

Das ursprüngliche Gruppenkonzept der Behandlung umfasst acht wöchentlich stattfindende Gruppensitzungen. Die Gruppengröße ist auf zwölf Teilnehmer begrenzt und alle Teilnehmer sollten mindestens eine depressive Episode in der Vorgeschichte erlebt haben. In den ersten Sitzungen liegt der Fokus auf dem Erlernen und Einüben der achtsamen Haltung. Dazu werden gezielte Übungen angewendet wie z. B. der Body-Scan oder eine Atemmeditation, in denen der Übende lernt, sich auf den Körper und dessen Vorgänge zu konzentrieren. Dabei ist es die Aufgabe des Meditierenden, sich nicht auf ihn umgebene Geräusche oder aufkommende Gedanken zu konzentrieren, sondern die Aufmerksamkeit immer wieder zurück auf die Übung zu lenken. Diese achtsame Grundhaltung wird sowohl durch gemeinsame Übungen in der Stunde, aber auch durch mitgegebene Tonbänder zuhause erlernt. Im zweiten Teil werden neben Psychoedukation auch kognitive Interventionen angewandt, um den Umgang mit automatisch auftretenden Gedanken zu erlernen (Segal et al. 2002). Dabei liegt der Fokus darauf, den Teilnehmern den Zusammenhang zwischen Gedanken und Stimmungen zu vermitteln. Ziel ist es, dass der Betroffene erkennt, dass er bei drohenden Verschlechterungen aufgrund der erhöhten Selbstaufmerksamkeit in der Lage ist, auf diese Stimmungsveränderungen zu reagieren und sich so gegen nachhaltige Stimmungsverschlechterungen schützen zu können. Das heißt, die Betroffenen erkennen Muster hinter ihren Stimmungszuständen und lernen, Auslöser für Verschlechterungen schneller zu erkennen. Letztlich soll darüber die Verbindung zwischen depressiver Stimmung und depressiven Gedanken gelöst werden. Ziel ist es, Gedanken und Gefühle kommen und wieder gehen zu lassen und sich auf keinen Kampf mit ihnen einzulassen.

Empirische Befunde

Zwei kontrollierte klinische Studien haben gezeigt, dass MBCT bei Patienten mit drei oder mehr früheren Episoden von Depressionen das Rückfallrisiko um etwa 40–50 % senken kann. Aufgrund dieser Ergebnisse wurde MBCT nun in die britischen nationalen Richtlinien zur Behandlung von wiederkehrenden schweren Depressionen aufgenommen.

In einer randomisierten kontrollierten Studie wurden 145 Patienten mit remittierter rezidivierender MD (mindestens zwei Episoden in der Vorgeschichte) untersucht (Teasdale et al. 2000). Die Teilnehmer erhielten entweder nur eine Routinebehandlung oder zusätzlich zu dieser ein MBCT-Training über acht Wochen (wöchentliche, zweistündige Sitzungen). Anschließend wurden die Patienten ein Jahr weiter untersucht, um mögliche Rückfälle zu erheben. Es zeigte sich eine signifikante Reduktion von Rezidiven durch das zusätzliche MBCT-Training (40 % vs. 60 %). Diese Überlegenheit zeigte sich jedoch nur bei den Patienten mit mehr als drei depressiven Episoden in der Vorgeschichte. Lagen weniger Episoden vor, so zeigte sich kein Unterschied zwischen den Behandlungen.

In einer weiteren randomisierten und kontrollierten Studie untersuchten Kuyken und Kollegen (Kuyken et al. 2009) die rückfallverhindernde Wirkung der MBCT-Behandlung gegenüber einer medikamentösen antidepressiven Therapie zur Rückfallprophylaxe. Dazu wurden 123 Patienten mit drei oder mehr depressiven Episoden in der Vorgeschichte untersucht. Eine Behandlungsgruppe nahm ihre medikamentöse antidepressive Medikation weiter ein. Die zweite Gruppe wurde zusätzlich zur antidepressiven Therapie mit MBCT behandelt und wurde im Verlauf der Behandlung angeleitet, die Medikation abzusetzen. Nach 15 Monaten zeigten in der Gruppe der MBCT 47 % im Gegensatz zu 60 % in der medikamentösen Gruppe einen Rückfall, was einem signifikanten Unterschied entspricht. Weiter zeigte sich das MBCT-Training überlegen bei der Reduktion von Residualsymptomen, der Besserung weiterer psychiatrischer Komorbiditäten und einer verbesserten Lebensqualität. Die Einnahme von antidepressiver Medikation konnte ebenfalls in der MBCT-Gruppe signifikant reduziert werden, 46 Patienten (75 %) konnten die Medikamente ganz absetzen. Daraus schlussfolgern die Autoren, dass MBCT eine Alternative zur medikamentösen Behandlung sein könnte, um Rückfälle zu verhindern. Die Effektivität der MBCT führen die Autoren auf die Reduktion der Residualsymptome zurück.

6.1.3 Continuation-Phase Cognitive Therapy

Eine weitere kognitiv-verhaltenstherapeutische Behandlung zur Rückfallverhinderung bei Depressionen ist die in den USA von Robin Jarrett entwickelte Continuation-Phase Cognitive Therapy (C-CT; Jarrett, Kraft, Doyle, Foster, Eaves & Silver 2001). Dieser Ansatz erweitert klassische kognitive Ansätze nach Beck (1979) um weitere kognitive Interventionen, um gezielt die Risikofaktoren für einen Rückfall, z. B. vorliegende Residualsymptome oder die kognitive Vulnerabilität des Patienten, zu verändern. Die C-CT ist eine im Einzelsetting durchzuführende Intervention, die sich als Erhaltungstherapie nach einer erfolgreichen Kognitiven Therapie der Akutphase anschließt. In der C-CT sollen die Kompetenzen, die bereits in der Kognitiven Akuttherapie erlernt wurden, über die Zeit und über verschiedene Situationen hinweg erhalten bleiben. Zu diesen Kompetenzen zählen Kenntnisse über den Zusammenhang von Emotion und Kognition, die Fähigkeit zur Beobachtung der Emotionen und Kognitionen, erste Erfahrungen in der Umstrukturierung automatischer Gedanken mittels logischer Analyse und Hypothesentesten, Identifizierung und Umstrukturierung von Schemata sowie das Testen von alternativen Schemata mittels Experimenten. Demnach ist es Voraussetzung für die Teilnahme an der C-CT, dass die grundliegenden Konzepte der Kognitiven Therapie dem Patienten vertraut sind. Um die Generalisierung der Kompetenzen zu gewährleisten, werden diese in der Therapie auf aktuelle oder antizipierte Probleme übertragen und in sogenannten Belastungstest aktiv erprobt. Neben der Generalisierung dieser Kompetenzen sind das Erkennen und die Veränderung dysfunktionaler Kognitionen und Verhaltensweisen sowie der Abbau von Residualsymptomen weitere Ziele, um Rückfälle zu verhindern. Charakteristisch für diese Behandlung ist es, dass dem Teilnehmer eine aktive Rolle zugesprochen wird. Das bedeutet, dass die Abstände zwischen den Sitzungen länger sind als in der Akuttherapie, der Patient wird in die Gestaltung der Tagesordnung der Sitzungen sowie in der Auswahl der Hausaufgaben zunehmend aktiv mitgestaltend einbezogen. Weiter werden die Kompetenzen des Patienten, die von ihm besonders gern und häufig angewendet werden, in Belastungstests auf kritische Situationen übertragen und eingeübt. Schließlich ist es ein Ziel, den Patienten zu befähigen, auftretende kurzlebige depressive Symptome von denen zu unterscheiden, die einen erneuten depressiven Rückfall ankündigen.

Struktur und Ablauf der Therapie

Die C-CT umfasst zehn Sitzungen, die je nach Patient 60–90 Minuten dauern. Anfangs finden die Sitzungen in zweiwöchigem, später dann in dreiwöchigem Rhythmus statt. Die Patienten müssen vollremittiert sein und in der Akutphase ihrer Störung bereits an einer Kognitiven Therapie teilgenommen haben, sodass sie Verständnis für das therapeutische Rational der Kognitiven Therapie aufbauen konnten sowie Übung in der Anwendung kognitiver Interventionen haben. Dieses Arbeiten wird in der C-CT fortgeführt. Dabei werden folgende spezielle Interventionen angewandt.

1. Identifizierung von Gefühlsschwankungen

Die Patienten werden angeleitet, ein Tagebuch über positive und negative Stimmungsveränderungen zu führen. Dabei sollen sie nicht nur die Schwankungen notieren, sondern auch die dabei aufgetretenen Gedanken sowie die Situation beschreiben, in der die Gefühle auftraten. Ziel ist es, den Patienten für die negativen Stimmungsveränderungen aufmerksam zu machen und diese als Warnsystem zu verstehen. In diesen Situationen ist es wichtig, die dabei auftretenden Gedanken wahrzunehmen und diese zu analysieren. Gleichzeitig ist das Ziel, diese automatischen Gedanken, die mit negativen Gefühlen verbunden sind, zu hinterfragen.

2. Auslösung und Beobachtung von Kognitionen

In der C-CT wird auf die automatisch ablaufenden Kognitionen fokussiert. Dabei soll der Patient erinnert werden, dass diese Kognitionen nicht rational, sondern meist aufgrund negativer Grundüberzeugungen entstehen, sodass sie zwar logisch erscheinen, aber einer verzerrten Wahrnehmung entspringen. Er soll weiter erkennen, dass diese Gedanken nicht einfach abzuschalten sind, was die Auseinandersetzung mit diesen dysfunktionalen Gedanken nötig macht.

3. Identifizieren und Überprüfen depressiver Grundüberzeugungen

Anhand der zuvor dokumentierten und aufgedeckten automatischen Gedanken ist es weiter nötig, dass Therapeut und Patient zusammen die dahinterliegenden depressogenen Grundüberzeugungen identifizieren. Diese Grundüberzeugungen sollen im Weiteren hinterfragt werden, indem auf die Vor- und Nachteile bzw. deren kurz- und langfristige Konsequenzen eingegangen wird. Weiter werden mit dem Patienten die Vorteile alternativer Grundannahmen diskutiert. Wichtig ist es, dem Patienten den Zusammenhang zwischen den automatischen Gedanken und der möglichen Auslösung einer erneuten depressiven Episode zu verdeutlichen. Durch diese Aufmerksamkeitslenkung und durch die Fähigkeit, automatische Gedanken zu identifizieren, steigert sich die Möglichkeit des Patienten, sich gegen depressive Rückfälle aktiv zu schützen.

4. Belastungstests

Die Belastungstests werden als sogenannte Verhaltensexperimente durchgeführt und stellen das Kernelement der C-CT dar. In diesen Belastungstests identifizieren Patient und Therapeut mögliche Situationen in der Zukunft, in denen der Patient gefährdet sein könnte, einen depressiven Rückfall zu erleiden. Für diese Situation werden die dabei auftretenden automatischen Gedanken gesammelt und mittels kognitiver Techniken wie dem Hypothesentesten oder der logischen Analyse hinsichtlich logischer Fehler untersucht (für eine genauere Beschreibung der Techniken siehe Hautzinger 2003). Durch diese Techniken sollen angemessenere Gedanken gefunden werden. Weiter werden für die Situation passende Bewältigungsstrategien gemeinsam überlegt und mittels Rollenspiele eingeübt.

Empirische Befunde

Die C-CT wurde bislang in Pilotstudien (Jarrett et al. 1998, Jarrett et al. 2000) und in einer größeren Therapiestudie evaluiert (Jarrett et al. 2001). Die Pilotstudien (Jarrett et al. 1998) zeigten unter anderem, dass sich die Rückfallraten bei Patienten, die in der Akutphase erfolgreich mit Kognitiver Therapie behandelt wurden, durch den Einsatz von C-CT in der Erhaltungsphase signifikant reduzieren ließen im Vergleich zu Patienten, die keine Erhaltungstherapie erhielten. In einer randomisierten und kontrollierten Studie (Jarrett et al. 2001) erhielten 156 Patienten, die auf Kognitive Therapie in ihrer letzten akuten Krankheitsphase ansprachen und unmediziert waren, entweder eine Kognitive Erhaltungstherapie über acht Monate, was zehn Sitzungen C-CT entspricht, oder keine Behandlung. Diese Kontrollgruppe (KG) wurde nur zu diagnostischen Sitzungen eingeladen, um den Verlauf der Störung zu evaluieren. Nach Abschluss der Behandlungsphase (acht Monate) folgten Nacherhebungen über 16 Monate. Es zeigte sich, dass die Patienten, die an der Kognitiven Erhaltungstherapie teilnahmen, während der Behandlungsphase signifikant seltener Rückfälle erlebten (10 % vs. 31 % in der KG). Diese Überlegenheit der Rückfallrate konnte die C-CT auch nach der Follow-up-Phase, also nach insgesamt 24 Monaten sichern (C-CT: 16 % vs. KG: 67 %). Auffällig dabei war, dass die C-CT gerade bei der Subgruppe der Patienten erfolgreich war, die eigentlich das höhere Rückfallrisiko hatte, nämlich bei Patienten mit einem niedrigen Erstmanifestationsalter und insgesamt schlechterer Remission. Die deutlichen Erfolge der C-CT weisen somit auf die rückfallverhindernde Wirkung der Behandlung hin.

6.1.4 Cognitive Group Therapy

Eine weitere psychotherapeutische Behandlungsform zur Verhinderung von Rückfällen ist die Cognitive Group Therapy (CGT; Bockting et al. 2005) von Claudi Bockting aus den Niederlanden. Sie hat ein Gruppentherapieprogramm zusammengestellt, welches das Ziel verfolgt, negative Einstellungen der Patienten zu verändern. Im Gegensatz zur Kognitiven Therapie der akuten Depression (Beck 1987), welche v. a. auf die Identifikation und Veränderungen von negativen Gedanken fokussiert, geht es bei Bockting um Einstellungsveränderung bzw. um das Aufdecken von positiven Einstellungen bei den Betroffenen. Weiter tragen Bockting und Kollegen in ihrem Ansatz der Beobachtung Rechnung, dass depressive Patienten zu einer Übergeneralisierung ihres autobiographischen Gedächtnisses neigen. Dieser Abrufstil wird als Ursachenfaktor für erneute depressive Rückfälle angesehen, da negative Erinnerungen leichter abrufbar sind und übergeneralisiert für Vergangenes stehen. Um diesen negativen Erinnerungsbias aufzulösen, werden die Teilnehmer angeleitet, ein Tagebuch zu schreiben, in dem sie positive Erinnerungen notieren. Dabei wird ähnlich zur WBT und im Gegensatz zu klassisch kognitiven Ansätzen auf Positives fokussiert, anstatt die Aufmerksamkeit auf negative Stimmungen oder dysfunktionale Gedanken einseitig zu richten.

Struktur und Ablauf

Insgesamt umfasst das Gruppenprogramm acht Sitzungen, die wöchentlich mit einer Dauer von je zwei Stunden stattfinden. Jede Gruppe soll aus sieben bis zwölf Teilnehmern bestehen und aktuell keine akute Psychopathologie aufweisen. Insgesamt folgt das Programm einer vorgegebenen Struktur mit einem klar definierten Ziel, was zu Beginn jeder Sitzung den Teilnehmern erläutert wird. Jede Stunde beinhaltet weiterhin sowohl die Auswertung der Hausaufgaben zu Beginn der Sitzung als auch die Festlegung der Hausaufgaben am Ende einer jeden Sitzung.

In der ersten Therapiephase werden negative Gedanken und dysfunktionale Einstellungen der Teilnehmer identifiziert. Zusätzlich wird ein Fragebogen zur Selbstauskunft mit vorgegebenen Beispielen von Einstellungen ausgegeben, um die Exploration zu vereinfachen. In der nächsten Phase werden diese Einstellungen mittels unterschiedlicher kognitiver Techniken wie z. B. dem Sokratischen Dialog oder mittels der Identifikation positiver Einstellungen verändert. In der Abschlussphase werden die Teilnehmer angeleitet, mit diesen neuen alternativen Einstellungen zu experimentieren. Ziel ist dabei, spezifische Strategien zu entwickeln, um einen möglichen Rückfall zu verhindern.

Empirische Befunde

Im Rahmen der sogenannten Delta Study Group wurde dieser Therapieansatz evaluiert. In einer randomisierten, kontrollierten Therapiestudie wurde an 187 rezidivierend depressiven Patienten, die zu Studienbeginn remittiert waren, die rückfallprophylaktische Wirkung der CGT untersucht. Die Behandlungsgruppe bekam zusätzlich zu einer Standardbehandlung die CGT (die Kontrollgruppe erhielt nur eine Standardbehandlung). In beiden Fällen behielten die Teilnehmer ihre medikamentöse Therapie bei. Der Nachbeobachtungszeitraum umfasste zwei Jahre. Dabei erreichte das CGT einen signifikanten Effekt hinsichtlich der Rückfallrate. Bei Patienten, die bereits fünf oder mehr depressive Episoden in der Vorgeschichte erlebten, was bei 41 % der Stichprobe gegeben war, reduzierte CGT die Rückfallquote von 72 % auf 46 %.

Die Autoren kommen zu dem Schluss, dass der Rückfallschutz gerade für die Patientengruppe mit dem höchsten Rückfallrisiko darauf zurückzuführen sein könnte, dass das CGT die Besonderheiten dieser Patientengruppe besonders beeinflusst. Welche Patientencharakteristika das im Einzelnen sein könnten, ist jedoch bislang nicht geklärt. Da ähnliche Effekte auch bei Teasdale et al. (vgl. Teasdale et al. 2001, Ma & Teasdale 2004) gefunden wurden, scheinen Interventionen, die in beiden Ansätzen angewendet werden, Hinweis auf deren Wirkung geben zu können. Dabei könnte es sich z. B. um die Konfrontation mit negativen Emotionen und Einstellungen handeln. Beide Behandlungsansätze bieten den Patienten eine Möglichkeit an (entweder durch die akzeptierende Haltung der MBCT oder durch die Aufmerksamkeitslenkung auf positive Einstellungen wie in der CGT), anders mit diesen Gedanken und Problemen umzugehen. Bislang könnten die genauen Mediatoren noch nicht identifiziert werden. Die Wirksamkeit der Gruppenintervention scheint jedoch durch die Delta Study Group aussichtsreich und aufgrund des Gruppensettings scheint diese Therapieform eine ressourcenschonende Behandlungsmethode zu sein, die in der Patientenversorgung zunehmend eine Rolle spielen sollte.

6.2 Integration der kognitiven Behandlungsansätze: Die CBMT-Behandlung

Die dargestellten Ansätze zeigen, dass psychotherapeutische Strategien zur Rückfallverhinderung von Depressionen effektiv sind. Sie zeigen auf, dass die Teilnahme an einer kognitiv-verhaltenstherapeutischen Erhaltungstherapie in remittierten Zeiten zur Rückfallprophylaxe sinnvoll ist. Dabei ist diese Therapie entweder zusätzlich zur medikamentösen Erhaltungstherapie oder bei Unverträglichkeit oder anderen Compliance-Problemen als Alternative zur medikamentösen Behandlung denkbar. Die aktuellen Befunde der Therapie-Evaluationsforschung geben dabei erste Hinweise, dass es sinnvoll sein kann, die therapeutischen Strategien in Abhängigkeit vom Typ der Depression bzw. unterschiedlicher klinischer oder psychologischer Faktoren auszuwählen. Die MBCT (Segal et al. 2002) und die C-CT (Jarrett et al. 1998) zeigten ihre Wirksamkeit insbesondere bei Patienten mit drei oder mehr depressiven Episoden in der Vorgeschichte (Ma & Teasdale 2004) bzw. einem früheren Erstmanifestationsalter und unvollständiger Remission (Jarrett et al. 2001). Ein Behandlungsmanual, das die einzelnen wirksamen Komponenten der etablierten Behandlungsansätze kombiniert, ist die Kognitive Erhaltungstherapie (Risch et al. 2011). Die CBMT-Behandlung wird im Einzelsetting mit remittierten rezidivierend depressiven Patienten durchgeführt. Zu Beginn finden die Sitzungen wöchentlich statt, später dann im zwei- bzw. dreiwöchentlichen Abstand, sodass sich die Behandlung insgesamt über einen Zeitraum von acht Monaten erstreckt. Das Manual umfasst neben Materialien zur Psychoedukation und zur Erstellung eines individuellen Störungsmodells Elemente aus der MBCT, der WBT sowie der C-CT, die je nach individueller Problematik des Patienten ausgewählt und miteinander kombiniert werden können (▸ **Abb. 6.1**). Mit diesem Behandlungsansatz lassen sich demnach je nach Risikoprofil des Patienten unterschiedliche Ansätze aus dem Manual herausgreifen, um eine individuell zusammengestellte Rückfallprophylaxe zu gewährleisten. Dabei sollen neben dem Abbau individueller Risikofaktoren wie z. B. Residualsymptome auch Schutzfaktoren wie Achtsamkeit, Wohlbefinden oder positive Grundüberzeugungen aufgebaut werden.

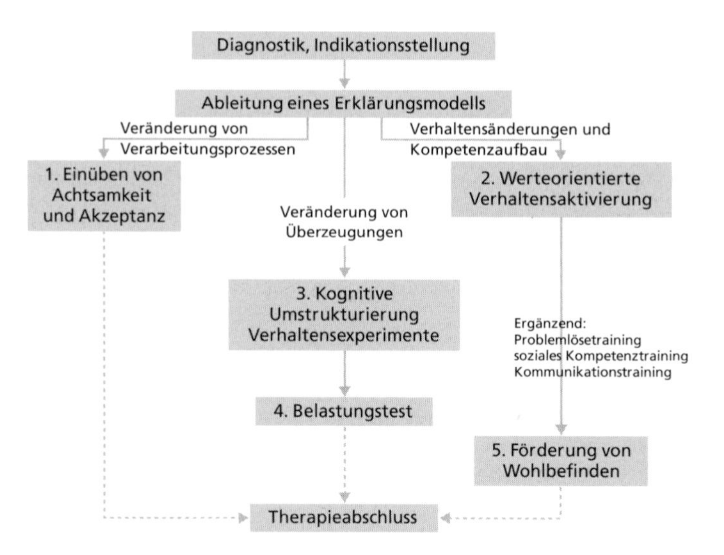

Abb. 6.1: Flussdiagramm zur Auswahl therapeutischer Interventionen.

Das CBMT-Manual wird derzeit in einer multizentrischen Studie an 180 remittierten rezidivierend depressiven Patienten evaluiert. Erste Ergebnisse zeigen gerade bei häufiger erkrankten Patienten (mehr als drei depressive Episoden in der Vorgeschichte) eine Überlegenheit gegenüber einem rein psychoedukativen Vorgehen. Die CBMT-Behandlung zeigt sich dabei als vielversprechend, die einzelnen Ansätze in der psychotherapeutischen Praxis anwendbar machen zu können.

Literatur

Abramson LY, Seligman MEP & Teasdale JD (1978): Learned Helplessness in Humans: Critique and Reformulation. Journal of Abnormal Psychology; 87(1):49–74.

Andrade L, Caraveo-Anduaga JJ, Berglund P, de Graaf R, Vollebergh W, Kohn R et al. (2003): The epidemiology of major depressive episodes: results from the International Consortium of Psychiatric Epidemiology (ICPE) Surveys. International Journal of Methods in Psychiatric Research; 12(1):3–21.

Beck AT (1987): Cognitive models of depression. Journal of Cognitive Psychotherapy: An International Quarterly; 1:5–37.

Beck AT, Rush AJ, Shaw BF & Emery G (1979): Cognitive therapy of depression. New York: Guilford.

Beck AT, Rush AJ, Shaw BF & Hautzinger M (1999): Kognitive Therapie der Depression. Weinheim: Beltz.

Beesdo K & Wittchen H-U (2006): Depressive Störungen: Major Depression und Dystymie. In: Wittchen H-U & Hoyer J (Hrsg.): Klinische Psychologie und Psychotherapie. S. 731–759. Heidelberg: Springer.

Belsher G & Costello CG (1991): Do confidants of depressed women provide less social support than confidants of nondepressed women? Journal of Abnormal Psychology; 100:516–525.

Bockting CLH, Schene AH, Spinhoven P, Koeter MWJ, Wouters LF, Huyser J & Kamphuis JH (2005): Preventing Relapse/Recurrence in Recurrent Depression With Cognitive Therapy: A Randomized Controlled Trial. Journal of Consulting and Clinical Psychology; 73 (4):647–657.

Dilling H & Freyberger HJ (2010): Taschenführer zur ICD-10-Klassifikation psychischer Störungen. Bern: Huber.

Fava GA, Rafanelli C, Grandi S, Cazzaro M & Conti S (1998 a): Well-Being therapy: A novel psychotherapeutic approach for residual symptoms of affective disorders. Psychological Medicine; 28:475–480.

Fava GA, Rafanelli C, Grandi S, Conti S, Belluardo P (1998 b): Prevention of recurrent depression with cognitive behavioural therapy: Preliminary findings. Archives of General Psychiatry; 55:816–820.

Fava GA & Ruini C (2003): Development and characteristics of a well-being enhancing psychotherapeutic strategy: well-being therapy. Journal Behavioral Therapy Exp Psychiatry; 34(1):45–63.

Fava GA, Ruini C, Rafanelli C, Finos L, Salmaso L, Mangelli L, Sirigatti S (2005): Well-Being Therapy of Generalized Anxiety Disorder. Psychotherapy and Psychosomatics; 74:26–30.

Friedman MA, Detweiler-Bedell JB, Leventhal HE et al. (2004): Combined psychotherapy and pharmacotherapy for the treatment of major depressive disorder. Clinical Psychology: Science and Practice; 11:47–68.

Hautzinger M (2003): Kognitive Verhaltenstherapie bei Depressionen. Weinheim: Beltz.

Jarrett RB, Basco MR, Risser R, Ramanan J (1998): Is there a role for continuation phase cognitive therapy for depressed outpatients? Journal of Consulting and Clinical Psychology; 66:1036–1040.

Jarrett RB, Kraft D, Schaffer M et al. (2000): Reducing relapse in depressed outpatients with atypical features: A pilot Study. Psychotherapy and Psychosomatics; 69:232–239.

Jarrett RB, Kraft D, Doyle J, Foster BM, Eaves GG, Silver PC (2001): Preventing recurrent depression using cognitive therapy with and without a continuation phase. Archives of General Psychiatry; 58:381–388.

Kabat-Zinn J (1990): Full catastrophe living: The program of the Stress Reduction Clinic at the University of Massachusetts Medical Center. New York: Delta.

Kessler RC, Berglund P, Demler O, Jin R, Merikangas KR & Walters EE (2005): Lifetime Prevalence and Age-of-Onset Distributions of DSM-IV Disorders in the National Comorbidity Survey Replication. Archives of General Psychiatry; 62:593–602.

Keller MB & Boland RJ (1998): Implications of failing to achieve successful long-term maintenance treatment of recurrent unipolar major depression. Biological Psychiatry; 44:348–360.

Kuyken W, Byford S, Taylor RS, Watkins E, Holden E, White K, Barrett B, Byng R, Evans A, Mullan E & Teasdale JD (2008): Journal of Consulting and Clinical Psychology; 76 (6):966–978.

Lewinsohn PM, Allen NB, Seeley JR & Gotlib IH (1999): First onset versus recurrence of depression: Differential processes of psychosocial risk. Journal of Abnormal Psychology; 108(3):483-489.

Lewinsohn PM, Gotlib IH & Seeley JR (1997): Depression-related psychosocial variables: Are they specific to depression in adolescents? Journal of Abnormal Psychology; 106:365–375.

Ma SH & Teasdale JD (2004): Mindfullness-based cognitive therapy for depression: replication and exploration of differential relapse prevention effects. Journal of Consulting and Clinical Psychology; 72(1):31–40.

MacPhillamy DJ & Lewinsohn PM (1974): Depression as a function of levels of desired and obtained pleasure. Journal of Abnormal Psychology; 83(6):651–657.

Miller WR & Seligman MEP (1975): Depression and learned helplessness in man. Journal of Abnormal Psychology; 84(3):228–238.

Murray CJL & Lopez AD (1996): The global burden of disease: A comprehensive assessment of mortality and disability from diseases, injuries, and risk factors in 1990 and projected to 2020. Cambridge, MA: Harvard School of Public Health.

Nolen-Hoeksema S (1991): Responses to depression and their effects on the duration of depressive episodes. Journal of Abnormal Psychology; 100:569–582.

Risch AK, Stangier U, Heidenreich T & Hautzinger M (im Druck): Rückfälle verhindern, psychische Gesundheit erhalten: Kognitive Erhaltungstherapie bei rezidivierender Depression (KET). Berlin: Springer.

Ryff CD & Singer B (1996): Psychological Well-Being: Meaning, Measurement, and Implications for Psychotherapy Research. Psychotherapy and Psychosomatics; 65:14–23.

Scher C, Ingram R & Segal Z (2005): Cognitive reactivity and vulnerability: empirical evaluation of construct activation and cognitive diatheses in unipolar depression. Clinical Psychology Review; 25:487–510.

Scott J (2001): Cognitive Therapy for Depression. British Medical Bulletin; 57:101–113.

Segal Z, Williams M & Teasdale J (2002): Mindfulness-Based Cognitive Therapy for Depression. A New Approach to Preventing Relapse. New York: Guilford.

Simon GE (2003): Social and economic burden of mood disorders. Biological Psychiatry; 54:208–215.

Sonnenberg CM, Beekman ATF, Deeg DJH & van Tilburg W (2000): Sex differences in late-life depression. Acta Psychiatrica Scandinavica; 101:286–292.

Soyka M & Lieb M (2004): Depression und Alkoholabhängigkeit – Neue Befunde zu Komorbidität, Neurobiologie und Genetik. Journal für Neurologie, Neurochirurgie und Psychatrie; 5(3):37–46.

Teasedale JD (1988): Cognitive vulnerability to persistent depression. Cognition and Emotion; 2:247–274.

Teasdale JD, Segal ZV, Williams JM et al. (2000): Prevention of relapse/recurrence in major depression by mindfulness-based cognitive therapy. Journal of Consulting and Clinical Psychology; 68:615–623.

Teasdale J, Scott J, Moore RG, Hayhurst H, Pope M & Paykel ES (2001): How does cognitive therapy prevent relapse in residual depression? Evidence from a controlled trial. Journal of Consulting and Clinical Psychology; 69(3):347–357.

WHO (2011): http://www.who.int/mental_health/management/depression/definition/en/. Zugriff am 29. 05. 2011.

Wittchen H-U, Jacobi F, Klose M & Ryl L (2010): Depressive Erkrankungen. Gesundheitsberichterstattung des Bundes; 51:1–47.

Wittchen H-U & Pittrow D (2002): Prevalence, recognition and management of depression in primary care in Germany: the Depression 2000 study. Human Psychopharmacology: Clinical and Experimental; 17:1–11.
Wittchen H-U, Schuster P & Lieb R (2001): Comorbidity and mixed anxiety-depressive disorder: clinical curiosity or pathophysiological need? Human Psychopharmacology: Clinical and Experimental; 16:21–30.
World Health Organization (2007): International Statistical Classification of Diseases and Related Health Problems (10th revision, ICD-10). http://apps.who.int/classifications/apps/icd/icd10online/. Zugriff am 29. 05. 2011.

7 Verhaltenstherapeutische und interpersonelle Verfahren bei chronischen Depressionen

Vera Engel, Eva-Lotta Brakemeier, Elisabeth Schramm, Martin Hautzinger, Mathias Berger

7.1 Chronische Depressionen

7.1.1 Wodurch werden chronische Depressionen gekennzeichnet?

Chronische Depressionen zeichnen sich durch eine depressive Symptomatik aus, die über einen Zeitraum von mindestens zwei Jahren vorliegt. Neben diesem Zeitkriterium liegt eine international einheitliche Definition der chronischen Depression bislang nicht vor. Als einzige »chronisch« benannte Verlaufsform der Depression kann im ICD-10 die Dysthymia (F34.1) klassifiziert werden. Die Dysthymia ist gekennzeichnet durch eine leichte Form der Depression, die nicht alle diagnostischen Kriterien einer depressiven Episode erfüllt, aber mindestens über eine Dauer von zwei Jahren vorliegen muss. Darüber hinaus kann im ICD-10 eine rezidivierende depressive Störung (F33.) diagnostiziert werden, die in wiederkehrenden depressiven Episoden besteht. Hierbei sollte ein Intervall von zwei Monaten zwischen den auftretenden depressiven Episoden liegen, in dem keine ausgeprägte affektive Störung vorlag.

In den frühen Auflagen des DSM wurde die chronische Depression zunächst als Persönlichkeitsstörung angesehen. Diagnostische Kriterien für chronische Verlaufsformen der Depression etablierten sich erst mit der Veröffentlichung des DSM-III-R (vgl. McCullough 2000). Eine Definition verschiedener Formen der chronischen Depression kann gemäß dem DSM-IV nach dem Verlauf der Störung erfolgen. Demnach sind vier Subtypen der chronischen Depression zu unterscheiden, wobei jeweils das Zeitkriterium von zwei Jahren gilt:

1. Chronische Depressive Episode (schwere Symptomatik)
2. Dysthymie (leichter ausgeprägte Symptomatik)
3. »Doppelte Depression«/*Double Depression* (schwere depressive Episode zusätzlich zu vorliegender Dysthymie)
4. Depressive Episode mit unvollständiger Remission

Neben dem Verlauf lassen sich chronische Depressionen nach dem Beginn der Erkrankung unterscheiden. Hierbei wird zwischen einem frühen und späten Beginn differenziert, wobei das 21. Lebensjahr als Altersgrenze festgelegt ist. Etwa zwei Drittel der chronischen Depressionen weisen einen frühen Beginn auf. Die Unterscheidung der chronischen Depression nach dem Zeitpunkt des Beginns erweist sich von klinischer Relevanz (z. B. Klein et al. 1999). Chronische Depressionen mit frühem Beginn sind im Vergleich zu Formen mit spätem Beginn gekennzeichnet durch längere Episodendauern, höheren Raten an wiederkehrenden Episoden und einer höheren Wahrscheinlichkeit der Inanspruchnahme eines psychiatrischen Krankenhausaufenthalts. Zudem liegen bei einem frühen Beginn vermehrt komorbide Persönlichkeitsstörungen und Substanzabhängigkeiten in der Lebensgeschichte vor und das Vorliegen der depressiven Persönlichkeitsstörung ist wahrscheinlicher als bei einem späten Beginn der Erkrankung.

Entsprechend neueren Studienergebnissen dahingehend, dass depressive Erkrankungen im Laufe der Zeit zunehmend auftreten (z. B. Compton et al. 2006, Gabilondo et al. 2010), ist davon auszugehen, dass auch speziell chronische Formen der Depression zunehmen. Wurde bei unipolaren Depressionen mit chronischem Verlauf vor wenigen Jahren von einem Anteil von 15 % ausgegangen, so lässt sich heute feststellen, dass 25–30 % der unipolaren Depressionen chronisch verlaufen (Arnow & Constantino 2003, Dunner 2001). Da die diagnostischen Kriterien für chronische Verlaufsformen der Depression sich erst mit den Veröffentlichungen neuerer Auflagen des DSM etablierten, sind epidemiologische Aussagen zu chronischen Depressionsformen bisher nur eingeschränkt möglich. Das Risiko, im Laufe des Lebens an einer Dysthymie zu erkranken, wird je nach Studie von 2,5–4 % eingestuft. In einer europäischen Population betrug die Einjahresprävalenz für die Dysthymie 1,1 % und die Lebenszeitprävalenz 4,1 % (Alonso et al. 2004). Andere Subtypen der chronischen Depression treten seltener auf, wobei die »Doppelte Depression«/*Double Depression* etwa zweimal so häufig vorkommt wie die rezidivierende Depression mit unvollständiger Remission zwischen den Episoden. Die chronische depressive Episode liegt in ihrer Prävalenz dazwischen (Keller et al. 2000). Exakte Aussagen über die Prävalenz der Subtypen können aufgrund der individuellen Übergänge im Verlauf schwer festgestellt werden. Beispielsweise entwickeln mehr als die Hälfte der Patienten mit Dysthymie im Laufe ihres Lebens zusätzlich eine depressive Episode, erfüllen also die Kriterien für eine »Doppelte Depression«/*Double Depression* (z. B. Keller et al. 1995). Wie bei akuten episodischen Depressionen sind Frauen doppelt so häufig von einer chronischen Depression betroffen wie Männer (Klein & Santiago 2003).

7.1.2 Welche Unterschiede bestehen zwischen chronischen und episodischen Depressionen?

Zahlreiche Studien belegen, dass zwischen chronischen und episodischen Formen der Depression bezüglich der Psychopathologie stabile Unterschiede vorliegen (► **Tab. 7.1**). Als empirisch gesichert gilt, dass chronisch depressive Patienten gegenüber episodisch depressiv Erkrankten sehr viel stärker in ihrem allgemeinen Wohlbefinden, in sozialen und in beruflichen Bereichen beeinträchtigt sind (Arnow & Constantino 2003). Chronisch Depressive unterscheiden sich bezüglich psychologischer Faktoren und der vorherrschenden Symptomatik von episodisch Depressiven: Sie berichten vermehrt von Gedächtnisstörungen, Insuffizienzerleben,

Hilf- und Hoffnungslosigkeit, Angst vor Einsamkeit und Gedanken an Tod und Suizid (Angst et al. 2009). Chronisch Depressive erweisen sich als weniger extravertiert, haben eine geringere Selbstkontrolle und leiden stärker unter Grübelgedanken (Rumination) (Wiersma et al. 2011). Die Chronizität der depressiven Erkrankung ist verbunden mit einer berichteten geringeren Lebensqualität der Patientengruppe (z. B. Hung et al. 2008). Chronisch depressive Menschen leiden darüber hinaus häufiger unter Suizidgedanken als episodisch Depressive und weisen eine höhere Rate an Suizidversuchen auf (z. B. Angst et al. 2009).

Speziell bei chronisch depressiven Patienten liegen häufiger Traumatisierungen in Kindheit und Adoleszenz vor als bei episodisch depressiv Erkrankten (z. B. Riso et al. 2002). Studien legen nahe, dass ca. 70–80 % der chronisch depressiven Patienten frühkindlich traumatisiert sind. Vorliegende frühkindliche Traumatisierungen stellen einen Risikofaktor für die Entwicklung einer chronischen depressiven Episode dar, wobei vor allem emotionale Vernachlässigung, emotionaler Missbrauch, körperlicher Missbrauch und sexueller Missbrauch im Zusammenhang mit der Entstehung einer chronischen Depression stehen (Wiersma et al. 2009). Das Ausmaß an traumatisierenden Ereignissen in der Kindheit steht dabei in Zusammenhang mit dem Grad der Chronifizierung einer auftretenden depressiven Störung. Dieser Zusammenhang ist unabhängig davon vorliegend, ob die Eltern an psychischen Störungen erkrankt sind oder nicht (Klein & Santiago 2003).

Eine Komorbidität mit Persönlichkeitsstörungen ist bei chronischen Formen der Depression signifikant häufiger als bei episodisch verlaufenden Depressionen. Dies zeigt sich vor allem bei chronischen Depressionen mit frühem Beginn (Klein & Santiago 2003). Nach einer Untersuchung leiden 46 % der Patienten mit chronischer depressiver Episode oder »Doppelter Depression«/*Double Depression* komorbid an mindestens einer und 21 % an mindestens zwei Achse-II-Persönlichkeitsstörungen. Am häufigsten (39 %) treten hierbei die selbstunsichere, dependente und zwanghafte Persönlichkeitsstörung auf (Russell et al. 2003). Chronische Depressionsformen treten darüber hinaus häufig zusammen mit anderen Achse-I-Störungen auf, wobei hier vorwiegend die soziale Phobie, Panikstörung, Agoraphobie, Essstörungen und der Missbrauch von Benzodiazepinen komorbid vorkommen (Angst et al. 2009). Zudem liegen auch körperliche Komorbiditäten bei chronischen Verlaufsformen der Depression häufiger vor als bei episodischer Depression. Hierbei sind vor allem Herz- und Atemwegserkrankungen, Schlafstörungen und Schmerzerkrankungen zu nennen.

Demographisch erscheint interessant, dass Menschen mit chronischer Depression seltener verheiratet und vollzeitbeschäftigt und häufiger arbeitslos sind sowie häufiger Sozialleistungen beziehen als episodisch Depressive (Angst et al. 2009). Zudem nehmen chronisch depressive Patienten häufiger stationäre Behandlungen in Anspruch und benötigen weit mehr medizinische Versorgung (Angst et al. 2009, Arnow & Constantino 2003). Eine unbehandelte chronische Depression remittiert nur in 10 % der Fälle spontan, wohingegen bei 50 % der Patienten mit einer episodischen Depression nach sechs Monaten eine Spontanremission eintritt. Chronisch depressive Patienten sprechen darüber hinaus schlechter auf Antidepressiva, Psychotherapie und auf Placebos an als episodisch depressive Patienten (Arnow & Constantino 2003, Dunner 2001).

Obwohl die diagnostischen Kriterien für chronische Verlaufsformen der Depression sich erst in den vergangenen Jahrzehnten etablierten und eine einheitliche internationale Definition der chronischen Depression bislang nicht gegeben ist (▸ **Kap. 7.1.1**), gilt es festzuhalten, dass die Psychopathologie chronisch Depressiver sich deutlich von der episodisch Depressiver unterscheidet. Durch die oft früh manifestierte Symptomatik und die jahrelange Dauer der Erkrankung zeichnet sich die chronische Depression insgesamt durch eine resistentere Symptomatik und schwerere Beeinträchtigung aus. Bezüglich der Behandlung sind daher Ansätze indiziert, die der Psychopathologie chronisch depressiver Patienten gerecht werden.

Tab. 7.1: Unterschiede zwischen chronischen und episodischen Depressionen.

	Chronisch depressive Patienten – im Vergleich zu episodisch Erkrankten – …
Symptomatik	• … weisen häufiger Gedächtnisstörungen, Insuffizienzerleben, Hilf- und Hoffnungslosigkeit, Angst vor Einsamkeit, Gedanken an Tod und Suizid und Grübelgedanken auf
Suizidalität	• … leiden mehr unter Suizidgedanken und weisen eine höhere Rate an Suizidversuchen auf
Traumatisierungen	• … erlitten häufiger Traumatisierungen in Kindheit und Adoleszenz, wobei vor allem emotionale Vernachlässigung und emotionaler, körperlicher und sexueller Missbrauch als Risikofaktoren für die Entwicklung einer chronischen Depression gelten
Komorbiditäten	• … sind häufiger komorbid an Persönlichkeitsstörungen und anderen Achse-I-Störungen erkrankt • … weisen häufiger körperliche Komorbiditäten auf
Demographie	• … sind seltener verheiratet • … sind seltener vollzeitbeschäftigt und häufiger arbeitslos • … beziehen häufiger Sozialleistungen
Behandlungen	• … nehmen häufiger stationäre Behandlungen in Anspruch und benötigen mehr medizinische Versorgung
Spontanremission	• … weisen eine Spontanremissionsrate von 10 % nach sechs Monaten auf (vs. 50 % bei episodisch Erkrankten)
Behandlungs- und Placeboresponse	• … sprechen schlechter auf Placebos, Antidepressiva und Psychotherapie an

7.2 Verhaltenstherapeutische und interpersonelle Ansätze zur Behandlung der chronischen Depression

Entsprechend der beschriebenen Psychopathologie stellt eine psychotherapeutische Behandlung chronisch depressiver Patienten sowohl für den Therapeuten als auch den Patienten häufig eine große Herausforderung dar, sodass chronisch Depressive allgemein als schwer behandelbar gelten (vgl. Markowitz 2003). Dies ist vorwiegend in der durch die resistente Symptomatik vorliegenden Hoffnungslosigkeit begründet, die die Gestaltung der Therapiebeziehung erschwert.

An dieser Stelle sollen Ansätze zur Behandlung der chronischen Depression mit verhaltenstherapeutischem und interpersonellem Schwerpunkt vorgestellt werden. Diese schließen einen Ansatz der Kognitiven Verhaltenstherapie (KVT) ein, der auf chronisch Depressive zugeschnitten ist und welchem ein Vulnerabilitäts-Stress-Genese-Modell zugrunde liegt. Darüber hinaus wird die Interpersonelle Psychotherapie (IPT) als interpersonelle Behandlungsform der chronischen Depression skizziert. Schließlich wird als einzige integrative Therapie, die speziell zur Behandlung chronischer Depressionen entwickelt wurde, das *Cognitive Behavioral Analysis System of Psychotherapy* (CBASP) vorgestellt. CBASP beinhaltet verhaltenstherapeutische, interpersonelle sowie psychodynamische Ansätze und wird aufgrund dieser integrativen und störungsspezifischen Herangehensweise von einigen Autoren als Psychotherapieform der »dritten Welle der Verhaltenstherapie« eingeordnet (z. B. McCullough 2010).

7.2.1 Die Kognitive Verhaltenstherapie der chronischen Depression

Ansätzen der KVT zur Behandlung der Depression liegen Theorien der Verhaltenstherapie sowie der Kognitiven Therapie zugrunde. Verhaltenstherapeutisch hat vor allem die Verstärker-Verlust-Theorie nach Lewinsohn (1974) Relevanz, nach der eine geringe vorliegende positive Verstärkung von Verhalten durch die Umwelt depressionsfördernd ist. Der Mangel an positiven Verstärkern trägt zur Aufrechterhaltung einer vorliegenden Depression bei: Depressive erfahren als Reaktion auf ihr Verhalten, dass Mitmenschen sich abwenden, wodurch positive Verstärkungserfahrungen durch die Umwelt reduziert werden. Die der KVT zugrundeliegenden Kognitiven Theorien beinhalten in erster Linie Becks Annahmen (z. B. Beck 1967), dass kognitive Prozesse für die Entstehung von Depressionen ausschlaggebend sind und Depressive negative Gedanken über sich selbst, die Zukunft und die Umwelt aufweisen (negative kognitive Triade). Die kognitiven Theorien der gelernten Hilflosigkeit (Seligman 1975) und der gelernten Hoffnungslosigkeit (Abramson et al. 1989) führen zu der Annahme, dass durch das Erleben negativer Lebensereignisse bei Vorliegen ungünstiger Muster der Ursachenzuschreibung von Ereignissen (Attributionsstil; Weiner et al. 1987) Hilf- und Hoffnungslosigkeit erlernt werden können, die zur Entstehung einer Depression führen (Abramson et al. 1989).

Moderne Ansätze integrieren diese verhaltenstherapeutischen und kognitiven Depressionsmodelle. Somit liegen modernen Behandlungsansätzen der Kognitiven Verhaltenstherapie multifaktorielle Vulnerabilitäts-Stress-Genese-Modelle zugrunde (vgl. auch Brakemeier et al. 2008). Hautzinger entwickelte 2006 einen Ansatz der Kognitiven Verhaltenstherapie, der auf die Behandlung chronischer Depressionen zugeschnitten ist und auf einem multifaktoriellen Vulnerabilitäts-Stress-Genese-Modell der chronischen Depression beruht, das in ▸ **Abbildung 7.1** ersichtlich ist. Demnach entsteht eine unipolare akute Depression, wenn eine Person biologische, psychologische (z. B. realitätsfremde, verzerrte, negative Gedanken) und umweltbezogene Vulnerabilitäten (z. B. Traumatisierungen) aufweist und mit einem akuten oder chronischen Stressor konfrontiert ist. Chronische Depressionen entwickeln sich in der Folge aus akuten Depressionen durch das Vorliegen verstärkender Faktoren. Diese können z. B. eine ungünstige biologische Ausstattung oder ein Mangel an Problemlösefertigkeiten oder Bewältigungsstrategien sein (▸ **Abb. 7.1**).

Die chronische Depression wird nach Hautzinger (2006) als heterogenes Konstrukt bezüglich ihrer Entstehung, Risikofaktoren, Psychopathologie und ihres Verlaufs betrachtet. Es werden verschiedene biologische, psychologische und umweltbezogene Vulnerabilitäten unterschieden, die zu individuellen Ausprägungen und Verläufen der Depression führen können. Bei chronisch Depressiven bilden häufig frühkindliche Traumatisierungen grundsätzliche Vulnerabilitäten, die aber bei bewusstem Wiedererleben auch als akute Stressoren fungieren können.

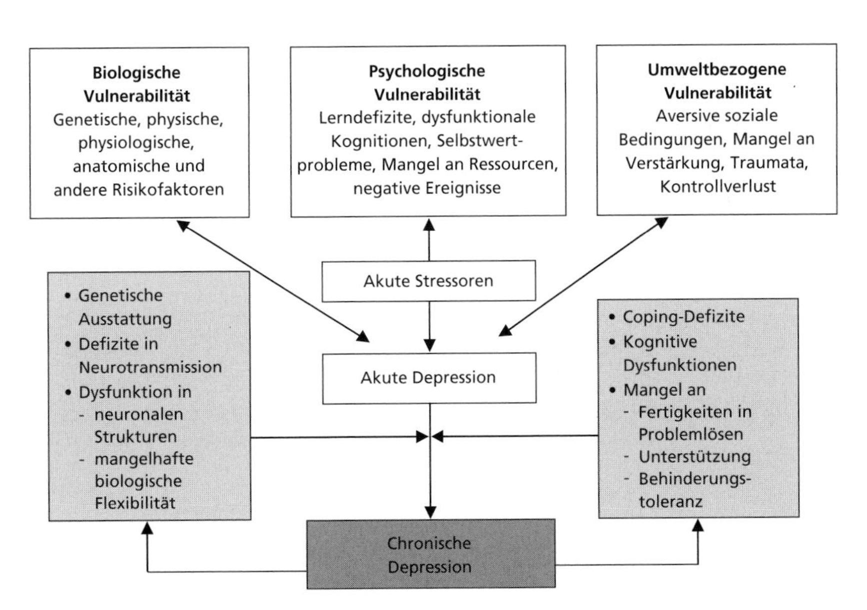

Abb. 7.1: Ein multifaktorielles Vulnerabilitäts-Stress-Genese-Modell der chronischen Depression; nach Hautzinger (2006).

Entsprechend der Psychopathologie chronisch depressiver Patienten (▸ **Kap. 7.1.2**) schließt die kognitiv-verhaltenstherapeutische Behandlung einige allgemeine Besonderheiten ein, die berücksichtigt werden sollten:

- Integratives Therapiekonzept (antidepressive medikamentöse und psychotherapeutische Kombinationsbehandlung)
- Erschwerte Ausgangslage bezüglich der Therapiemotivation
- Vermittlung eines individuellen multifaktoriellen Erklärungsmodells der chronischen Depression ist relevant
- Therapeutischer Fokus: problemlöseorientiert
- Berücksichtigung und Bearbeitung vorliegender Traumatisierungen
- Einbezug von Partner bzw. Familienangehörigen
- Erarbeitung einer Toleranz gegenüber der depressiven Symptomatik
- Präventive Vorbereitung auf Krisen
- Planung einer Erhaltungs- und Langzeittherapie
- Therapeut: klinisch erfahren, kreativ, geduldig und flexibel
- Behandlungsdauer: anfänglich höhere Frequenz von Therapiestunden und insgesamt längere Dauer

Bislang existiert kein evaluiertes kognitiv-verhaltenstherapeutisches Therapiemanual speziell für chronische Depressionen. Ein mögliches Modell zur Therapieplanung und -gestaltung nach Hautzinger ist in ▸ **Abbildung 7.2** ersichtlich und wird im Folgenden skizziert.

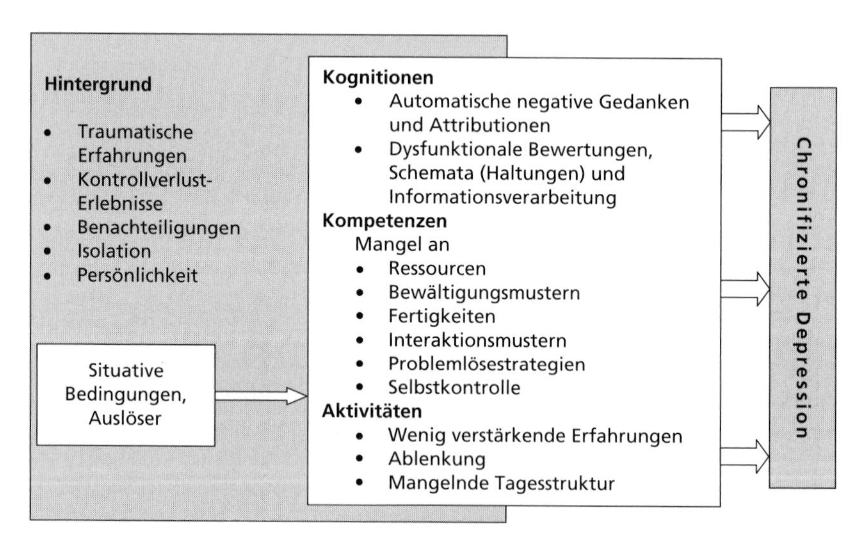

Abb. 7.2: KVT-Therapiemodell für chronische Depressionen; nach Hautzinger (2006).

Vor dem Hintergrund vorliegender Vulnerabilitäten (z. B. Traumata) werden in der Therapie demnach die situativen Auslöser (Stressoren) sowie die Kognitionen,

Kompetenzen und Aktivitäten des Patienten bearbeitet (▶ **Abb. 7.3**). Basierend auf dem beschriebenen multifaktoriellen Vulnerabilitäts-Stress-Genese-Modell der chronischen Depression wurde ein KVT-Therapiekonzept bestehend aus zehn Phasen mit einem Umfang von 60 Therapiestunden entwickelt (Hautzinger 2006). Einen Überblick gibt ▶ **Tabelle 7.2**. Die hierbei verfolgten Ziele sind (Brakemeier & Hautzinger 2008):

1. Erreichen einer Balance von angenehmen, verstärkenden Aktivitäten und Pflichten bzw. aversiven Aktivitäten
2. Steigerung positiv erlebter Erfahrungen
3. Überwindung der sozialen Defizite durch Verbesserung der interaktionellen, kommunikativen Kompetenz und durch eine Korrektur überzogener Ansprüche und Einstellungen
4. Aufbau eines differenzierenden, relativierenden, auf das konkrete Verhalten bzw. die konkrete Erfahrung und Situation bezogenen Denkens

Exemplarisch sollen an dieser Stelle einige therapeutische Strategien der zehn Phasen dieses kognitiv-verhaltenstherapeutischen Ansatzes erläutert werden. Für eine ausführlichere Darstellung des Ansatzes sei auf Brakemeier & Hautzinger (2008) verwiesen.

Konkrete Zielsetzung für die Therapie (Phase 2)

Eine konkrete Zielsetzung für die Therapie ist insbesondere für chronisch depressive Patienten von Relevanz. Ziele sollten nicht vage, sondern sehr konkret formuliert werden. So sollte ein Ziel zum Umgang mit morgendlicher Antriebslosigkeit z. B. »Ich möchte entsprechend meinem Tagesplan um 8:00 aufstehen, danach duschen und frühstücken und meine Frau ins Büro bringen« statt »Ich möchte mehr Antrieb haben« lauten.

Tagesstruktur und Aktivitätsaufbau (Phasen 3 und 4)

Als klassische verhaltenstherapeutische Interventionen sollten die Strukturierung des Tages und der Woche anhand von Wochenplänen sowie der Aufbau von Aktivitäten erfolgen. Ziel des Aktivitätsaufbaus ist es, positive Aktivitäten und Pflichten ausgeglichen im Tages- oder Wochenplan einzubauen. Beispielsweise kann sich der Patient für eine erledigte unangenehme Pflicht mit einer angenehmen Aktivität belohnen (Selbstverstärkung). Da es chronisch depressiven Patienten häufig schwerfällt, sich zu belohnen, sind Genusstrainings während der Therapie sowie die Sammlung positiver Beschäftigungen mit Unterstützung der »Liste angenehmer Aktivitäten« sinnvoll. Im Tages- bzw. Wochenplan sollte jede Aktivität anhand der Stimmung bewertet werden, was dem Patienten ermöglicht, den Zusammenhang zwischen seinem Verhalten und seinen Gefühlen zu erkennen.

Tab. 7.2: Kognitive Verhaltenstherapie für chronische Depressionen in 10 Phasen über 60 Sitzungen; nach Hautzinger (2006).

Phasen	Inhalt
Phase 1 Sitzungen 1–8	• Therapeutischer Beziehungsaufbau, positive Haltung • Erkennen zentraler Probleme, Aufstellen einer Problemhierarchie • Anamnese der Lebens-, Erkrankungs- und Behandlungsgeschichte sowie der Hintergrundbedingungen und (Fehl-)Anpassungen • Hervorhebung der Notwendigkeit einer antidepressiven Begleitmedikation, ggf. Einleitung der Pharmakotherapie
Phase 2 Sitzungen 4–12	• Vermittlung eines (individuellen) Störungsmodells • Psychoedukation einschl. Begrenztheit der Möglichkeiten und Akzeptanz • Formulieren von Zielen • Spezifizieren der Patientenerwartungen, Betonung der Notwendigkeit der Mitarbeit (v. a. bezüglich Übungen) • Festlegung der Behandlungsstruktur einschl. medikamentöser Begleittherapie
Phase 3 und Phase 4 Sitzungen 10–24	• Alltagsgestaltung, Aktivitätsaufbau • Kognitive Umstrukturierung: Bearbeitung kognitiver Schemata und dysfunktionaler Informationsverarbeitung • S-R-Analysen (Handlungsketten detailliert analysieren) • Nutzung und Bearbeitung von Beobachtungen, Erfahrungen im Alltag des Patienten • Bearbeitung konkreter Ziele (kognitive und motorische Ebene)
Phase 5 und Phase 6 Sitzungen 14–34	• Fortsetzung kognitive Umstrukturierung • Erwerb und Verbesserung der sozialen, interaktiven, problemlösenden Kompetenzen • Fokus auf Achtsamkeit, Gelassenheit, Akzeptanz, Werte
Phase 7 Sitzungen 20–36	• Bearbeitung von Hintergrundbedingungen (Trauma)
Phase 8 und Phase 9 Sitzungen 28–40	• Thematisierung der »Persönlichkeit« • Weitere Verbesserung der sozialen und problemlösenden Kompetenzen • Einbezug der Familie, Partner
Phase 10 Sitzungen 40–60	• Stabilisierung • Weitere Hilfen • Rückfallprophylaxe, Krisenbewältigung

Grundmerkmale Therapeut: aktiv, strukturiert, flexibel, kreativ

Verhaltensanalysen (Phasen 3–4)

Bei der Durchführung einer Verhaltensanalyse (»SORK«-Modell) als typisches Instrument der Kognitiven Verhaltenstherapie besteht das Ziel darin, die Reaktion des Patienten (R) auf eine konkrete Situation (S) auf der Ebene von Motorik, Physiologie, Kognition und Emotion zu analysieren. Ein besonderes Augenmerk liegt hierbei auf der Analyse der kurz- und langfristigen Konsequenzen (K) der gezeigten Reaktion. Dem Patient wird hierdurch die Einsicht in dysfunktionale Verhaltens- und Denkmuster ermöglicht, um Veränderungen von Denk-, Verhaltens- und Interaktionsmustern zu erreichen.

Aufbau sozialer Kompetenz (Phase 5)

Da chronisch depressive Patienten häufig unter problematischen Beziehungen leiden oder völlig vereinsamt ohne Sozialkontakte leben, ist der Erwerb sozialer Kompetenz in der Behandlung zentral. Dies kann z. B. auf der Basis strukturierter sozialer Kompetenztrainings (z. B. Hinsch & Pfingsten 2002) erfolgen.

Aufarbeitung vorliegender Traumatisierungen (Phasen 7–9)

Im Verlauf der Therapie und nach Festigung der Therapiebeziehung sollte die behutsame Be- und Aufarbeitung eventuell vorliegender Traumatisierungen erfolgen. Hierbei erweisen sich Entspannungsverfahren (Linden 2005), Techniken der Hypnotherapie (Kossak 2004), Imaginationsverfahren (z. B. Reddemann 2004) und Traumakonfrontation (vgl. traumazentrierte Psychotherapie; Sachse 2004) als hilfreiche Ansätze und Strategien.

Einbezug der Sozialpartner bei Aufbau sozialer und problemlösender Kompetenzen (Phasen 7–9)

Zur Vertiefung des Aufbaus der sozialen Kompetenz und der Optimierung des Problemlöseverhaltens sollten Familien- und Sozialpartner einbezogen werden. Gerade bei chronisch depressiven Patienten gilt dieser Einbezug als hilfreich für langfristige Therapieerfolge (z. B. Hautzinger & de Jong-Meyer 2003).

Stabilisierung und Rückfallprophylaxe (Phase 10)

Um der Gefahr eines Rückfalls in die depressive Symptomatik zu begegnen, sollten die persönlichen Frühwarnzeichen des Patienten, seine individuellen hilfreichen Strategien sowie ein Notfallplan erarbeitet werden. Ziel sollte auch sein, den Patienten auf eventuelle Rückfälle vorzubereiten. Eine langsame Beendigung der Therapie (z. B. durch »Ausschleichen« der Therapiesitzungen) ist bei chronisch depressiven Patienten dringend indiziert.

Eine offene, vertrauensvolle Therapiebeziehung und ein offener, empathischer, authentischer, interessierter und verständnisvoller Therapeut sind die Grundlagen, um dem durch Traumatisierungen und negative soziale Rückmeldungen häufig misstrauischen chronisch depressiven Patienten zu begegnen. Aufgrund der starken Hilf- und Hoffnungslosigkeit ist Geduld gefragt – meist brauchen chronisch erkrankte Patienten für Einsichten und Verhaltensveränderungen länger, als der Therapeut dies aus der Behandlung episodisch depressiv Erkrankter kennen mag. Ein kleinschrittiges Vorgehen unter der Anerkennung kleiner Veränderungen und einem konstruktiven Umgang mit Rückschlägen ist bei dieser Patientengruppe wichtig. Die Therapiebeziehung bietet dem chronisch depressiven Patienten die Möglichkeit einer korrigierenden Beziehungserfahrung, der Entkräftung von Befürchtungen und der Verarbeitung traumatischer Erfahrungen (vgl. Brakemeier & Hautzinger 2008, Brakemeier et al. 2011 b).

Das hier vorgestellte Therapiemodell nach Hautzinger (2006) bestätigt sich durch klinische Erfahrungen. Randomisiert-kontrollierte Effektivitätsstudien stehen derzeit jedoch noch aus (vgl. Brakemeier & Hautzinger 2008).

7.2.2 Die Interpersonelle Psychotherapie der chronischen Depression

Die durch Klerman und Weissman (1984) begründete Interpersonelle Psychotherapie basiert zum einen auf den Theorien von Meyer (1957) und Sullivan (1953), die erstmals das psychosoziale Umfeld bei der Behandlung psychiatrischer Patienten in den Mittelpunkt rückten. Zum anderen beruht die IPT auf der Bindungstheorie Bowlbys (1969), wonach der Mensch ein biologisch begründetes Bedürfnis nach Bindung hat, das als sichere Basis für das psychische Wohlbefinden gesehen wird (vgl. Schramm 2010).

Entsprechend ihrer Ursprünge liegt der IPT die Annahme zugrunde, dass eine Wechselwirkung zwischen interpersonellen Schwierigkeiten und dem Auftreten einer depressiven Episode besteht. Diese Interaktion zwischen interpersonellen Belastungen und einer Depression kann in verschiedener Art vorliegen: Interpersonelle Belastungen können die Ursache, aber auch die Folge einer Depression sein. Zudem können sie als aufrechterhaltende Bedingung zu einer bestehenden Depression beitragen.

Bei der Behandlung der Depression nach der Interpersonellen Psychotherapie wird die depressive Erkrankung in einen interpersonellen Kontext gesetzt. Anhand der sog. Beziehungsanalyse werden die aktuellen sozialen Beziehungen des Patienten beleuchtet, um interpersonelle Schwierigkeiten zu erkennen und bis zu zwei von vier Hauptproblembereichen zu identifizieren. Diese auch als Foci bezeichneten Problembereiche sind im Rahmen der IPT folgende:

- Konflikte innerhalb der Familie, mit Freunden, Kollegen etc.
- Rollenwechsel, d. h. Veränderungen in der sozialen Rolle, z. B. durch Arbeitsplatzverlust, Umzug, Veränderungen in der Familie
- Interpersonelle Defizite, die zu Einsamkeit und Isolation führen
- Pathologische Trauer

Ursprünglich ist die IPT eine speziell für akute depressive Episoden zugeschnittene Kurzzeittherapie, was durch die konkrete Bearbeitung aktuell vorliegender Problembereiche untermauert wird. Die strukturierte Therapie erfolgt in drei Phasen mit spezifischen Vorgaben, die bzgl. der anzuwendenden therapeutischen Strategien im folgenden Kasten beschrieben sind (Schramm 2008).

I. Initiale Phase (1.–3. Sitzung): Auseinandersetzung mit der Depression
- Diagnose erheben und den Patienten (und ggf. Angehörige) über die depressive Störung und das Rationale der IPT informieren, Notwendigkeit einer medikamentösen Behandlung abklären

- dem Patienten die Krankenrolle zuteilen, ihn entlasten und Hoffnung vermitteln
- mithilfe der Beziehungsanalyse die derzeitige depressive Episode in einen interpersonellen Kontext setzen
- im Behandlungsvertrag den Fokus (Trauer, Konflikte, Rollenwechsel oder soziale Defizite) und die Therapieziele mit dem Patienten verhandeln
- Rollenerwartungen aneinander abklären

II. Mittlere Phase (4.–13. Sitzung): Arbeit am Problembereich

- Bearbeitung des Fokus durch angemessenes Betrauern des Verlustes, eine günstigere Anpassung an eine neue soziale Rolle, Klärung und Bewältigung von zwischenmenschlichen Konflikten und/oder den Aufbau neuer vertrauensvoller Beziehungen
- die Bindungs- bzw. Beziehungsmuster, Kommunikationsstrategien sowie die Emotionen des Patienten stehen bei der Bearbeitung im Vordergrund

III. Beendigungsphase (14.–16. Sitzung): Abschied nehmen

- Thematisieren des Therapieendes als Abschiedsprozess unter Berücksichtigung damit verbundener Emotionen (z. B. Trauer, Angst, Wut, Ärger)
- Zusammenfassung des in der Therapie Erlernten
- Ausblick auf zukünftig zu bearbeitende Themen sowie Abklärung der Notwendigkeit weiterer Behandlung

Aufgrund der vorliegenden Unterschiede zu episodischen Depressionen (vgl. Abschnitt 7.1.2) sind bei der Behandlung chronischer Depressionen mit der IPT Modifikationen wichtig. Für die Dysthymie liegt ein Manual der IPT vor (IPT-D; Markowitz 1997). Die besondere therapeutische Herangehensweise bei chronischer Depression wird im Folgenden herausgestellt (vgl. Schramm 2008):

Psychoedukation: Bei der Aufklärung über das Krankheitsbild ist trotz der vorliegenden Chronizität der Erkrankung darauf zu achten, die depressive Symptomatik als Achse-I-Erkrankung klar herauszustellen, um beim Patienten Hoffnung aufzubauen, da er häufig dazu neigt, die chronischen Symptome als unveränderliche Persönlichkeitsanteile wahrzunehmen.

Ressourcenaktivierung: Besondere Aufmerksamkeit sollte in der Therapie Situationen gegeben werden, in denen es dem Patienten besser erging, er soziale Situationen bewältigte o. Ä. Die Ressourcenorientierung spielt bei chronisch depressiven Patienten eine noch größere Rolle als bei episodisch depressiven.

Begrenzte Behandlungsdauer: Transparenz bzgl. der Begrenztheit der Behandlungsdauer bewirkt bei chronisch Depressiven, dass ihre Hoffnungslosigkeit bzgl. einer Besserung hinterfragt wird.

Die Wichtigkeit einer medikamentösen Begleittherapie sollte herausgestellt und auf die Compliance im Besonderen geachtet werden.

Problembereiche und Foci: Da bei der chronischen Depression häufig nur schwer ein abgrenzbarer Zeitraum im Leben ausgemacht werden kann, durch den die bestehende Depression verursacht wurde, bietet sich der Fokus des besonderen iatrogenen Rollenwechsels (von der dysthymen zur gesunden Person) an. Häufig leiden chronisch Depressive auch unter anhaltenden Konflikten oder einer Konfliktvermeidungshaltung. Sehr viele chronisch Depressive weisen primär den Problembereich der Einsamkeit und Isolation infolge sozialer Defizite auf.

Therapiebeziehung: Beim Aufbau und im Verlauf der Therapiebeziehung sollte beachtet werden, dass der chronisch depressive Patient evtl. dieselben interpersonellen Defizite aufweist, wie er sie aus anderen Beziehungen in seinem Leben kennt. Beim Fokus »soziale Defizite« sollte die Therapiebeziehung daher auch direkt durch den Therapeuten thematisiert werden.

Therapeut: Bei der Behandlung chronisch Depressiver sollte der Therapeut aufgrund der starken Hoffnungslosigkeit eine sehr zuversichtliche Haltung einnehmen. Wichtig ist auch, ggf. aktiver und direktiver (»Coach«) vorzugehen als in der klassischen IPT-Therapeutenrolle (»Advokat«).

Rollenklärung: Bezüglich der Rolle des Patienten und des Therapeuten sollte Transparenz herrschen, sodass der Therapeut den Patienten darüber aufklärt, dass er anfänglich vermehrt, im Verlaufe weniger aktiv – zugunsten der Aktivität des Patienten – den Therapieprozess begleiten wird.

Wichtigkeit von Rollenspielen: Insbesondere beim Fokus »interpersonelle Defizite«, jedoch allgemein bei chronisch depressiven Patienten sollten vermehrt Rollenspiele zum Aufbau und zur Festigung von Verhaltensweisen, z. B. zum Aufbau sozialer Beziehungen oder zur Konfliktklärung, durchgeführt werden.

7.2.3 Das *Cognitive Behavioral Analysis System of Psychotherapy* als störungsspezifische Behandlungsform bei chronischer Depression

Das *Cognitive Behavioral Analysis System of Psychotherapy* (CBASP) ist die bisher einzige Psychotherapie, welche spezifisch für chronische Depressionen konzipiert wurde. Ursprünglich hat James P. McCullough CBASP in den USA als ambulante Psychotherapie entwickelt. Als integrative Therapie beinhaltet CBASP behaviorale, kognitive psychodynamische und interpersonelle Strategien. Aufgrund des integrativen, störungsspezifischen Ansatzes und des interpersonellen Schwerpunkts mit besonderem Stellenwert der therapeutischen Beziehung gilt CBASP als Therapieform der dritten Welle der Verhaltenstherapie (vgl. McCullough 2010).

Auf Basis seiner jahrelangen praktischen und wissenschaftlichen Erfahrung mit chronisch depressiven Menschen legt McCullough der Behandlung durch CBASP spezifische Annahmen über die Psychopathologie der Patientengruppe zugrunde: Er hypothetisiert, dass entsprechend Piagets Entwicklungstheorie (Piaget 1967) der kognitiv-emotionale Zustand chronisch depressiver Patienten vergleichbar mit dem präoperatorischen Niveau von Kindern zwischen vier und sieben Jahren sei. Dieser präoperatorische Zustand zeichnet sich durch die folgenden Punkte aus, in denen McCullough Ähnlichkeiten chronisch Depressiver mit Kindern in der präoperatorischen Entwicklungsphase sieht (McCullough 2000, Schramm et al. 2006):

- globales und prälogisches Denken (»Niemand wird mich je mögen«)
- Denkprozesse, die kaum durch die Denkweise und Logik ihrer Gesprächspartner beeinflusst werden können
- eine ich-zentrierte Sicht von sich und anderen
- monologisierende verbale Kommunikation (fehlende »Kooperationsbereitschaft« im Gespräch, d. h. Sprechen ohne Beachtung dessen, was das Gegenüber ausdrückt)
- Unfähigkeit zu authentischer interpersoneller Empathie
- wenig affektive Kontrolle in Stresssituationen (z. B. rascher Zustand von Hilf- und Hoffnungslosigkeit in alltäglichen Stresssituationen)

Die Beeinträchtigungen in der kognitiv-emotionalen Entwicklung können nach McCullough (2000) auf zwei Wegen erfolgen: zum einen durch das Nichterreichen eines Entwicklungsschrittes in der Kindheit, zum anderen durch eine starke emotionale Belastung infolge einer anhaltenden depressiven Verstimmung im Erwachsenenalter. Bei Patienten mit frühem Beginn der Erkrankung (vor dem 21. Lebensjahr) führen demnach ungünstige familiäre Einwirkungen (*maltreatment*) zu einem Stillstand der kognitiv-emotionalen Entwicklung (vgl. McCullough 2000). Bei Menschen mit spätem Beginn der Erkrankung (nach dem 21. Lebensjahr) geht McCullough zunächst von einer normalen kognitiv-emotionalen Entwicklung aus. Auftretende depressive Zustände und hieraus folgende starke emotionale Belastungen bewirken im Erwachsenenleben einen Rückfall in den präoperatorischen kognitiv-emotionalen Zustand.

Das präoperatorische Funktionieren führt nach McCullough zu dysfunktionalen Kognitionen und Verhaltensmustern, was zur Folge habe, dass Patienten ihre gewünschten interpersonellen Ergebnisse nicht oder nur unzulänglich erreichen. Die Folge der kognitiv-emotionalen Einschränkungen der Patienten sei zudem ein ängstlich-vermeidender Lebensstil, der korrigierende Erfahrungen dieser dysfunktionalen Kognitionen und Verhaltensmuster nicht zulasse.

McCullough schreibt chronisch depressiven Patienten darüber hinaus zu, kein Bewusstsein darüber zu besitzen, dass ihr präoperationales Denken und Handeln dazu führt, dass sie von der Umwelt abgetrennt leben und unzureichend erkennen, welche Auswirkungen ihr Verhalten in der Umwelt hat.

Zusammenfassend geht McCullough (2000) also von folgenden Annahmen über chronisch depressive Patienten aus:

1. Der kognitiv-emotionale Zustand chronisch Depressiver ist – entsprechend Piagets Entwicklungstheorie – vergleichbar mit dem präoperatorischer Kinder. Das präoperatorische Funktionieren verursacht dysfunktionale Kognitionen und Verhaltensmuster, wodurch gewünschte interpersonelle Ergebnisse der Patienten nicht erreicht werden.
2. Chronisch Depressive sind bzgl. ihrer Wahrnehmung von der Umwelt entkoppelt, d. h. sie nehmen nicht wahr, dass ihr Verhalten auf ihre Umwelt Einfluss hat und Konsequenzen bewirkt. Somit nehmen sie auch nicht wahr,

dass ihr präoperationales Denken und Handeln die Ursache für Reaktionen wie z. B. Zurückweisungen aus der Umwelt sind.

Im therapeutischen Prozess werden demzufolge folgende Therapieziele angestrebt:

1. Erkennen von Konsequenzen des eigenen Verhaltens (*perceived functionality*)
2. Entwicklung von authentischer Empathie
3. Anwendung von sozialen Problemlösefertigkeiten und Bewältigungsstrategien im Alltag
4. Interpersonelle Heilungsprozesse bezüglich früher Traumata

McCullough sieht in den kognitiv-emotionalen Einschränkungen chronisch depressiver Patienten die Ursache dafür, dass die Behandlung dieser Patientengruppe mit üblichen Techniken der Umstrukturierung dysfunktionaler Sichtweisen schwer möglich ist, wodurch die unzureichende Wirksamkeit solcher Techniken erklärbar ist (Brakemeier & Schramm 2008). Die Therapie durch CBASP enthält spezifische Elemente, anhand derer der Patient diese Defizite überwinden kann. Zentral ist, dass der Patient erkennt, dass er für seine Lebenssituation verantwortlich ist. CBASP basiert auf interpersonellem Lernen, da in sozialen Situationen die Auswirkungen des präoperatorischen Denk- und Handlungsstils vorwiegend erkennbar sind. Die therapeutische Beziehung ist hierbei zentral zum Erlernen neuen Verhaltens und neuer heilsamer Beziehungserfahrungen.

Die wichtigsten Techniken der integrativen Therapieform werden im Folgenden vorgestellt.

Die Liste prägender Bezugspersonen mit Übertragungshypothese

Als psychodynamisches Element der CBASP-Therapie wird in den ersten Therapiestunden ein Rückblick in die Kindheit und Entwicklung des Patienten angeleitet, wobei von Beginn an die Auswirkungen früherer Beziehungserfahrungen auf die heutigen Probleme einbezogen werden. Dies erfolgt strukturiert durch die Erstellung der Liste prägender Bezugspersonen. Hierbei wird für drei bis sechs Bezugspersonen des Patienten die Prägung bzw. ein sogenannter »Stempel« herausgearbeitet, die der Patient durch den Kontakt und das Zusammenleben mit der Bezugsperson bekommen hat. Durch die häufig vorliegenden frühkindlichen Traumatisierungen sind die Prägungen meist negativ bzw. dysfunktional gefärbt (▸ **Tab. 7.3**).

Tab. 7.3: Beispiel einer Liste prägender Bezugspersonen mit Prägungen einer weiblichen Patientin, Frau X.

Vater	»Ich bekomme nur Anerkennung, wenn ich genügend leiste.«
Mutter	»Ich bin wertlos und nicht liebenswert.«
Lehrer	»Egal wie sehr ich mich anstrenge und wie viel ich leiste, ich bin trotzdem nicht gut genug.«

Anhand der Formulierung der Prägungen und der häufig negativen oder traumatisierenden Erfahrungen in ihrer Kindheit wird dem Patienten eine Begründung bzw. eine Erklärung für die Entwicklung der chronischen Depression sowie dysfunktionaler Verhaltensweisen gegeben. Diese Bearbeitung der frühen Lebensgeschichte beschränkt sich auf die ersten ein bis vier Therapiestunden, sodass im weiteren Verlauf der Schwerpunkt darauf gelegt wird, die durch die Prägungen verständlichen, oftmals vermeidenden, distanzierenden Verhaltensweisen zu aktiven, nähefördernden Verhaltensweisen in aktuellen Situationen umzuwandeln.

Aus der Liste prägender Bezugspersonen wird für die Therapiesituation eine proaktive, transparente Übertragungshypothese abgeleitet. Sie fasst in einer hypothetischen Aussage zusammen, wie der Patient im Verlauf der Therapie und v. a. in akut stressigen Therapiesituationen seine Erfahrungen durch das Zusammenleben mit den prägenden Bezugspersonen auf die Therapie übertragen könnte. Mögliche Übertragungsbereiche, die die proaktive Übertragungshypothese betreffen können, sind nach McCullough (2000):

1. interpersonelle Nähe,
2. emotionale Bedürfnisse,
3. Scheitern/Fehler und
4. negative Affekte.

Entsprechend der obenstehenden Prägungen könnte beispielsweise für die Patientin Frau X folgende Übertragungshypothese im Bereich Scheitern/Fehler abgeleitet werden:

»Wenn ich in der Therapie einen »Fehler« mache (d. h. nicht funktioniere), dann wird mich mein Therapeut abwerten.«

Die Situationsanalyse mit sich anschließendem Verhaltenstraining

Ein wichtiges verhaltenstherapeutisches Instrument ist die Situationsanalyse (SA; McCullough 1984, 2000, Schramm et al. 2006). Während der Bearbeitung einer SA wird die Aufmerksamkeit des Patienten auf eine spezifische interpersonelle Situation der jüngsten Vergangenheit mit dem Ziel gelenkt, eine Analyse der Interpretationen, des Verhaltens und des tatsächlichen und erwünschten Ergebnisses der Situation durchzuführen. Dabei soll der Patient lernen, dass sein Verhalten Konsequenzen hat (*perceived functionality*) und dass er somit mit seiner Umwelt in Verbindung treten kann. In der sogenannten Explorationsphase der SA wird zunächst die Situation objektiv und rein deskriptiv zusammengefasst sowie ein fester Anfangs- und Endpunkt definiert. Im nächsten Schritt folgt eine Sammlung der wichtigsten drei Interpretationen bzw. Gedanken, die der Patient während der Situation hatte. Im darauf folgenden Schritt wird im Detail das Verhalten des Patienten in der Situation erfasst. Es erfolgt eine Beschreibung des tatsächlich eingetretenen Ergebnisses (*actual outcome*) und schließlich die Bestimmung des erwünschten Ergebnisses dieser Situation (*desired outcome*). Abschließend wird ein Vergleich des tatsächlichen mit dem erwünschten Ergebnis durchgeführt, der bei chronisch depressiven Patienten zunächst häufig ergibt, dass der Patient sein erwünschtes Ergebnis nicht erreicht hat. Diese Diskrepanz führt beim Patienten oft zu einem erlebbaren Unbehagen, womit Änderungsmotivation erzeugt werden soll. In der sich anschließenden Lösungsphase der SA werden die explorierten Interpretationen des Patienten daraufhin überprüft, ob sie relevant und zutreffend sowie für das Erreichen des erwünschten Ergebnisses zuträglich sind. Das Verhalten des Patienten in der Situation wird ebenfalls beleuchtet und daraufhin geprüft, ob es für das Erreichen des erwünschten Ergebnisses sinnvoll war. Direkt an die SA schließt sich ein Verhaltenstraining (*shaping*) in Form von Rollenspielen an, um das klar definierte alternative Verhalten, das zum erwünschten Ergebnis führt, zu üben. Abschließend ist es wichtig, einen Lerntransfer zu anderen Situationen im Leben des Patienten herzustellen, indem er explizit gefragt wird, was er aus der Situationsanalyse für andere Situationen mitnehmen kann. Dies ermöglicht ihm eine Generalisierung des Erlernten.

Im folgenden Kasten ist exemplarisch eine SA der Patientin Frau X dargestellt.

Explorationsphase

1. Situationsbeschreibung:
   Ich rufe meine Freundin an, sie nimmt ab und beginnt sofort, mir zu erzählen, dass sie im Stress ist, da beide Kinder ständig etwas von ihr wollen. Ich höre zu und sage: »Oh je, Du Arme.« Sie sagt: »Du, ich muss los. Wolltest Du eigentlich etwas Bestimmtes?« Ich antworte: »Ach ne, war nicht so wichtig. Hoffe, Dein Stress wird weniger. Bis bald!« Sie verabschiedet sich schnell und legt auf.
2. Interpretationen:
   - »Sie ist im Stress, meine Frage, ob sie mit mir ins Kino geht, wird sie bestimmt nerven.«
   - »Ich bin ihr eh nicht wichtig!«
   - »Ich fühle mich alleingelassen.«
3. Verhalten:
   Ich rufe meine Freundin an und höre ihr zu, sage wenig mit leiser Stimme, äußere nicht den Grund, weshalb ich sie angerufen habe.
4. Tatsächliches Ergebnis:
   Ich sage nicht meinen eigentlichen Grund des Anrufs und beende schnell das Telefonat.
5. Erwünschtes Ergebnis:
   Ich möchte meine Freundin freundlich und offen fragen, ob sie mit ins Kino kommt.

6. Vergleich tatsächliches und erwünschtes Ergebnis:
   Haben Sie Ihr erwünschtes Ergebnis erreicht? Nein.
   Warum nicht? Ich habe es wieder nicht geschafft, mein Bedürfnis auszudrücken.

Lösungsphase

1. Revision der Interpretationen:
   - »Sie ist im Stress, meine Frage, ob sie mit mir ins Kino geht, wird sie bestimmt nerven.«
     Revision: Zweiter Teil der Interpretation ist nicht in der Situation verankert und nicht hilfreich für das erwünschte Ergebnis. Neue Interpretation: Sie ist im Stress. Ich frage sie trotzdem, ob sie mit ins Kino möchte.
   - »Ich bin ihr nicht wichtig.«
     Revision: Interpretation ist nicht in der Situation verankert und nicht hilfreich für das erwünschte Ergebnis. Sie ist schon so lange meine Freundin, daher bin ich ihr wohl doch wichtig.
   - »Ich fühle mich alleingelassen.«
     Revision: Interpretation in der Situation verankert und mit Ergänzung hilfreich: Ich fühle mich alleingelassen, aber ich habe ja auch nicht gefragt. Ich muss ihr sagen, was ich will und wie es mir geht.
2. Verhalten in der Situation hinterfragen:
   Altes Verhalten: Ich rufe meine Freundin an, höre ihr zu und bringe nicht mein Anliegen vor.
   Neues Verhalten: Ich schlage meiner Freundin freundlich und bestimmt einen Kinobesuch vor.
   – Rollenspiele –
3. Transfer und Generalisierung:
   Ich sage häufig nicht, was ich fühle und denke, da ich durch meine Prägungen schnell denke, nicht wichtig zu sein. Ich möchte mutiger sein und sagen, was ich mir wünsche und was ich fühle, da der andere das nicht wissen kann.

Der Kiesler Kreis

Als Instrument zur Darstellung verschiedener Verhaltensweisen und ihrer komplementären Reaktionen dient der interpersonelle Kreis nach Kiesler (1983). Mithilfe des »Fragebogens für interpersonale Eindrücke« (*Impact Message Inventory*, IMI-R; Caspar 2002) wird der sogenannte Stimuluscharakter – d.h. typische Verhaltenstendenzen des Patienten – in den Verhaltensdimensionen des Kiesler Kreises dargestellt. Kiesler (1983) teilt Verhaltensweisen in folgende Dimensionen ein: freundlich vs. feindselig, dominant vs. submissiv, freundlich-dominant vs. freundlich-submissiv und feindselig-dominant vs. feindselig-submissiv (► **Abb. 7.3**).

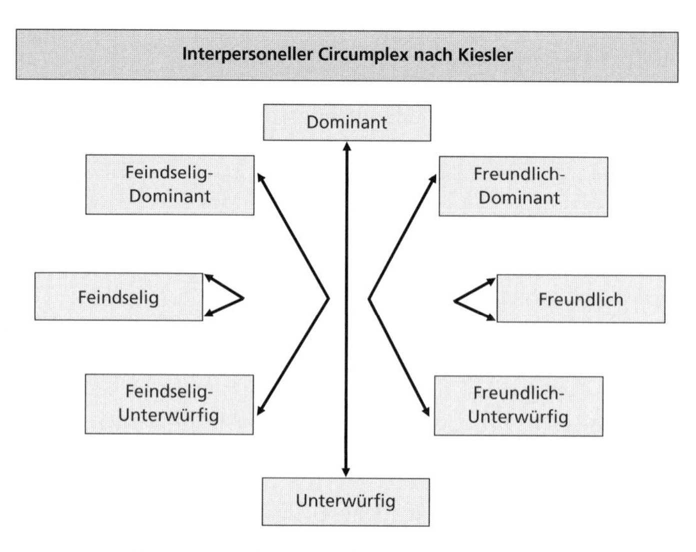

Abb. 7.3: Interpersoneller Kreis nach Kiesler (1983) mit den acht Verhaltensdimensionen.

Die Verhaltensdimensionen stehen in einem komplementären Verhältnis. Nach Kiesler (1983) löst dominantes Verhalten beim Gegenüber submissives Verhalten aus und umgekehrt. Freundliches Verhalten führt zu einer freundlichen Verhaltensreaktion, feindseliges Verhalten zu einer feindseligen Reaktion. Bezüglich der Zwischendimensionen gilt: Freundlich-dominantes Verhalten führt zu freundlich-submissiver Reaktion beim Gegenüber und umgekehrt. Ebenso verhalten sich feindselig-dominantes Verhalten und feindselig-submissive Verhaltensreaktionen zueinander. Freundliche Dimensionen im Kreis gehen mit Nähe, feindselige mit Distanz, dominante mit Offenheit und submissive mit Verschlossenheit einher. Der Stimuluscharakter chronisch depressiver Patienten im Kiesler Kreis liegt üblicherweise im Bereich freundlich-submissiv, feindselig, feindselig-dominant oder feindselig-submissiv, also im distanzierten und verschlossenen Bereich.

Der Kiesler Kreis dient in der CBASP-Therapie als wichtiges Instrument für den Patienten, um seinen Stimuluscharakter einschätzen zu können. Der Patient kann also lernen, sein Verhalten einzuordnen und zunehmend besser verstehen, welche Konsequenzen es hat. Insbesondere beim Üben alternativer Verhaltensweisen in Rollenspielen ist der Kiesler Kreis ein sinnvolles Instrument: Als visuelle Darstellung eines ganzen Repertoires an Verhaltensweisen kann dem Patienten bewusst werden, dass ihm – je nach Situation – verschiedene Verhaltensweisen zur Verfügung stehen. Beispielsweise kann der Patient so lernen, neben vorwiegend feindselig-submissivem, submissivem oder feindselig-dominantem Verhalten sein Verhaltensrepertoire um freundliche und dominante Verhaltensweisen zu erweitern. Auch bei der Definition eines erwünschten Ergebnisses in der Situationsanalyse dienen die Dimensionen des Kiesler Kreises als Orientierung für das Zielverhalten.

Die Gestaltung der therapeutischen Beziehung durch das disziplinierte persönliche Einlassen und diskriminatives Lernen

Innovativ ist in CBASP die besondere Berücksichtigung der therapeutischen Beziehung. Sie wird als Beispiel interpersoneller Beziehungen direkt genutzt, wobei Ziel ist, dem Patienten korrigierende, heilsame Beziehungserfahrungen zu ermöglichen und damit eine Heilung früher Traumata durch die Prägungen zu erreichen. Nach dem Aufbau einer vertrauensvollen Therapiebeziehung dient hierbei das disziplinierte persönliche Sich-Einlassen (DPE) als wichtige Technik, um den Patienten auf interpersonelle Konsequenzen seines Verhaltens hinzuweisen. Hierbei meldet der Therapeut dem Patienten diszipliniert – d. h. überlegt und dem therapeutischen Nutzen entsprechend –, was er durch sein Verhalten in ihm auslöst. Hinter den Bestandteilen des DPE verbirgt sich folgendes Vorgehen:

- *Diszipliniert* (auch im Sinne von kontrolliert): Der Therapeut überlegt sich vor dem persönlichen Einlassen genau, ob, was und wie er dem Patienten etwas mitteilt und welches Ziel er dabei verfolgt.
- *Persönlich*: Der Therapeut ist bereit, sich dem Patienten persönlich, authentisch und gefühlsbezogen mitzuteilen.
- *Einlassen*: Der Therapeut ist bereit, sich auf den Patienten persönlich einzulassen.

Ein Beispiel zur Durchführung des DPE ist im folgenden Kasten dargestellt.

Beispiel

Th.: *Wie geht es Ihnen nach dem Wochenende?*
Pat.: *Schlecht, sehr schlecht.*
Th.: *Hm. Was ist denn passiert?*
Pat.: *Das bringt doch nichts, ich breche die Therapie ab!*
Th.: *Sie möchten die Therapie abbrechen? Was ist denn vorgefallen?*
Pat.: *Ich hatte einen großen Streit mit meinem Mann, aber das bringt doch eh alles nichts, Sie können mir doch eh nicht helfen …*
Th.: *Ich möchte mir gerne gleich Zeit nehmen, mit Ihnen diesen Konflikt zu bearbeiten. Zuvor möchte ich Sie aber etwas fragen: Können Sie sich vorstellen, was diese Aussage in mir auslöst: Ich breche die Therapie ab und das bringt nichts und dass ich Ihnen eh nicht helfen kann?*
Pat.: *Keine Ahnung.*
Th.: *Darf ich Ihnen sagen, wie es mir damit geht?*
Pat.: *Hm, ja.*
Th.: *Also ich merke, dass ich überrascht und auch betroffen bin. Letzte Woche hatten wir noch eine so intensive Stunde und Sie hatten Hoffnung, was die Therapie betrifft. Heute erlebe ich Sie ganz anders, so distanziert. Ich fühle, dass mich Ihre Aussage betroffen macht, weil ich gerne mit Ihnen arbeite und Sie mir wichtig sind.* […]

DPE kommt – wie im Beispiel – dann zur Anwendung, wenn der Patient therapieschädigendes Verhalten zeigt. Es wird darüber hinaus in emotionalen Situationen genutzt, in denen die Übertragungshypothesen bzw. Prägungen auftauchen. Letztlich kann es auch ressourcenorientiert in positiven Situationen angewendet werden, um dem Patienten rückzumelden, dass Fortschritte in der Therapie beim Therapeuten positive Emotionen und Reaktionen auslösen.

Diskriminatives Lernen/Interpersonelle Diskriminationsübung

Meist leitet der Therapeut nach DPE-Situationen eine sogenannte interpersonelle Diskriminationsübung (IDÜ) ein. Der Therapeut fragt den Patienten hierbei gezielt, welche Reaktion der Therapeut bzgl. einer Situation gezeigt hat und wie im Vergleich die entsprechenden prägenden Bezugspersonen bei ähnlichen Situationen reagiert hätten. Durch das Herausstellen der unterschiedlichen Reaktionsweisen des Therapeuten im Gegensatz zu den prägenden Bezugspersonen des Patienten werden durch diskriminatives Lernen heilende Beziehungserfahrungen beim Patienten ermöglicht.

Beispiel

Th.: *Als Sie mir vorhin berichtet haben, dass Sie die Therapie abbrechen wollen, weil sie eh nichts bringe, wie habe ich darauf reagiert?*
Pat.: *Sie haben gesagt, dass Sie überrascht und betroffen sind, weil Sie gerne mit mir arbeiten und ich Ihnen wichtig bin.*
Th.: *Genau. Und wie hätte Ihr Vater in einer ähnlichen Situation reagiert – wenn Sie etwas beenden wollten?*
Pat.: *Der hätte gesagt: Das geht auf keinen Fall! Du musst es weitermachen. Es liegt nur an Dir, wenn es Dir nichts bringt. Du kannst ja eh nichts.*
Th.: *Und wie hätte Ihre Mutter reagiert?*
Pat.: *Die hätte gesagt, dass ihr egal sei, was ich denke und mache, und ich sie nicht stören soll.*
Th.: *Und jetzt lassen Sie uns nochmal schauen: Wie habe ich im Vergleich zu Ihrem Vater und Ihrer Mutter reagiert?*
Pat.: *Sie haben mich nicht weggeschickt und mir nichts vorgeworfen. Sie haben gesagt, dass es Sie betroffen macht, weil Sie gerne mit mir arbeiten und ich Ihnen wichtig bin.*
Th.: *Ja, genau. Und was bedeutet das für Sie?*
Pat.: *Na ja, vielleicht bin ich Ihnen ja wirklich wichtig, das fühlt sich seltsam, aber auch gut an …*

CBASP als stationäres Behandlungskonzept zur Therapie der chronischen Depression

CBASP wurde als stationäres Konzept eingeführt, um die chronisch depressiven Patienten zu behandeln, welche besonders schwer erkrankt sind, von ambulanten Therapien häufig nicht zufriedenstellend profitieren, massive häusliche Belastungen aufweisen und immer wieder in suizidale Krisen geraten. Auf der Basis der ambulanten CBASP-Therapie wurde daher ein multidisziplinäres stationäres, über drei Monate sich erstreckendes Therapieprogramm entwickelt, welches u. a. neue gruppentherapeutische CBASP-Konzepte integriert (Brakemeier et al. 2011 a). ▸ **Abbildung 7.4** zeigt die Bausteine dieses multidisziplinären Konzepts.

Die Einzeltherapien werden durch Gruppentherapien und Bezugspflegegespräche ergänzt. Insbesondere das Gruppenformat erscheint als eine effektive Modifikation, da die Patienten durch Modellernen und Rollenspiele voneinander profitieren. Zudem können sie sich bedingt durch die Störungshomogenität der Gruppe leichter öffnen als in störungsheterogenen Gruppen, was ein Empathie-Training innerhalb der Gruppe ermöglicht. So kann es zu einem Heilungsprozess traumatischer Erfahrungen durch neue korrigierende Erfahrungen nicht nur in Kontakt mit dem Einzeltherapeuten (wie bei der ambulanten Therapie), sondern vielmehr mit dem Team, aber auch den Mitpatienten kommen.

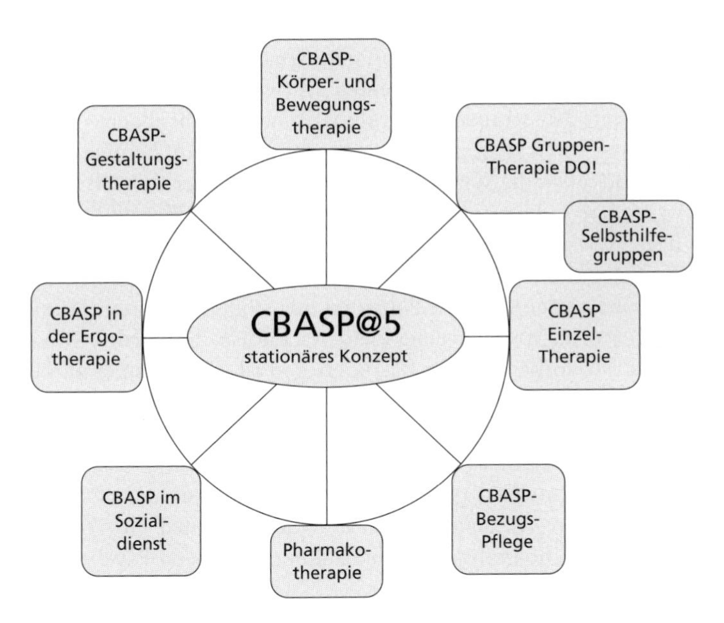

Abb. 7.4: Bausteine des dreimonatigen stationären Therapiekonzeptes »CBASP@5« bei chronischer Depression.

7.2.4 Wie wirksam sind die Psychotherapien bei chronischen Depressionen?

Bis dato existieren relativ wenige kontrollierte Psychotherapiestudien mit chronisch depressiven Patienten. Jedoch weisen die publizierten Studien darauf hin, dass auch bei chronischen Depressionen der Einsatz von Psychotherapien wirksam ist. Vor allem die Kombination von störungs- und problemspezifischen Psychotherapien mit einer Antidepressivatherapie scheint hilfreich und wirksam zu sein. Eine neuere Metaanalyse (Cuijpers et al. 2010) untersucht explizit die Wirksamkeit von Psychotherapien bei chronischer Major Depression und der Dysthymie und resümiert, dass Psychotherapien zwar wirksam seien, jedoch erst ab einer Dauer von mindestens 18 Sitzungen.

Im Vergleich mit der Behandlung episodischer Depressionen schneiden die klassischen Psychotherapien – wie die KVT oder die IPT – bei chronischen Depressionen schlechter ab (de Jong-Meyer et al. 2007; Überblick in Brakemeier et al. 2011 b). Es kann vermutet werden, dass die typischen Grundelemente dieser Psychotherapien – wie z. B. Fokus auf die aktuellen Probleme, Vermittlung von Kontrolltechniken zur Überwindung der Probleme, ein gestuftes und Erfolge vermittelndes Vorgehen, auf Denken und Verhalten ausgerichtete, strukturierte, aktive, direktive Therapeuten (vgl. Hautzinger 2010) – sowie die begrenzte Behandlungsdauer bei der Therapie chronisch depressiver Patienten nicht ausreichen. CBASP hingegen setzt direkt an den typischen Problemen und Schwierigkeiten von chronisch depressiven Patienten an (wie das soziale Empathie-Defizit, das oft ausgeprägte Misstrauen, die traumatischen Erfahrungen, die undifferenzierte Übertragung von früheren Beziehungserfahrungen auf heutige Beziehungen). Dementsprechend fallen die Wirksamkeitsraten auch höher aus: CBASP konnte als ambulante Therapie in einer großen randomisiert-kontrollierten Studie mit 85 % Response hohe Wirksamkeitsraten in Kombination mit einem Antidepressivum erreichen (Keller et al. 2000). Eine Reanalyse der Daten konnte zudem aufdecken, dass CBASP insbesondere bei den Patienten mit frühen Traumatisierungen wirksam ist (Nemeroff et al. 2003). In einer kleineren Pilotstudie wurde erstmals gezeigt, dass CBASP als Monotherapie der IPT überlegen ist (Schramm et al. 2011). Eine offene Pilotstudie des stationären Konzeptes gibt zudem Hinweise, dass diese intensive stationäre Therapie durchführbar, akzeptiert und wirkungsvoll zu sein scheint (Brakemeier et al. 2011 a). Jedoch bedarf es weiterer Studien, um die kurz- und langfristige Wirksamkeit gerade im Vergleich mit anderen Psychotherapien einschätzen zu können. Aktuelle Studien untersuchen daher CBASP im Vergleich mit der KVT, der Psychoanalyse und einer unterstützenden Psychotherapie.

7.3 Zusammenfassung und Ausblick

Chronische Depressionen – welche immerhin ein Drittel aller Depressionen ausmachen – wurden lange Zeit fehldiagnostiziert, unzureichend beforscht und ungenügend behandelt. Der Fokus der wissenschaftlichen Aufmerksamkeit lag auf den zwei Dritteln der akuten Depressionen, die gut zu behandeln und nach wenigen Monaten weitgehend oder vollständig remittiert sind (vgl. Hautzinger 2010). Das chronifizierte, nicht remittierte Drittel galt als »therapieresistent«, »therapierefraktär«, in erster Linie »persönlichkeitsgestört« bzw. auch als »*difficult to treat*« (vgl. Brakemeier et al. 2011 b).

Heute verlagert sich der Fokus der Forschung zunehmend auf diese extrem beeinträchtigende Störung, welche häufig früh in der Kindheit/Jugend beginnt und sich meist in mehr oder weniger ausgeprägter Form über die Lebensspanne erstreckt. Chronische Depressionen können für Betroffene und häufig auch für deren Angehörige mit großem Leid und für die Therapeuten mit Frustration einhergehen. Der Herausforderung, welche die Patienten aus psychotherapeutischer, therapiemethodischer und interaktioneller Sicht darstellen, stellen sich vermehrt Forscher und Therapeuten.

So wurden einerseits die bereits existierenden Psychotherapien für die Besonderheiten der chronischen Depression modifiziert (▸ **Kap. 7.2.1** zur KVT und ▸ **Kap. 7.2.2** zur IPT). Andererseits entwickelte McCullough eine spezifisch auf diese Patientengruppe abgestimmte neue Psychotherapie (▸ **Kap. 7.2.3** zum CBASP). Eine Metaanalyse sowie einige Studien geben nun auch berechtigt Anlass zur Hoffnung, dass chronisch depressiven Patienten doch besser geholfen werden kann als lange angenommen (▸ **Kap. 7.2.4**). Für erfolgreiche Psychotherapien erscheint insbesondere wichtig, dass Therapeuten bereit sind, sich persönlich auf den Patienten einzulassen, und sich auch kontrolliert selbst einbringen können (▸ **Kap. 7.2.3**). Gerade diese Beziehungsgestaltung scheint der positive Wirkfaktor zu sein, da sie den Zugang zu den Patienten ermöglicht und interpersonale Diskriminationsfähigkeit und Empathie sowie die Überwindung der inneren Abschottung fördert (▸ **Kap. 7.1.2**).

Forschungsbedarf herrscht jedoch weiter bzgl. verschiedener Aspekte der Psychotherapie chronischer Depressionen. Da insbesondere diese Patienten nicht als homogene Gruppe erscheinen, dürfte eine relevante Frage sein, welche Patientensubgruppen auf welche Psychotherapien langfristig ansprechen.

Trotz offener Fragen und weiterem Forschungsbedarf sind wir der Überzeugung, dass wir den chronisch depressiven Patienten und auch ihren häufig frustrierten Therapeuten Hoffnung machen können, durch die neuen psychotherapeutischen Strategien den Teufelskreis der chronischen Depression zunehmend durchbrechen zu können.

Literatur

Abramson LY, Metalsky GI & Alloy LB (1989): Hopelessness depression: A theory-based subtype of depression. Psychological Review; 96:358–372.

Alonso J, Angermeyer MC, Bernert S, Bruffaerts R, Brugha TS, Bryson H, de Girolamo G, Graaf R, Demyttenaere K, Gasquet I et al. (2004): Disability and quality of life impact of mental disorders in Europe: Results from the European Study of the Epidemiology of Mental Disorders (ESEMeD) project. Acta Psychiatrica Scandinavica; 109 Suppl 420:38–46.

Angst J, Gamma A, Rossler W, Ajdacic V & Klein DN (2009): Long-term depression versus episodic major depression: Results from the prospective Zurich study of a community sample. Journal of Affective Disorders; 115:112–121.

Arnow BA & Constantino MJ (2003): Effectiveness of psychotherapy and combination treatment for chronic depression. Journal of Clinical Psychology; 59:893–905.

Beck AT (1967): Depression: Clinical, experimental, and theoretical aspects. New York: Harper & Row.

Bowlby J (1969): Attachment. New York: Basic Books.

Brakemeier EL, Engel V, Schramm E, Schmidt T, Zobel I, Hautzinger M, Berger M & Normann C (2011): Effectiveness of inpatient cognitive behavioral analysis system of psychotherapy for chronically depressed patients: a pilot study. Psychotherapy and Psychosomatics; 80:191–194.

Brakemeier EL & Hautzinger M (2008): Kognitive Verhaltenstherapie. In: Bschor T (Hrsg.): Behandlungsmanual therapieresistente Depression. S. 330–367. Stuttgart: Kohlhammer.

Brakemeier EL, Normann C & Berger M (2008): Ätiopathogenese der unipolaren Depression: Neurobiologische und psychosoziale Faktoren. Bundesgesundheitsblatt; 51:379–391.

Brakemeier EL & Schramm E (2008): CBASP: Cognitive Behavioral Analysis System of Psychotherapy. In: Bschor T (Hrsg.): Behandlungsmanual therapieresistente Depression. S. 382–396. Stuttgart: Kohlhammer.

Brakemeier EL, Schramm E & Hautzinger M (2011 a): Chronische Depressionen. Fortschritte der Psychotherapie. Göttingen: Hogrefe.

Brakemeier EL, Schramm E & Hautzinger M (2011 b): Chronische Depressionen. Fortschritte der Psychotherapie. Göttingen: Hogrefe.

Caspar F (2002): Das Impact Message Inventory von Kiesler. In: Brähler E, Schumacher J & Strauss B (Hrsg.): Diagnostische Verfahren in der Psychotherapie. S. 214–216. Weinheim: Beltz.

Compton WM, Conway KP, Stinson FS & Grant BF (2006): Changes in the prevalence of major depression and comorbid substance use disorders in the United States between 1991–1992 and 2001–2002. American Journal of Psychiatry; 163(12):2141–2147.

Cuijpers P, van Straten A, Schuurmans J, van Oppen P, Hollon SD & Andersson G (2010): Psychotherapy for chronic major depression and dysthymia: A meta-analysis. Clinical Psychology Review; 30:51–62.

De Jong-Meyer R, Hautzinger M, Kühner C & Schramm E (2007): Evidenzbasierte Leitlinie zur Psychotherapie affektiver Störungen. Göttingen: Hogrefe.

Dunner DL (2001): Acute and maintenance treatment of chronic depression. Journal of Clinical Psychiatry; 62 Suppl 6:10–16.

Gabilondo A, Rojas-Farreras S, Vilagut G, Haro JM, Fernández A, Pinto-Meza A & Alonso J (2010): Epidemiology of major depressive episode in a southern European country: results from the ESEMeD-Spain project. Journal of Affective Disorders, 120 (1–3), 76–85.

Hautzinger M (2006): Kognitive Verhaltenstherapie chronischer Depression. Vortrag auf dem Symposium: Psychotherapie der chronischen Depression. EOS-Klinik, Münster.

Hautzinger M (2010): Akute Depressionen. Fortschritte der Psychotherapie. Göttingen: Hogrefe.

Hautzinger M & de Jong-Meyer R (2003): Wirksamkeit psychologischer Behandlungen bei Depressionen. In: Reinecker H (Hrsg.): Lehrbuch der klinischen Psychologie. Modelle psychischer Störungen. 2. Aufl. S. 215–258. Göttingen: Hogrefe.
Hinsch R & Pfingsten U (2002): Gruppentraining sozialer Kompetenzen GSK. Grundlagen, Durchführung, Anwendungsbeispiele. 4., völlig neu bearbeitete Aufl. Weinheim: Beltz PVU.
Hung CI, Wang SJ, Yang CH & Liu CY (2008): The impacts of migraine, anxiety disorders, and chronic depression on quality of life in psychiatric outpatients with major depressive disorder. Journal of Psychosomatic Research; 65:135–142.
Keller MB, Klein DN, Hirschfeld RM, Kocsis JH, McCullough JP, Miller I, First MB, Holzer CP, Keitner GI & Marin DB (1995): Results of the DSM-IV mood disorders field trial. American Journal of Psychiatry; 152:843–849.
Keller MB, McCullough JP, Klein DN, Arnow B, Dunner DL, Gelenberg AJ, Markowitz JC, Nemeroff CB, Russell JM, Thase ME, Trivedi MH & Zajecka J (2000): A comparison of nefazodone, the cognitive behavioral-analysis system of psychotherapy, and their combination for the treatment of chronic depression. New England Journal of Medicine; 342:1462–1470.
Kiesler DJ (1983): The 1982 Interpersonal Circle: A taxonomy for complementarity in human transactions. Psychological Review; 90:185–214.
Klein DN & Santiago NJ (2003): Dysthymia and chronic depression: Introduction, classification, risk factors, and course. Journal of Clinical Psychology; 59:807–816.
Klein DN, Schatzberg AF, McCullough JP, Dowling F, Goodman D, Howland RH, Markowitz JC, Smith C, Thase ME, Rush AJ, La Vange L, Harrison WM & Keller MB (1999): Age of onset in chronic major depression: Relation to demographic and clinical variables, family history, and treatment response. Journal of Affective Disorders; 55:149–157.
Klerman GL, Weissman M, Rounsaville BJ, Chevron ES (1984): Interpersonal Psychotherapy of depression. New York: Basic Books.
Kossak HC (2004): Hypnose: Lehrbuch für Psychotherapeuten und Ärzte. Weinheim: Beltz.
Lewinsohn PM (1974): A behavioral approach to depression. In: Friedman RJ & Katz MM (Hrsg.): The psychology of depression: Contemporary theory and research. S. 157–178. New York: Wiley & Sons.
Linden M (2005): Entspannungstraining. In: Linden M & Hautzinger M (Hrsg.): Verhaltenstherapiemanual. 5. Aufl. S. 148–151. Berlin: Springer.
Markowitz JC (1997): Interpersonal Psychotherapy for Dysthymic Disorder. Washington DC: American Psychiatric Press.
Markowitz JC (2003): Interpersonal psychotherapy for chronic depression. Journal of Clinical Psychology; 59:847–858.
McCullough JP (1984): Cognitive-behavioral analysis system of psychotherapy: An interactional treatment approach for dysthymic disorder. Psychiatry; 47:234–250.
McCullough JP (2000): Treatment of chronic depression. Cognitive Behavioral Analysis System of Psychotherapy. New York: Guilford Press.
McCullough JP Jr. (2010): CBASP, the third wave and the treatment of chronic depression. Journal of European Psychotherapy; 9:169–190.
Meyer A (1957): Psychobiology: A science of a man. Springfield: Thomas.
Nemeroff CB, Heim CM, Thase ME, Klein DN, Rush AJ, Schatzberg AF, Ninan PT, McCullough JP Jr., Weiss PM, Dunner DL, Rothbaum BO, Kornstein S, Keitner G & Keller MB (2003): Differential responses to psychotherapy versus pharmacotherapy in patients with chronic forms of major depression and childhood trauma. Proceedings of the National Academy of Sciences of the United States of America; 100(24):14 293–14 296.
Piaget J (1967): Six psychological studies. New York: Random House.
Reddemann L (2004): Psychodynamisch imaginative Traumatherapie. Stuttgart: Klett-Cotta.
Riso LP, Miyatake RK & Thase ME (2002): The search for determinants of chronic depression: A review of six factors. Journal of Affective Disorders; 70:103–115.
Russell JM, Kornstein SG, Shea MT, McCullough JP, Harrison WM, Hirschfeld RM & Keller MB (2003): Chronic depression and comorbid personality disorders: Response to sertraline versus imipramine. Journal of Clinical Psychiatry; 64:554–561.

Sachse U (2004): Traumazentrierte Psychotherapie. Stuttgart: Schattauer.
Schramm E (2008): Interpersonelle Psychotherapie. In: Bschor T (Hrsg.): Behandlungsmanual therapieresistente Depression. S. 382–396. Stuttgart: Kohlhammer.
Schramm E (2010): Interpersonelle Psychotherapie. 4. Aufl. Stuttgart: Schattauer.
Schramm E, Schweiger U, Hohagen F & Berger M (2006): Psychotherapie der chronischen Depression. Cognitive Behavioral Analysis System of Psychotherapy (CBASP) von James P. McCullough. München: Elsevier.
Schramm E, Zobel I, Dykierek P, Kech S, Brakemeier EL, Külz A & Berger M (2011): Cognitive behavioral analysis system of psychotherapy versus interpersonal psychotherapy for early-onset chronic depression: A randomized pilot study. Journal of Affective Disorders; 129:109–116.
Seligman MEP (1975): Learned helplessness. San Francisco: Freeman.
Sullivan HS (1953): The interpersonal theory of psychiatry. New York: Norton.
Weiner B, Frieze I, Kukla A, Reed L, Rest S & Rosenbaum RM (1987): Perceiving the causes of success and failure. In: Jones EE, Kanouse DE, Kelley HH, Nisbett RE, Valins S & Weiner B (Hrsg): Attribution: Perceiving the causes of behaviour. S. 95–120. Hillsdale: Lawrence Erlbaum Associates.
Wiersma JE, Hovens JG, van Oppen P, Giltay EJ, van Schaik DJ, Beekman AT & Penninx BW (2009): The importance of childhood trauma and childhood life events for chronicity of depression in adults. Journal of Clinical Psychiatry; 70:983–989.
Wiersma JE, van Oppen P, van Schaik DJ, van der Does AJ, Beekman AT & Penninx BW (2011): Psychological characteristics of chronic depression: a longitudinal cohort study. Journal of Clinical Psychiatry; 72(3):288–294.

8 Pharmakotherapie der therapieresistenten Depression

Nadine Dreimüller, Klaus Lieb, André Tadić

Einleitung

Es gibt bis heute keine wissenschaftlich akzeptierte Definition der therapieresistenten Depression (TRD). In der Vergangenheit wurden verschiedene Definitionen vorgeschlagen, z. B. ein unzureichendes Ansprechen auf wenigstens zwei Antidepressiva mit unterschiedlichen Wirkungsschwerpunkten in ausreichender Dosierung und Therapiedauer (Helmchen 1990, Souery et al. 1999). Weiter wurden Vorschläge zur Schweregradeinteilung der TRD gemacht; hierbei handelt es sich um Stufenschemata, deren Stufen durch das Nichtansprechen auf bestimmte Antidepressiva und andere Therapiestrategien gekennzeichnet sind (z. B. Souery 1999, Thase & Rush 1997). Die Modelle haben unterschiedliche Schwächen; gemeinsam ist ihnen, dass sie kaum Aussagekraft für den besten nächsten Therapieschritt besitzen. Die im klinischen Alltag am besten nutzbare Definition ist, dass Therapieresistenz mit unzureichendem Ansprechen auf *einen* adäquaten Therapieversuch gleichgesetzt wird (AkdÄ 2006). Aber selbst bei dieser einfachsten Definition verbleiben Schwierigkeiten: Die *Adäquatheit* eines Therapieversuches ist kaum operationalisiert und es bestehen hierzu unterschiedliche Annahmen. Zu berücksichtigen sind die Dosis der Medikation, die Therapiedauer und das Therapieziel bzw. das geeignete Modell für Therapieansprechen.

In Deutschland wird beispielsweise eine Dosierung bei trizyklischen Antidepressiva von bis zu 150 mg als ausreichend angesehen, in den USA gelten Dosen um die 300 mg als adäquat.

Bezüglich der Therapiedauer empfehlen auch aktuelle Leitlinien Behandlungszeiten von 3–4 Wochen (DGPPN et al. 2009) oder sogar 4–8 Wochen (APA 2000). Nach diesem Zeitraum soll mindestens eine 50 %-ige Besserung der Ausgangssymptomatik eingetreten sein. Diese Empfehlungen reflektieren die traditionelle Annahme, dass die Effekte von Antidepressiva erst nach mehreren Wochen auftreten. Inzwischen gibt es jedoch auch eine sehr breite Datenbasis aus verschiedenen retrospektiven Datenanalysen an insgesamt über 36 000 Patienten, die zeigen, dass die Effekte von Antidepressiva bereits nach 10–14 Tagen beobachtet werden können.

Bezüglich der Therapieziele sind die Definitionen klarer formuliert: Remission, d. h. die vollständige Abwesenheit von Symptomen, wird überwiegend definiert als ein Wert von < 7 auf der 17-Item-Version der Hamilton-Depressions-Rating-Skala (HAMD-17; Hamilton 1960). Weitere wichtige Therapieziele sind die Response

(Reduktion der Symptomschwere um ≥ 50 %) sowie Improvement (Reduktion der Symptomschwere um ≥ 20 %). Das zu erwartende Therapieziel hängt eng mit der Therapiedauer zusammen. Auch hier gilt, dass ein abschließender wissenschaftlicher Konsens aussteht, zu welchem Zeitpunkt welches Therapieziel erreicht sein sollte, um klare Handlungsempfehlungen für den klinischen Alltag ableiten und eine Vereinheitlichung von Studiendesigns erreichen zu können. Einerseits ist Remission das erklärte Therapieziel zahlreicher Fachgesellschaften, da Restsymptome zu einem niedrigeren Funktionsniveau und einer schlechteren Prognose führen; andererseits sehen typische Studiendesigns zu diesem Thema vor, dass Patienten mit einer Non-Response eingeschlossen werden. Patienten, die zwar eine Response erreichen, jedoch keine Remission, werden üblicherweise nicht in Studien zur Behandlung von TRD untersucht, was zu einer Verzerrung der Effektstärke der untersuchten Therapiestrategien führen könnte. Darüber hinaus konnten zahlreiche Untersuchungen der letzten Jahre zeigen, dass eine Reduktion der Symptomschwere um 20 % in den ersten zwei Behandlungswochen ein geeignetes Modell für den Beginn einer antidepressiven Wirksamkeit ist. Eine darauf basierende Therapiestrategie (Early Medication change; EMC) wird aktuell mit einem üblichen Therapieregimen erstmals in einer randomisierten kontrollierten klinischen Studie verglichen. Dieser Early Medication Change (EMC) Trial (Tadić et al. 2010; http://www.the-emc-trial.de) findet aktuell unter der Leitung der Klinik für Psychiatrie und Psychotherapie in Mainz, an insgesamt fünf deutschen Zentren und gefördert durch das Bundesministerium für Bildung und Forschung statt. Die Hauptergebnisse der Studie werden für Ende 2013 erwartet. Sie werden helfen können, Modelle für das Ansprechen auf Antidepressiva zu vereinheitlichen und noch konkretere Leitlinienempfehlungen zur Depressionsbehandlung geben zu können.

Unabhängig von der Definition besteht eine hohe Prävalenz für die TRD. Zusammengefasst liegen die Responderraten in anerkannten achtwöchigen placebo-kontrollierten Studien mit Antidepressiva bei ca. 50 %, die Remissionsraten lediglich bei etwa 30–40 %. Zwar kommt es zu einer Steigerung bei zunehmender Behandlungsdauer, dennoch bleiben etwa 20–30 % der Patienten nach zwei und etwa 15 % nach drei Antidepressiva-Behandlungen therapieresistent.

8.1 Diagnostik

Besteht der Verdacht auf eine TRD, muss differentialdiagnostisch auch eine *Pseudotherapieresistenz* bedacht werden, hierbei liegen dem fehlenden Therapieansprechen auf Antidepressiva andere Gründe als eine Non-Response bei adäquat durchgeführter Therapie zugrunde. Ursachen hierfür können eine inadäquat durchgeführte Pharmakotherapie sein oder eine Fehldiagnose, beispielsweise eine Erkrankung der Achse II, einer beginnenden Demenz, Angststörungen oder einer posttraumatischen Belastungsstörung. Ursächlich kann auch eine komorbide psychiatrische und oder internistische Erkrankung sein. Zusätzlich muss überprüft werden, ob eine potentiell depressionsauslösende Medikation eingenommen wird. Eine ausführliche Übersicht dieser Faktoren geben Tadić und Lieb (2007).

Ein wichtiger Faktor der Pseudotherapieresistenz ist eine inadäquate antidepressive Pharmakotherapie. Diese beruht meist auf unzureichender Dauer der Behandlung, Dosis und Plasmakonzentration. Zur Evaluation der genannten Faktoren sollte eine strukturierte Registrierung der bisherigen Therapiesequenz erfolgen. Bewährt hat sich zu diesem Zweck ein *Phasenkalender*, in dem die Schwere der Erkrankungsphasen sowie die jeweils verordnete Medikation inklusive Dauer, Dosis und (im Optimalfall) Plasmakonzentration erfasst werden, (Lieb 2005). Gemäß aktueller Leitlinien zur Behandlung unipolarer Depressionen sollte spätestens nach drei bis vier Wochen eine genauere Wirkungsprüfung und Symptomerfassung erfolgen, um über Beibehaltung bzw. Wechsel der Behandlungsstrategie zu entscheiden (S3-Leitlinie Depression/NVL 2009). Liegt ein schnellerer Medikationswechsel vor, wurde dieser meistens vom Patienten selbst wegen Nebenwirkungen gewünscht. Zu den möglichen Ursachen von Nebenwirkungen gehört eine ungewöhnlich hohe Plasmakonzentration der Substanz, beispielsweise bedingt durch genetisch determinierte Varianten von Isoenzymen des hepatischen Cytochrom-P450-Systems (CYP) oder durch Medikamente, die den Abbau des Antidepressivums erheblich verlangsamen (pharmakokinetische Interaktion). Daher sollte bei Pseudotherapieresistenz mit mehreren kurzen Therapieversuchen, die aufgrund von Nebenwirkungen abgebrochen wurden, zum einen die Behandlung mit einer zuvor verordneten Substanz erwogen werden, aber mit einer geringeren initialen Dosis und unter engmaschiger Kontrolle der Plasmakonzentration (therapeutisches drug monitoring; TDM). Zum anderen gibt es viele TRD-Verdachtsfälle mit adäquater Behandlungsdauer und -dosis. Auch bei ihnen ist das TDM bedeutsam, da eine zu niedrige Plasmakonzentration für den ausbleibenden Therapieerfolg verantwortlich sein kann. Zu den wichtigsten Ursachen gehören Patienten-Incompliance, genetisch determinierte CYP-Varianten, die einen beschleunigten Abbau des Antidepressivums bewirken (Shams et al. 2006) und Medikamente, die zu einer Induktion von CYP-Isoenzymen führen und auf diese Weise den Aufbau wirksamer Plasmakonzentrationen von Antidepressiva in üblichen Dosierungen verhindern. Liegt ein solcher Fall der Pseudotherapieresistenz vor, sollte im Sinne einer *individualisierten Therapie* eine Dosiserhöhung unter Berücksichtigung bekannter therapeutischer Bereiche für Plasmakonzentrationen von Antidepressiva erwogen werden.

8.2 Pharmakotherapeutische Optionen bei TRD

Es bestehen folgende pharmakotherapeutische Optionen bei TRD:

- Dosiserhöhung
- Wechsel des Präparats (»Switch«)

- Augmentation, d. h. die Zugabe einer nicht oder wenig antidepressiv wirksamen Substanz zu einem Antidepressivum
- Kombination mit einem zweiten Antidepressivum

Insgesamt gibt es noch zu wenige aussagekräftige Studien, die die Effektivität der möglichen Strategien zur Behandlung dieses häufig auftretenden klinischen Problems miteinander vergleichen und angemessen kontrollieren. Den größten Beitrag zu den jüngsten Entwicklungen in der Therapie der TRD hat die US-amerikanische, diesbezüglich weltweit umfangreichste Studie »The Sequenced Treatment Alternatives to Relieve Depression Trial« (STAR*D) geleistet. In dieser Studie wurde die relative Effektivität verschiedener Therapiestrategien für Patienten mit einer depressiven Episode, die unter einer initialen Monotherapie mit Citalopram nicht remittierten verglichen. In der Phase I wurden 2876 Patienten für 12 Wochen mit Citalopram behandelt (Trivedi et al. 2006). Danach wurden bei den Non-Respondern verschiedene Strategien zur Erreichung der Remission untersucht. Diese Resultate aus STAR*D liefern für mehrere Therapieoptionen bei TRD den bisher ersten Randomized Controlled Trial (RCT) und werden im Folgenden an entsprechender Stelle berücksichtigt.

8.2.1 Dosiserhöhung

Die einfachste Maßnahme bei initial fehlendem oder mangelhaftem Ansprechen ohne vorherige Serumspiegelbestimmung besteht in der Anhebung der Dosis des verordneten Antidepressivums in Abhängigkeit von Verträglichkeit und den Anwendungsempfehlungen des Herstellers. Die Wirksamkeit der Dosiserhöhung kann für TZA, Venlafaxin und Tranylcypromin angenommen werden (DGPPN et al. 2009, Adli et al. 2005). Hierbei sollten auch die etablierten Bereiche für die Plasmakonzentrationen der Antidepressiva berücksichtigt werden (Baumann et al. 2004). Eine Ausnahme stellen SSRI dar, für die mehrere Studien zeigen konnten, dass keine positive Dosis-Wirkungs-Beziehung besteht und eine Dosiserhöhung eventuell sogar nachteilig ist (Licht & Qvitzau 2002). Nur bei Serumkonzentrationen unterhalb des definierten therapeutischen Referenzbereiches scheint eine Dosiserhöhung gerechtfertigt zu sein.

8.2.2 Wechsel des Präparats (»Switch«)

Die am häufigsten durchgeführte Strategie bei Non-Response ist der Wechsel des Antidepressivums, hierbei wird der Wechsel innerhalb einer Substanzklasse (within-class-switch) mit dem Switch zwischen verschiedenen Substanzklassen (out of class switch) verglichen. Es liegen allerdings nur drei kontrollierte Studien vor, die die Wirksamkeit eines Switches gegenüber der einfachen Fortsetzung (Shelton et al. 2005, Corya et al. 2006, Ferreri et al. 2001) des bislang unwirksamen Antidepressivums prüften, und keine der Studien konnte eine signifikante Überlegenheit des Switches zeigen. Ergebnisse aus zumeist offenen Studien weisen darauf hin, dass ca. 50 % der Patienten bei einem Wechsel des Antidepressivums ansprechen (Thase et al. 1997, Bauer et al. 2004, Cowen 1998, Thase & Rush 1995).

Je nach Präparat sollte das erste Antidepressivum langsam ausgeschlichen werden, statt es abrupt abzusetzen, da sonst bei einigen Medikamenten, z. B. sedierende Trizyklika, SSRIs, Absetzungssymptome hervorgerufen werden, insbesondere wenn die Medikation über einen langen Zeitraum eingenommen wurde; danach sollte eine schrittweise Aufdosierung des neuen Antidepressivums erfolgen. Bei Umstellung auf Moclobemid sind entsprechende Sicherheitsabstände zu beachten (siehe entsprechende Fachinformationen). Bei der Umstellung von SSRIs, SNRI und Clomipramin auf irreversible MAO-Hemmer ist ein ausreichender Sicherheitsabstand von zwei Wochen, bei Fluoxetin von fünf Wochen zu berücksichtigen.

Im Rahmen der Stufe 2 der *STAR*D-Studie* wurde gezeigt, dass bei Patienten, die auf Citalopram nicht ansprachen oder dieses nicht vertrugen, durch einen Wechsel auf ein anderes Antidepressivum unabhängig von der Wirkstoffgruppe eine Remissionsrate von 17–25 % erzielt wird (Rush et al. 2006). Problematisch ist hierbei eine fehlende Kontrollbehandlung, da auch bei Beibehaltung der initialen Therapie das Eintreten einer Remission mit verlängerter Beobachtungsdauer wahrscheinlicher wird (Spontanremission). Andererseits gibt es einen sicheren Beleg anhand einer ausreichenden Zahl methodisch hochwertiger Studien jedoch auch hierfür nicht (NICE Guideline 2004). Es fehlen auch systematische klinische Untersuchungen, die die Effektivität einer Umstellung von Antidepressiva mit der Augmentation von Antidepressiva vergleichen, deren Wirksamkeit z. T. gut belegt ist (siehe unten). Der Vorteil des Switches besteht gegenüber der Kombinations- bzw. Augmentationsbehandlung in der Vermeidung von Polypharmazie mit dem Risiko von Medikamenteninteraktionen. Die Nachteile sind zum einen, dass die Latenzzeit für das neu gewählte Antidepressivum abgewartet werden muss, und zum anderen der Verlust einer evtl. bestehenden partiellen Wirksamkeit des initialen Antidepressivums. Zusammenfassend besteht für die in der Praxis sehr häufig angewandte Strategie der Umstellung insgesamt erheblicher Forschungsbedarf. *Gemäß aktueller Leitlinien ist der Wechsel des Antidepressivums bei unzureichendem Ansprechen aufgrund der geringen Evidenz nicht die Behandlungsalternative erster Wahl* (DGPPN et al. 2009). Jeder Wechsel sollte daher sorgfältig geprüft werden. Nachfolgend werden die klinisch bedeutsamsten Switch-Optionen differenziert behandelt.

Eine Umstellung von einem *SSRI auf einen anderen SSRI* wird kontrovers beurteilt. Insgesamt gibt es zu dieser Fragestellung jedoch nur eine randomisierte kontrollierte Studie (STAR*D, Stufe 2, s. o.). Der Wechsel von Citalopram auf Sertralin resultierte in einer sehr niedrigen Remissionsrate von 17,6 %, was numerisch, aber nicht statistisch signifikant, niedriger war als in den aktiven Kontrollgruppen (Venlafaxin 25 %, Bupropion 21 %). Untersuchungen kamen zu dem Ergebnis, dass Unverträglichkeit oder Nichtansprechen auf den ersten SSRI nicht als Prädiktor für ein schlechtes Ansprechen auf einen zweiten SSRI gesehen werden kann. Ursache hierfür kann sein, dass zwar alle SSRIs die Serotonin-Wiederaufnahme hemmen, sie aber unterschiedliche zusätzliche neurochemische Wirkungsweisen haben. Außerdem kann, wenn der unzureichende Behandlungserfolg durch Incompliance aufgrund von Nebenwirkungen entsteht, ein anderer SSRI mit individuell besserer Verträglichkeit eine höhere Compliance erreichen und infolgedessen der Behandlungserfolg ermöglicht werden. In offenen Studien wurden höhere Responseraten nach dem Wechsel bei den Patienten beobachtet, bei denen ein Wirkstoffwechsel aus Verträglichkeitsgründen erfolgte. Insbesondere ist beim Switch auf einen anderen SSRI das Interaktionspotential von manchen SSRIs zu beachten, beispielsweise wird CYP2D6 von Fluoxetin und Paroxetin inhibiert, dies führt dann zu erhöhten Serumkonzentrationen anderer SSRIs, was wiederum bei SSRIs mit langer Halbwertszeit eine besonders große Rolle spielt (Fluoxetin: 4–6 Tage, Metabolit Norfluoxetin: 4–16 Tage).

Der Switch von einem *SSRI auf Venlafaxin* scheint zu einer höheren Remissionsrate zu führen als der Switch von einem SSRI auf einen anderen SSRI; die Effektstärke wird jedoch unterschiedlich beurteilt (Ruhé et al. 2006, Papakostas et al. 2008). Daher kann keine generelle Empfehlung gegeben werden.

Für den Switch von einem *SSRI auf ein trizyklisches Antidepressivum (TZA)* gibt es lediglich indirekte Evidenz. Diese stammt u. a. aus einer großen Metaanalyse an über 10 000 Patienten, die zeigte, dass TZAs bei stationär behandelten Patienten signifikant wirksamer sind als SSRIs (Anderson 2000). In Studien der Danish University Antidepressant Group wurde für Clomipramin ebenfalls eine Überlegenheit gegenüber verschiedenen SSRIs gezeigt. Es ist sehr wichtig, bei der Umstellung von SSRI auf TZA auf Interaktionen zu achten, wie die Abbauhemmung von Amitriptylin und Imipramin durch Paroxetin und Fluoxetin durch das Leberenzym CYP2D6.

Zum Switch von einem *SSRI auf einen Monoaminooxidase (MAO)-Inhibitor* gibt es neben zwei RCTs aus den 1980er Jahren die Stufe 4 der STAR*D-Studie, in der der irreversible MAO-Hemmer Tranylcypromin mit der Kombination aus Venlafaxin plus Mirtazapin verglichen wurde. Die untersuchte Patientengruppe war bereits mit drei Therapieschritten erfolglos behandelt worden. Es zeigte sich eine leichte Unterlegenheit von Tranylcypromin (Remissionsraten 6,9 %, bzw. 13,7 %) mit höheren Abbruchraten aufgrund von unerwünschten Nebenwirkungen. Insbesondere wegen des Risikos einer hypertensiven Krise oder eines Serotonin-Syndroms unter Tranylcypromin ist auf die zeitlichen Abstände bei der Umstellung zu der Therapie mit einem anderen Antidepressivum zu achten. Es liegen Hinweise vor, dass bei atypischen Depressionen MAO-Hemmer zu verbesserten Remissionsraten führen, daher können Mao-Hemmer zur Therapie in dieser Subgruppe der Patienten erwogen werden. Insgesamt kann die Anwendung jedoch insbesondere unter Bezugnahme älterer Studien empfohlen werden.

Für den Switch von einem *SSRI zu einem SNRI (Reboxetin)* kann keine generelle Empfehlung ausgesprochen werden. Reboxetin könnte theoretisch eine Option darstellen für SSRI-Non-Responder, die bei einer zurückliegenden depressiven Episode auf NSSNRI respondiert haben, und evtl. für Patienten mit komorbider Aufmerksamkeitsdefizit-/Hyperaktivitätsstörung (ADHS).

Zum Switch von *SSRI auf Bupropion* wurde im Rahmen der STAR*D-Studie der bis dato einzige RCT durchgeführt. Wie oben beschrieben, war die Umstellung auf Bupropion numerisch – aber nicht statistisch signifikant – überlegen gegenüber der Umstellung auf Sertralin und nahezu gleichwertig der Umstellung auf Venlafaxin. Aufgrund der fehlenden Wirkung von Bupropion auf das Serotonin-System sollte bei der Umstellung von einem SSRI auf Bupropion auf Absetzphänomene geachtet werden.

Zum Switch von einem *SSRI auf einen α2-Antagonisten* liegt neben der eben genannten STAR*D-Studie (Stufe III) noch ein weiterer RCT für diese Option vor, jedoch ohne klare Evidenz für die Überlegenheit des Switches. In offenen Studien wurden Response-Raten von 36–47 % bei SSRI-Non-Respondern ermittelt, bei denen eine Umstellung auf Mirtazapin oder Mianserin erfolgte. Beim übergangslosen Umsetzen der Medikation von einem SSRI auf Mirtazapin treten äußerst selten Nebenwirkungen auf.

8.2.3 Augmentation

Augmentation bezeichnet die Hinzunahme einer nicht oder wenig antidepressiv wirksamen Substanz zu einem Antidepressivum. Diese Strategie basiert auf der theoretischen Überlegung, mit dieser Maßnahme neurochemische Prozesse anzustoßen, die die Wirkung des ersten Antidepressivums verstärken und/oder ergänzen.

Von den Augmentationsverfahren ist die Lithium-Augmentation die mit Abstand am besten untersuchte Strategie (27 offene und 10 placebokontrollierte Studien). Auch in der neuesten Metaanalyse (Crossley & Bauer 2007) wurde gezeigt, dass die Lithium- der Placebo-Augmentation bei unipolarer Depression deutlich überlegen ist und daher das einzige etablierte und auch zugelassene Augmentationsverfahren darstellt (Bschor et al. 2006, Bauer et al. 2007). Hierbei ist jedoch einschränkend zu bemerken, dass hauptsächlich die Augmentation von TZA, MAOI und SSRI untersucht wurde. Es existiert nur eine Studie, die Lithium gegenüber Placebo bei einer noradrenergen Substanz prüfte; diese konnte keine Vorteile der Augmentation nachweisen (Nierenberg et al. 2003). Bis zur Beurteilung der Wirksamkeit sollte eine Lithiumaugmentation mindestens zwei bis vier Wochen lang mit therapeutisch wirksamen Lithiumspiegeln durchgeführt werden (Bauer et al. 1999). Die Lithiumkonzentration sollte bei 0,6–0,8 mmol/l liegen, was häufig durch eine Lithiumdosis von 600–1200 mg/Tag erreicht wird. Da die Lithium-Augmentation Ansprechraten um 45 % aufweist, kann diese Strategie als erste Wahl bei einer Augmentation in TRD angesehen werden (DGPPN et al. 2009). Der enge therapeutische Bereich birgt die Gefahr einer Überdosierung mit konsekutiven Nebenwirkungen wie Hypothyreose, Elektrolytstörungen und Herzrhythmusstörungen, durch enges Monitoring kann dieses Risiko jedoch minimiert werden. Die zusätzliche Gefahr einer inzidentiellen Überdosierung als suizidale Handlung widerspricht zahlreichen Metaanalysen, die eine antisuizidale Wirksamkeit von Lithium aufzeigen konnten.

Die Wirksamkeit der Augmentationstherapie mit Schilddrüsenhormonen (Trijodthyronin, Levothyroxin), Sexualhormonen oder Antiepileptika ist nicht in gleicher Weise wie die Lithiumaugmentation (Bauer 2004) belegt, auch wenn neue Studienergebnisse (z. B. aus der STAR*D-Studie für die Augmentation mit Trijodthyronin) (Nierenberg 2004) ihre Wirksamkeit zeigen.

Zur Behandlung schwerer depressiver Episoden mit psychotischen Merkmalen ist die Kombination eines Antipsychotikums mit einem Antidepressivum gut etabliert. Immer häufiger werden jedoch atypische Antipsychotika auch als Augmentationsstrategie bei TRD ohne psychotische Symptome genutzt. RCT bei TRD zeigten positive Ergebnisse für Aripiprazol, Risperidon, Olanzapin und Quetiapin. So zeigte eine Metaanalyse von Nelson und Papakostas zur Augmentation von neueren Antipsychotika eine Odds Ratio (OR) von 1,83 (95 % KI 1,3–2,56) bei Olanzapin (fünf Studien), eine OR von 2,63 (95 % KI 1,51–4,57) bei Risperidon (drei Studien), von 1,89 (95 % KI 1,41–2,54) bei Quetiapin (fünf Studien) und 2,09 (95 % KI 1,55–2,81) von Aripiprazol (drei Studien). Für alle oben genannten Antipsychotika ergibt sich eine Odds Ratio von 2,00 (95 % KI 1,69–2,37) zugunsten der Augmentation. Seit Oktober 2010 ist Quetiapin in Deutschland als Add-on bei fehlender Response auf ein Antidepressivum zugelassen (El-Khalili 2010).

Der Vorteil der Augmentationsverfahren ist ein rascher Wirkungseintritt (Nelson et al. 1998). Nachteile bestehen in den zusätzlichen Neben- und Wechselwirkungen von Lithium und Schilddrüsenhormonen (insbesondere kardiovaskulär). Die Lithiumaugmentation sollte hierin ausgebildeten oder erfahrenen Ärzten vorbehalten sein, auch eine Augmentationsstrategie mit Schilddrüsenhormonen sollte grundsätzlich nur in der fachärztlichen Praxis erfolgen.

Die Augmentation von Antidepressiva mittels Carbamazepin, Lamotrigin, Pindolol, Valproat, Dopaminagonisten, Psychostimulanzien, Schilddrüsen- oder anderen Hormonen kann als Routineeinsatz bei therapieresistenter Depression nicht empfohlen werden (DGPPN et al. 2009).

8.2.4 Kombinationstherapien

Definitionsgemäß beschreibt der Begriff der Kombinationsbehandlungen die Gabe von zwei antidepressiv wirksamen Substanzen. Die möglichen Vorteile dieser Therapieform sind das Ansprechen verschiedener Neurotransmittersysteme, die Wirkung auf verschiedene Symptome der Depression (Antrieb, Schlaf) und die Behandlung von Nebenwirkungen des einen durch das zweite Medikament. Die Datenlage dieser klinisch häufig angewandten Strategie ist viel schlechter als z. B. zur Lithiumaugmentation. Die Verwendung von zwei antidepressiven Substanzen mit unterschiedlichen biochemischen Angriffspunkten ist eine bereits seit Verwendung des Kielholz-Schemas bekannte Strategie. Gemäß der neuen S3-Leitlinie zur Depressionsbehandlung bei einem Patienten, der auf eine Antidepressivamonotherapie nicht respondiert hat, kann als einzige Antidepressivakombination die Kombination von Mianserin (unter Berücksichtigung des Agranulozytose-Risikos) oder Mirtazapin einerseits mit einem SSRI, Venlafaxin oder einem TZA andererseits empfohlen werden. Nur für diese Kombination wurde in mehreren randomisierten und doppelblinden Studien gezeigt, dass sie wirksamer ist als die Monotherapie mit nur einem der Wirkstoffe (Ferreri et al. 2001, Carpenter et al. 2002, Dam et al. 1998, Debonnel et al. 2000, Lauritzen et al. 1992, Maes et al. 1999, Medhus et al. 1994).

Die Kombination aus *SSRI plus Bupropion* zählt in den USA zu denen am häufigsten in der klinischen Routine verwendeten Strategien. Nach einigen offenen Studien mit diversen SSRIs plus Bupropion erfolgte die kontrollierte Prüfung der Kombination Citalopram plus Bupropion vs. Citalopram plus Buspiron in Stufe 2 der STAR*D-Studie (Trivedi et al. 2006). Unter beiden Strategien wurden Remissionsraten von ca. 30 % beobachtet. Kritisch ist jedoch anzumerken, dass die Augmentation mit Buspiron keine gute aktive Kontrolle darstellt, da zwei kontrollierte Studien keine Überlegenheit von Buspiron gegenüber Placebo zeigten. Gute Belege existieren zu der Strategie der Addition von Bupropion bei der Kupierung SSRI-induzierter antidopaminerger Nebenwirkungen wie z. B. sexuellen Funktionsstörungen oder Galaktorrhoe.

Die Kombination eines *SSRI mit einem hauptsächlich noradrenerg wirksamen TZA* erscheint pharmakodynamisch sinnvoll. Zur klinischen Effektivität liegen mehrere ältere Untersuchungen vor (SSRI + Desipramin); diese kamen jedoch zu unterschiedlichen Ergebnissen, sodass eine Empfehlung nicht grundsätzlich erfolgen kann. Auch hier sind bei Kombinationen eines SSRI mit einem TZA sowohl die pharmakokinetischen als auch pharmakodynamischen Interaktionen zu beachten. Insbesondere soll hier auf Paroxetin und Fluoxetin hingewiesen werden, diese SSRIs sind starke Inhibitoren von CYP2D6, anderer Antidepressiva wie z. B. Amitriptylin, Clomipramin und Desipramin und Substrate dieses Leberenzymes. Diese Interaktion via CYP2D6 kann zu erheblichen Steigerungen der Plasmakonzentration des TZA führen – mit potentiell tödlichen Konsequenzen (Preskorn & Baker 1997). Hier sind neben der klinisch-psychiatrischen Untersuchung engmaschige Kontrollen von Plasmakonzentration (Baumann et al. 2004) und EKG (ggf. EEG) indiziert. Für die Kombination eines SSRI mit einem hauptsächlich serotonergen NSMRI wie Clomipramin wird ein hohes Risiko für zentrale Nebenwirkungen (z. B. Serotonin-Syndrom) angenommen, unter dieser Kombination wurden sogar Todesfälle beschrieben.

Die Kombination von *SSRI/SSNRI mit Mirtazapin* ist wie oben beschrieben, aufgrund der Datenlage, die als einzige von der DGPPN empfohlene Kombinationsbehandlung. Es liegen vier randomisiert kontrollierte Studien vor, die eine Überlegenheit der Kombinationstherapie von SSRI und Mirtazapin zeigen.

Die Kombination von *SSRI mit SSRI/SSNRI* kann aufgrund unzureichender Datenlage nicht empfohlen werden. Die Kombination eines *SSRI plus SNRI* war bei TRD nicht wirksamer als Placebo im Rahmen einer großen kontrollierten Studie (Nelson 1998).

8.3 Ausblick

Zurzeit beruht die klinische Herangehensweise hauptsächlich auf systematischem Ausprobieren, es existieren zwar die oben genannten Algorithmen für den nächsten Therapieschritt, jedoch bleibt die Remissionsrate gering. Der jetzige Ansatz der sequentiellen Therapiealgorithmen steht im Gegensatz zu einer personalisierten Medizin, in der verschiedene Biomarker die Therapieentscheidung unterstützen könnten. Die Einfügung von Biomarkermessungen in Therapiealgorithmen könnte die Zeit bis zur Remission verkürzen. Neue Forschungsergebnisse deuten darauf hin, dass verschiedene physiologische Biomarker für eine Response-Prädiktion sinnvoll sein könnten. Diese beinhalten sowohl funktionelle oder strukturelle Bildgebungsdaten, wie auch genetische, proteinbasierte und metabolische Messungen (Leuchter et al. 2010). Momentan handelt es sich hierbei aber noch um vorläufige Forschungsergebnisse, die noch nicht in der klinischen Praxis validiert und etabliert sind. Inwiefern sie in der Zukunft eine Rolle spielen werden, müssen weitere Untersuchungen zeigen.

8.4 Zusammenfassung

Uneinheitlichkeiten bei der Definition der TRD/unzureichendem Ansprechen auf eine Behandlung mit einem Antidepressivum erschweren die Bewertung der vorliegenden Evidenz. Dieses finale Ziel einer Remission bei der Akutbehandlung einer depressiven Episode wird trotz mehrerer Behandlungsschritte häufig nicht erreicht. Bei diesen Patienten müssen unterschiedliche Ursachen, wie z. B. eine inadäquate Pharmakotherapie, konsequent abgeklärt werden. Zur Pharmakotherapie von Patienten, die unzureichend auf ein erstes Antidepressivum ansprachen, stehen die Dosiserhöhung, der Wechsel des Präparates, die Augmentation sowie die Kombination von Antidepressiva zur Verfügung. Zur optimalen Strategie bei dem klinisch häufig auftretenden Problem eines unzureichenden Ansprechens auf eine erste Pharmakotherapie gibt es insgesamt noch zu wenige gute Studien. Gemäß der ersten S3-/Nationalen Versorgungsleitlinien zur Depressionsbehandlung kann eine Dosiserhöhung erfolgen bei TZA, Venlafaxin und MAOI. Etablierte Referenzwerte für die Serumkonzentration von Antidepressiva sollten berücksichtigt werden. Der Wechsel des Präparates ist nicht die Behandlungsalternative der ersten Wahl. Die Augmentation mit Lithium besitzt den höchsten Evidenz- und Empfehlungsgrad, gefolgt von der Kombination von Antidepressiva. Aufgrund der zur Verfügung stehenden Evidenz kann aktuell einzig die Kombination eines α2-Antagonisten (Mianserin oder Mirtazapin) mit einem SSRI, Venlafaxin oder TZA empfohlen werden (▸ **Abb. 8.1**).

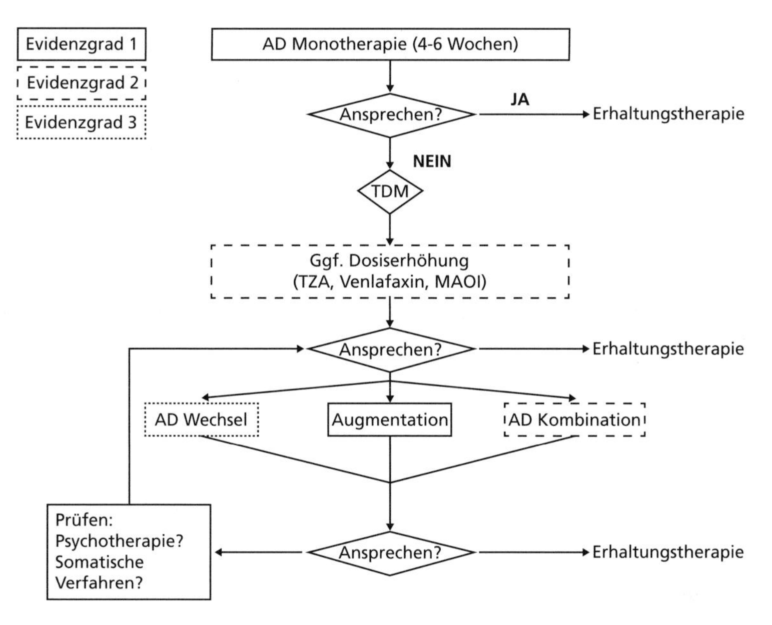

Abb. 8.1: Medikamentöse Behandlung der therapieresistenten Depression gemäß S3-Leitlinie/NVL Depression (DGPPN et al. 2009).

Abkürzungen

SSRI (selektiver Serotonin-Rückaufnahme-Inhibitor), SNRI (selektiver Noradrenalin-Rückaufnahme-Inhibitor, selektiver Noradrenalin- und Dopamin-Rückaufnahme-Inhibitor), SSNRI (selektiver Serotonin- und Noradrenalin-Rückaufnahme-Inhibitor), TZA (trizyklisches Antidepressivum), TRD: therapieresistente Depression.

Literatur

Adli M, Baethge C, Heinz A, Langlitz N, Bauer M (2005): Is dose escalation of antidepressants a rational strategy after a medium-dose treatment has failed? A systematic review. Eur Arch Psychiatry Clin Neurosci; 255:387–400.

Anderson IM (2000): Selective serotonin reuptake inhibitors versus tricyclic antidepressants: a meta-analysis of efficacy and tolerability. J Affect Disord; 58:19–36.

Bauer M, Whybrow PC, Angst J (2004): Biologische Behandlung unipolarer depressiver Störungen. Behandlungsleitlinien der World Federation of Societies of Biological Psychiatry (WFSBP), Teil 1 und 2. Edition Psychopharmakotherapie. Stuttgart: Wiss. Verlagsgesellschaft.

Bauer M, Adli M, Baethge C, Berghofer A, Sasse J, Heinz A, Bschor T (2003): Lithium augmentation therapy in refractory depression: clinical evidence and neurobiological mechanisms. Can J Psychiatry; 48(7):440–448.

Bauer M, Bschor T, Pfennig A et al. (2007): WFSBP Task Force on Unipolar Depressvie Disorders. World Federation of Societies of Biological Psychiatry (WFSBP) guidelines for biological treatment of unipolar depressive disorders in primary care. World J Biol Psychiatry; 8:67–104.

Baumann P, Hiemke C, Ulrich S, Eckermann G, Gaertner I, Gerlach M, Kuss HJ, Laux G, Muller-Oerlinghausen B, Rao ML, Riederer P, Zernig G (2004): Arbeitsgemeinschaft für Neuropsychopharmakologie und Pharmakopsychiatrie. The AGNP-TDM expert group consensus guidelines: therapeutic drug monitoring in psychiatry. Pharmacopsychiatry; 37:243–265.

Bschor T, Bauer M (2006): Efficacy and mechanisms of action of lithium augmentation in refractory major depression. Curr Pharm Des; 12(23):2985–2992.

Carpenter LL, Yasmin S, Price LH (2002): A double-blind, placebo-controlled study of antidepressant augmentation with mirtazapine. Biol Psychiatry; 51(2):183–188.

Corya SA, Williamson D, Sanger TM, Briggs SD, Case M, Tollefson G (2006): A randomized, doubleblind comparison of olanzapine/fluoxetine combination, olanzapine, fluoxetine, and venlafaxine in treatment-resistant depression. Depress Anxiety; 23(6):364–372.

Cowen PJ (1998): Pharmacological management of treatment resistant depression. Adv Psychiatr Treat; 4:320–327.

Crossley NA, Bauer M (2007): Acceleration and augmentation of antidepressants with lithium for depressive disorders: two meta-analyses of randomized, placebo-controlled trials. J Clin Psychiatry; 68(6):935–940.

Dam J, Ryde L, Svejso J, Lauge N, Lauritsen B, Bech P (1998): Morning fluoxetine plus evening mianserin versus morning fluoxetine plus evening placebo in the acute treatment of major depression. Pharmacopsychiatry; 31(2):48–54.

Debonnel G, Gobbi G, Turcotte J, Boucher N, Herbert C, de Montigny C, Blier P (2000): Effects of mirtazapine, paroxetine and their combination: a double-blind study in major depression. Eur Neuropsychopharmacol; 10:252.

DGPPN, BÄK, KBV, AWMF, AkdÄ, BPtK, BApK, DAGSHG, DEGAM, DGPM, DGPs, DGRW (Hrsg) für die Leitliniengruppe Unipolare Depression. S3-Leitlinie/Nationale VersorgungsLeitlinie Unipolare Depression – Langfassung. 1. Auflage 2009. DGPPN, ÄZQ, AWMF – Berlin, Düsseldorf. http://www.dgppn.de, http://www.versorgungsleitlinien.de, http://www.awmf-leitlinien.de.

El-Khalili N, Joyce M, Atkinson S, Buynak RJ, Datto C, Lindgren P, Eriksson H (2010): Extended-release quetiapine fumarate (quetiapine XR) as adjunctive therapy in major depressive disorder (MDD) in patients with an inadequate response to ongoing antidepressant treatment: a multicentre, randomized, double-blind, placebo-controlled study. Int J Neuropsychopharmacol; 13(7):917–932.

Ferreri M, Lavergne F, Berlin I, Payan C, Puech AJ (2001): Benefits from mianserin augmentation of fluoxetine in patients with major depression non-responders to fluoxetine alone. Acta Psychiatr Scand; 103(1):66–72.

Hamilton M (1960): A rating scale for depression. J Neurol Neurosurg Psychiatry; 23:56–62.

Helmchen H (1990): Gestuftes Vorgehen bei Resistenz gegen Antidepressiva-Therapie. In: Möller HJ (Hrsg.): Therapieresistenz unter Antidepressiva-Behandlung. S. 237–250. Berlin, Heidelberg, New York: Springer.

Hirschfeld RMA, Montgomery SA, Aguglia E et al. (2002): Partial response and nonresponse to antidepressant therapy: current approaches and treatment options. J Clin Psychiatry; 63:826–837.

Lauritzen L, Clemmesen L, Klysner R, Loldrup D, Lunde M, Schaumburg E, Waarst S, Bech P (1992): Combined treatment with imipramine and mianserin. A controlled pilot study. Pharmacopsychiatry; 25(4):182–186.

Leuchter AF, Cook IA, Hamilton SP, Narr KL, Toga A, Hunter AM, Faull K, Whitelegge J, Andrews AM, Loo J, Way B, Nelson SF, Horvath S, Lebowitz BD (2010): Biomarkers to predict antidepressant response. Curr Psychiatry Rep; 12(6):553–562.

Licht RW, Qvitzau S (2002): Treatment strategies in patients with major depression not responding to first-line sertraline treatment. A randomised study of extended duration of

treatment, dose increase or mianserin augmentation. Psychopharmacology; 161 (2):143–151.
Lieb K (2005): Affektive Störungen. In: Brunnhuber S, Frauenknecht S, Lieb K (Hrsg.): Intensivkurs Psychiatrie. München: Urban & Fischer in Elsevier.
Maes M, Libbrecht I, van HF, Campens D, Meltzer HY (1999): Pindolol and mianserin augment the antidepressant activity of fluoxetine in hospitalized major depressed patients, including those with treatment resistance. J Clin Psychopharmacol; 19(2):177–182.
Medhus A, Heskestad S, Tjemsland L (1994): Mianserin added to tricyclic antidepressants in depressed patients not responding to a tricyclic antidepressant alone: a randomized, placebocontrolled,double-blind study. Nord J Psychiatry; 48:355–358.
National Collaborating Centre for Mental Health, National Institute for Clinical Excellence (NICE) (2004): Depression: Management of depression in primary and secondary care. Clinical Guideline; 23. http://www.nice.org.uk/page.aspx?o=235213.
Nelson JC (1998): Treatment of antidepressant nonresponders: augmentation or switch? J Clin Psychiatry; 59 Suppl 15:35–41.
Nelson JC, Papakostas G (Epub 2009): Atypical antipsychotic augmentation in major depressive disorder: a meta-analysis of placebo-controlled randomized trials. Am J Psychiatry; 166(9):980–981.
Nierenberg AA, Papakostas GI, Petersen T, Montoya HD, Worthington JJ, Tedlow J, Alpert JE, Fava M (2003): Lithium augmentation of nortriptyline for subjects resistant to multiple antidepressants. J Clin Psychopharmacol; 23(1):92–95.
Nierenberg AA, Fava M, Trivedi MH, Wisniewski SR, Thase ME, McGrath PJ, Alpert JE, Warden D, Luther JF, Niederehe G, Lebowitz B, Shores-Wilson K, Rush AJ (2006): A comparison of lithium and T(3) augmentation following two failed medication treatments for depression: a STAR*D report. Am J Psychiatry; 163(9):1519–1530.
Papakostas GI, Fava M, Thase ME (2008): Treatment of SSRI-resistant depression: a meta-analysis comparing within- versus across-class switches. Biol Psychiatry; 63:699–704.
Preskorn SH, Baker B (1997): Fatality associated with combined fluoxetine amitriptyline therapy. JAMA; 277:1682
Ruhe HG, Huyser J, Swinkels JA et al. (2006): Switching antidepressants after a first selective serotonin reuptake inhibitor in major depressive disorder: a systematic review. J Clin Psychiatry; 67:1836–1855.
Rush AJ, Trivedi MH, Wisniewski SR, Nierenberg AA, Stewart JW, Warden D, Niederehe G, Thase ME, Lavori PW, Lebowitz BD, McGrath PJ, Rosenbaum JF, Sackeim HA, Kupfer DJ, Luther J, Fava M (2006): Acute and longer-term outcomes in depressed outpatients requiring one or several treatment steps: a STAR*D report. Am J Psychiatry; 163 (11):1905–1917.
Shams ME, Arneth B, Hiemke C et al. (2006): CYP2D6 polymorphism and clinical effect of the antidepressant venlafaxine. J Clin Pharm Ther; 31:493–502.
Shelton C, Entsuah R, Padmanabhan SK, Vinall PE (2005): Venlafaxine XR demonstrates higher rates of sustained remission compared to fluoxetine, paroxetine or placebo. Int Clin Psychopharmacol; 20(4):233–238.
Souery D, Amsterdam J, de Montigny C, Lecrubier Y, Montgomery S, Lipp O, Racagni G, Zohar J, Mendlewicz J (1999): Treatment resistant depression: methodological overview and operational criteria. Eur Neuropsychopharmacol; 9(1–2):83–91.
Tadić A, Lieb K (2007): Pharmakotherapie bei therapieresistenter Depression. Nervenarzt; 3 Suppl 78:551–564.
Tadić A, Gorbulev S, Dahmen N, Hiemke C, Braus DF, Röschke J, van Calker D, Wachtlin D, Kronfeld K, Gorbauch T, Seibert-Grafe M, Lieb K (2010): EMC Study Group. Rationale and design of the randomised clinical trial comparing early medication change (EMC) strategy with treatment as usual (TAU) in patients with major depressive disorder – the EMC trial. Trials; 11:21.
Thase ME (1997): Efficacy and tolerability of once-daily venlafaxine extended release (XR) in outpatients with major depression. The Venlafaxine XR 209 Study Group. J Clin Psychiatry; 58(9):393–398.

Thase ME, Greenhouse JB, Frank E, Reynolds CF, III, Pilkonis PA, Hurley K, Grochocinski V, Kupfer DJ (1997): Treatment of major depression with psychotherapy or psychotherapypharmacotherapy combinations. Arch Gen Psychiatry; 54(11):1009–1015.
Thase ME, Rush AJ (1995): Treatment-resistent depression. In: Bloom FE, Kupfer DJ (Hrsg.): Psychopharmacology. The forth generation of progress. S. 1081–1097. New York: Raven Pr.
Trivedi MH, Rush AJ, Wisniewski SR et al. (2006): STAR*D Study Team. Evaluation of outcomes with citalopram for depression using measurement-based care in STAR*D: implications for clinical practice. Am J Psychiatry; 163:28–40.

9 Evidenzbasierte psychodynamische Ansätze in der Behandlung depressiver Störungen

Heinz Böker, Holger Himmighoffen

Einleitung

Ziel dieses Kapitels ist es, einen Überblick über die Ergebnisse der Psychotherapieforschung für die Psychodynamische und Psychoanalytische Psychotherapie bei depressiven Störungen zu vermitteln.

Depressionen zählen zu den häufigsten, aber hinsichtlich ihrer individuellen und gesellschaftlichen Bedeutung meist unterschätzten Erkrankungen (Murray & Lopez 1997). Vor diesem Hintergrund haben die Therapie- und Psychotherapieforschung und die systematische Erforschung der Versorgungssituation bei depressiv Erkrankten einen besonders hohen Stellenwert. Die vorliegenden Versorgungsstudien (DEPRES-Studien; Lepine et al. 1997, Tylee et al. 1999) zeigten, dass lediglich 35 % der Patienten mit schweren Depressionen in Deutschland überhaupt behandelt werden; ca. 12 % der Erkrankten wurden mit Antidepressiva behandelt. Grundsätzlich ist davon auszugehen, dass aus der Vielfalt und Komplexität depressiver Krankheitsbilder die Notwendigkeit einer mehrdimensionalen fachspezifischen Behandlung resultiert. Die Ergebnisse der in den beiden vergangenen Jahrzehnten durchgeführten Outcome-Studien bei depressiv Erkrankten unterstreichen den Stellenwert psychotherapeutischer Interventionen. Die Wirksamkeit der Kognitiven Verhaltenstherapie (CBT) und der Verhaltenstherapie ist bei Depressionen als empirisch gut gesichert anzusehen (Hautzinger 1998, Hautzinger et al. 1996, Gloaguen et al. 1998). Vor allem für nichtpsychotische, unipolare depressive Patienten erwies sich auch die interpersonelle Therapie als besonders wirksam (APA 1993, Frank et al. 1991, Weissmann 1997, Schramm et al. 2004, Schramm et al. 2008, Cuijpers et al. 2011).

Allerdings ergaben katamnestische Untersuchungen, die im Rahmen der Multicenter-Studie des National Institute of Mental Health (NIMH) durchgeführt wurden, dass bei den meisten Patienten keine der Behandlungsmethoden genügte, um eine Remission herbeizuführen und diese länger als 18 Monate aufrechtzuerhalten (Elkin 1994, Elkin et al. 1989, Shea et al. 1992). Neuere Studien haben gezeigt, dass depressiv Erkrankte, die im Anschluss an eine erfolgreiche Pharmakomonotherapie mittels CBT behandelt wurden, im 6-Jahres-Verlauf eine signifikant geringere Rezidivrate (CBT: 40 %; treatment-as-usual: 90 %) aufwiesen (Fava et al. 2004). Doch bleibt offen, inwieweit eine größere therapeutische Nachhaltigkeit auch bei depressiv Erkrankten mit höherem Schweregrad der Depression, komplexen, komorbiden Störungen und chronischem Verlauf mittels einer Kurzzeittherapie zu erzielen ist.

Der vorliegende Beitrag setzt sich mit der Frage auseinander, welchen Stellenwert die psychoanalytisch orientierte Psychotherapie im Rahmen der Depressionsbehandlung einnimmt. Die Ergebnisse der vorliegenden Wirksamkeitsstudien zur Psychodynamischen Kurzzeitpsychotherapie und zur Psychoanalytischen und Psychodynamischen Langzeitpsychotherapie bei depressiv Erkrankten werden im Folgenden dargestellt. Methodologische Probleme der Verlaufsforschung bei depressiv Erkrankten werden erörtert. Die Darstellung der Ergebnisse der vorhandenen Wirksamkeitsstudien beginnt mit einer Gegenüberstellung der Wirksamkeit von psychodynamischer Kurzzeitpsychotherapie (STPP) und Pharmakotherapie bei depressiv Erkrankten.

9.1 Psychodynamische Kurzzeitpsychotherapie und Pharmakotherapie bei depressiv Erkrankten

Empirische Wirksamkeitsstudien, bei denen medikamentöse und psychotherapeutische Therapieansätze verglichen wurden, belegen für die Psychodynamische Kurzzeitpsychotherapie (short-term psychodynamic psychotherapy, STPP), die Kognitive Verhaltenstherapie und die Interpersonelle Psychotherapie eine Gleichwertigkeit in der Behandlung leichter bis mittelgradiger depressiver Störungen (Shea et al. 1992, de Maat et al. 2006, Salminen et al. 2008). Zu berücksichtigen ist dabei auch die geringere Abbruchrate bei psychotherapeutisch behandelten depressiv Erkrankten. Bei leichtem bis mittlerem Schweregrad der Depression bringen Kombinationsbehandlungen im kurzfristigen Therapieverlauf mit Psychopharmaka keinen zusätzlichen therapeutischen Gewinn (CBT plus AD: Hollon et al. 1992, Hautzinger & de Jong-Meyer 1996, Gloaguen et al. 1998, Lewinson & Clark 1999, Dimidjan et al. 2006; STPP plus AD: Salminen et al. 2008, Dekker et al. 2008; IPT plus AD: Reynolds et al. 1999, de Mello 2005). Die Datenlage im Hinblick auf die Frage, ob die Kombinationstherapie (Psychotherapie und Antidepressivum) der jeweiligen Psychotherapie als Monotherapie überlegen ist, ist weiterhin als inkonsistent anzusehen. Die aktuellen Vergleichsstudien bestätigen allerdings die Tendenz einer Überlegenheit der Kombinationstherapie gegenüber der Pharmakomonotherapie (STPP plus AD: Burnand et al. 2002, de Jonghe et al. 2001, de Jonghe et al. 2004, de Maat et al. 2008, Maina et al. 2009, Molenaar et al. 2007, Salminen et al. 2008; CBT plus AD: Thase et al. 1997, Keller et al. 2000; IPT plus AD: Frank et al. 1996, Schramm et al. 2008). Insbesondere bei höherem Schweregrad rezidivierender Depressionen (Thase et al. 1997, Keller et al. 2000) sowie bei komorbid vorhandener Persönlichkeitsstörung (Kool et al. 2005) ergab sich eine statistische Überlegenheit der Kombinationsbehandlung (▸ **Tab. 9.1**).

Tab. 9.1: Psychodynamische Kurzzeitpsychotherapie und Pharmakotherapie bei depressiv Erkrankten.

Autor, Jahr	Diagnosen	Konzept STPP	Design	N	Vergleichsgruppen	Ergebnisse
Burnand et al. (2002)	Major Depression (ambulante Pat.)	Psychodynamische Psychotherapie nach Luborsky (1984)	RCT	75	Clomipramin plus STPP vs. Clomipramin alleine über zehn Wochen	Kombination (STPP plus AD) der Pharmakomonotherapie überlegen bzgl.: Symptomverbesserung, Remissionsrate, psychosozialer Anpassung, Anzahl Hospitalisationstage, Fehltagen wegen Krankheit
de Jonghe et al. (2001), Molenaar et al. (2007)	Major Depression (ambulante Pat.)	Short Psychodynamic Supportive Psychotherapy (de Jonghe et al. 1994)	RCT	167	AD plus SPSP (16 Sitzungen) vs. AD alleine über sechs Monate	Kombination (STPP plus AD) der Pharmakomonotherapie überlegen bzgl.: 6-Mo.-Remissionrate (Kombination 59,2 %; AD alleine 40,7 %), geringere Drop-out-Rate Pharmakotherapie (Komb. 22 %; AD alleine 40 %), Depressivität, soziales Funktionsniveau (Arbeit, Zusammenleben)
de Jonghe et al. (2004)	MDD mit/ohne Dysthymia (ambulante Pat.)	Short Psychodynamic Supportive Psychotherapy (de Jonghe et al. 1994)	RCT	191	AD plus SPSP vs. SPSP (16 Sitzungen) über sechs Monate	Kombinationstherapie der SPSP alleine überlegen bzgl.: Depressivität (Selbst- und Fremdbeurteilung). Grössere Akzeptanz von SPSP alleine ggü. Kombination mit AD

(Fortsetzung Tab. 9.1)

Autor, Jahr	Diagnosen	Konzept STPP	Design	N	Vergleichsgruppen	Ergebnisse
de Maat et al. (2008)	Major Depression (ambulante Pat.)	Short Psychodynamic Supportive Psychotherapy (de Jonghe et al. 1994)	Mega-analyse (3 RCT)	313	SPSP alleine vs. AD alleine vs. SPSP plus AD (16 Sitzungen) über sechs Monate	Kombination (SPSP plus AD) der Pharmakomonotherapie überlegen bzgl.: Remissions- und Ansprechraten (Symptomverbesserung); SPSP und AD alleine keine signifikanten Unterschiede.
Salminen et al. (2008)	Major Depression (ambulante Pat.)	Mann (1973), Malan (1976 a, b)	RCT	51	STPP vs. Fluoxetin alleine über 16 Wochen (4-Monats-follow-up)	STPP und Pharmakotherapie alleine gleichermaßen signifikant effektiv bzgl.: Depressivität (Selbst- und Fremdbeurteilung) und Funktionsniveau (sozial, Arbeit)
Maina et al. (2009)	Major Depression (ambulante Pat.)	Malan (1976 a, b)	RCT	92	STPP plus AD vs. AD alleine über sechs Monate (2-Jahres-follow-up)	Kombination (STPP plus AD) und Pharmakomonotherapie nach sechs Monaten gleich wirksam (Remission Kombination bei 64,1 %, AD alleine 61,4 %). Im 2-Jahres-follow-up geringere Rückfallrate bei Kombination (27,5 %) als bei AD alleine (46,9 %).

AD = Antidepressivum, MDD: Major Depressive Disorder, RCT = Randomized Controlled Trial, SPSP = Short Psychodynamic Supportive Psychotherapy, STPP = short-term psychodynamic psychotherapy

9.2 Psychodynamische Kurzzeitpsychotherapie: Ergebnisse der Wirksamkeitsstudien

Die Psychodynamische Psychotherapie stellt eine Therapiemethode dar, welche sich an der psychoanalytischen Theorie und Technik orientiert und durch Setting, Modifikationen und deren Auswirkungen auf den therapeutischen Prozess von der Psychoanalyse unterscheidet. Diese Verwendung des Terminus »Psychodynamische Psychotherapie« unterscheidet sich von der vom Wissenschaftlichen Beirat Psychotherapie empfohlenen Begrifflichkeit (dort wird »Psychodynamische Psychotherapie« als Oberbegriff für die tiefenpsychologisch fundierten Psychotherapien und Psychoanalytischen Therapien verwendet). Das therapeutische Vorgehen ist auf mehreren Ebenen angesiedelt und berücksichtigt in einem schrittweisen Vorgehen zunächst den Kernkomplex depressiver Symptome (Selbstvorwürfe, Suizidalität, Antriebshemmung, Rückzugsverhalten und Körpersymptome; vgl. Schauenburg et al. 1999). Es werden neue Beziehungserfahrungen ermöglicht, die zu einer Überwindung der intrapsychischen und interpersonellen Circuli vitiosi depressiv Erkrankter beitragen können (vgl. Mentzos 1995, Will et al. 2008, Böker 1999, 2000, 2005, 2008, 2011).

Wirksamkeitsnachweise für Psychodynamische Psychotherapie liegen – wie bei den anderen Psychotherapieverfahren auch – insbesondere für kurz angelegte Therapien vor. Gerson, Belin, Kaufman, Mintz und Jarvik (1999) führten eine Metaanalyse sämtlicher Untersuchungen zwischen 1974 und 1998 durch, welche pharmakologische und psychotherapeutische Behandlungen an über 55-jährigen depressiven Patienten miteinander verglichen. Psychodynamische Psychotherapie und Kognitive Verhaltenstherapie schnitten dabei – im Gegensatz zu den Metaanalysen von Svartberg und Stiles (1992) und Grawe, Donati und Bernauer (1994) – gleichermaßen besser ab als eine Placebo-Behandlung (zur methodischen Kritik an den von Grawe et al. (1994) benutzten Güteprofilen vgl. Tschuschke et al. (1997)). Weitere Metaanalysen, die ebenfalls strenge Kriterien an die methodische Qualität der Untersuchungen legten, fanden, dass Psychodynamische Kurzzeitpsychotherapie und kognitiv-behaviorale Therapie gleichermaßen wirksam waren (Crits-Christoph 1992, Leichsenring 1996) (► **Tab. 9.2**). In einer Metaanalyse aus der Arbeitsgruppe von Leichsenring (2001) wurde die Wirksamkeit von Psychodynamischer Kurzzeitpsychotherapie (short-term psychodynamic psychotherapy, STPP) und kognitiver Verhaltenstherapie (CBT) bzw. Verhaltenstherapie bei der Majoren Depression verglichen. Psychodynamische Kurzzeitpsychotherapie und Kognitive Therapie/Verhaltenstherapie unterschieden sich hinsichtlich der Besserungsraten nicht. Dieses Ergebnis ist konsistent mit den Metaanalysen von Goldfried, Raue und Castonguay (1998), Nietzel, Russel, Hemmings und Gretter (1987), Robinson, Berman und Neimeyer (1990), Steinbrueck, Maxell und Howard (1983) sowie von Zeiss und Steinmetz-Breckenridge (1997). Das Ergebnis korrespondiert ferner mit der diagnosespezifischen Metaanalyse Psychodynamischer Kurzzeitpsychotherapie von Crits-Christoph (1992). Bei der Interpretation dieser Befunde ist zu berücksichtigen, dass sich die Metaanalyse von Leichsenring

(2001) auf Psychodynamische Kurzzeitpsychotherapien bezieht, die relativ strukturiert bzw. auf der Grundlage von Behandlungsmanualen durchgeführt wurden (Horowitz & Kaltreider 1979, Mann 1973, Rose & DelMaestro 1990, Shapiro & Firth 1985; Interpersonelle Psychotherapie gemäß Klerman et al. 1984). Es ist anzunehmen, dass diese Studienergebnisse – ebenso wie bei den Wirksamkeitsstudien für Kognitive Therapie und Verhaltenstherapie – die Situation in der klinischen Praxis nur in eingeschränkter Weise abbilden (vgl. Persons & Silberschatz 1998, Seligman 1995, 1996).

In einer Meta-(Re-)Analyse von Wampold, Minami, Baskin und Tierney (2002) – auf der Grundlage der Metaanalyse von Gloaguen et al. (1998) – zur Wirksamkeit Kognitiver Therapie bei Depressionen im Vergleich mit zehn sonstigen nicht-kognitiven Psychotherapien (davon vier Psychodynamischen Kurzzeitpsychotherapien) fanden sich keine Unterschiede (▸ **Tab. 9.2**).

In der Metaanalyse von Leichsenring, Rabung und Leibing (2004) sowie im Cochrane Review von Abbass, Hancock, Henderson und Kisely (2006) zur Wirksamkeit Psychodynamischer Kurzzeitpsychotherapien (STPP) bei verschiedenen psychiatrischen Störungen wurden nach strengen Einschlusskriterien (randomisiert-kontrollierte Studien, Anwendung von Behandlungsmanualen, gut oder speziell ausgebildete Therapeuten, reliable und valide Erfassung von Diagnosen sowie zur Berechnung von Effektstärken nötige Daten) 17 bzw. 23 Studien eingeschlossen (▸ **Tab. 9.2**). Es fanden sich bis zum Jahr 2006 insgesamt sieben randomisiert-kontrollierte Studien zur STPP bei depressiven Erkrankungen (vgl. Hersen et al. 1984, Thompson et al. 1987, Gallagher-Thompson & Steffen 1994, Shapiro et al. 1994, Shapiro et al. 1995, Barkham et al. 1996, Cooper et al. 2003, de Jonghe et al. 2004). Die Metaanalyse von Leichsenring et al. (2004) erfasste neben Studien von Patienten mit Majoren und postpartalen Depressionen solche von Patienten mit sozialer Phobie, PTBS, Essstörungen, Persönlichkeitsstörungen, somatoformen Schmerzstörungen, chronisch funktioneller Dyspepsie sowie Opiat- und Kokainabhängigkeit. In den Studien zur Depressionsbehandlung wurden depressive Patienten verglichen, die entweder mit Psychodynamischer Kurzzeittherapie, CBT oder Verhaltenstherapie behandelt wurden. Es erfolgte zudem ein Vergleich mit Patienten einer Wartekontrollgruppe und mit treatment-as-usual (TAU). Die Wirksamkeit von Psychodynamischer Psychotherapie konnte belegt werden: Es fanden sich signifikante und große Effektstärken hinsichtlich der allgemeinen psychopathologischen Symptome ($d = 0.90$), der Zielprobleme ($d = 1.39$) und des sozialen Funktionsniveaus ($d = 0.80$) beim Prä-Post-Vergleich. Die Effekte erwiesen sich als stabil und nahmen im Verlauf (durchschnittliche Dauer des follow-up etwas über ein Jahr) weiter zu (Symptome: $d = 0.95$, Zielprobleme: $d = 1.57$, soziales Funktionsniveau: $d = 1.19$). Im statistischen Vergleich mit anderen Psychotherapieformen erwies sich die Psychodynamische Psychotherapie als gleichermaßen wirksam. Abbass et al. (2006) ermittelten in den erfassten Studien (Diagnosen: depressive Störungen, Angststörungen, Persönlichkeitsstörungen, somatoforme Störungen und kombinierte Störungen) bezüglich Symptomreduktion und sozialem Funktionsniveau eine signifikante Überlegenheit der Psychodynamischen Kurzzeittherapie gegenüber Wartekontrollgruppen oder treatment-as-usual (TAU), unmittelbar nach Therapieende (bis drei Monate danach) sowie nach mittlerer (bis neun Monate) und längerer (> neun Monate) Katamnesedauer.

Die aktuelle Metaanalyse von Cujipers et al. (2008) zum Wirksamkeitsvergleich von sieben Kurzzeitpsychotherapieverfahren bei depressiven Störungen (53 RCT mit insgesamt 2757 Patienten) schloss zehn Studien zur STPP (mit 6–23 Sitzungen) ein (► **Tab. 9.2**). Die anderen Psychotherapieverfahren waren CBT, non-direktive supportive Therapie, Verhaltenstherapie, Lösungsorientierte Therapie, IPT und Social Skills Training. Beim Vergleich der Veränderung der depressiven Symptomatik unterschieden sich die verschiedenen Therapieverfahren in ihrer Wirksamkeit während und nach Ende der Behandlung im follow-up nicht voneinander, lediglich die IPT war statistisch signifikant effektiver ($p < 0.05$) und die non-direktive supportive Therapie statistisch signifikant weniger effektiv ($p < 0.05$) als die anderen Verfahren.

In der 2008 publizierten randomisiert-kontrollierten Studie der Helsinki Psychotherapy Study Group (Marttunen et al. 2008) wurden 163 ambulante Patienten mit depressiven Störungen und Angststörungen entweder mit einer Psychodynamischen Kurzzeitpsychotherapie (STPP) mit 20 Sitzungen über fünf bis sechs Monate oder einer Lösungsorientierten Therapie (solution-focused therapy, SFT) mit zwölf Sitzungen über acht Monate behandelt (► **Tab. 9.2**). Bei der Untersuchung des Behandlungserfolges und möglicher Prädiktoren im 1-Jahres-follow-up zeigte sich, dass die Art der Therapiemethode kein Prädiktor für die Remission war: In der Gruppe mit STPP remittierten 59 % der Patienten, in der Gruppe mit SFT 54 %, d. h., beide Methoden waren gleich und gut effektiv. Negative Prädiktoren hinsichtlich einer Remission waren eine schwere Symptomatik bei Behandlungsbeginn, die zusätzliche Diagnose einer Persönlichkeitsstörung, geringere Schulbildung und ein geringeres Kohärenzgefühl (SOC; nach Antonovsky 1993). In weiteren Publikationen zu der randomisiert-kontrollierten Studie mit einer erweiterten Patientenpopulation (N = 326) der Helsinki Psychotherapy Study Group (Knekt et al. 2008 a, 2008 b) wurden die Effekte von Psychodynamischer Kurzzeitpsychotherapie (STPP), Lösungsorientierter Kurzzeittherapie (SFT) und zusätzlich Psychodynamischer Langzeitpsychotherapie (long-term psychodynamic psychotherapy, LTPP) mit zwei bis drei Sitzungen/Woche auf die Symptomatik, die Arbeitsfähigkeit und die soziale Leistungsfähigkeit hin und im Verlauf eines 3-Jahres-follow-up beschrieben (► **Tab. 9.3**). In den primären Erfolgsmassen, d. h. der Symptomatik und Symptombelastung (Werte in BDI, HAMD, Ängstlichkeit im SCL-90, HAMA) und im Bereich der Arbeitsfähigkeit und Arbeitskapazität, zeigten alle drei Therapiebedingungen (STPP, SFT und LTPP) signifikante Verbesserungen mit großen Effektstärken (≥ 0.8 bis 1.52). Die beiden Kurzzeittherapien erbrachten jedoch im ersten Jahr des follow-up signifikant schnellere und größere Verbesserungen als die LTPP. Im zweiten Jahr des follow-up fanden sich zwischen den Kurzzeittherapien (STPP, SFT) und der Psychodynamischen Langzeitpsychotherapie (LTPP) keine signifikanten Unterschiede mehr. Im dritten Jahr des follow-up war die LTPP signifikant effektiver als STPP und SFT bezüglich der primären Erfolgsmasse. Am Ende des follow-up reduzierte sich zudem die Anzahl der Krankheitstage in der Gruppe der LTPP stärker als in den beiden anderen Gruppen.

In der aktuellsten Publikation der Helsinki Psychotherapy Study Group (Knekt et al. 2011) wurden die Ergebnisse von weiteren 41 Patienten ergänzt, die während der Studie mit hochfrequenter Psychoanalyse (PSA) mit vier Sitzungen/Woche im Liegen über fünf Jahre behandelt worden waren (▸ **Tab. 9.3**). Im ersten Jahr waren SFT und STPP signifikant wirksamer in der Reduktion depressiver Symptome (BDI) als die PSA, in den weiteren drei Jahren des follow-up waren die Unterschiede nicht mehr signifikant, lediglich die LTPP war der SFT, STPP und PSA signifikant bei der Reduktion depressiver Symptome (BDI) und Angstsymptome (SCL-90-Anxiety) überlegen. Im abschließenden fünften Jahr des follow-up war die PSA in dieser Hinsicht signifikant effektiver als SFT und STPP und auch als die LTPP hinsichtlich der Depressivität in der Fremdbeurteilung.

Die von Driessen et al. (2010) publizierte Metaanalyse zur Wirksamkeit von STPP bei depressiven Störungen mit Einschluss von 23 Studien – mit 13 RCTs, 3 nicht randomisierten, kontrollierten und 7 naturalistischen Studien – (N = 1365) zeigte auf, dass sich die depressiven Symptome unter STPP signifikant effektiver verbesserten als bei den Patienten der Kontrollgruppen (Warteliste, treatment-as-usual) (▸ **Tab. 9.2**). Es fanden sich dabei große Effektstärken nach Behandlung zugunsten der STPP von 0.69 im Vergleich zu den Kontrollgruppen (bei alleiniger Berücksichtigung der RCTs sogar 0.80). Beim Vergleich vor und nach Behandlung mit STPP fand sich bzgl. der Depressivität im BDI für die STPP eine große Effektstärke von 1.34. Der Wirksamkeitsvergleich von STPP mit anderen Psychotherapien zusammengenommen (CBT, Kognitive Therapie, Verhaltenstherapie, non-direktive Therapie, supportive Therapie und Kunsttherapie) zum Zeitpunkt des Abschlusses der Behandlung ergab eine gering größere, aber statistisch signifikante Effektstärke von 0.3 zugunsten der anderen Psychotherapien. Für die bessere Einschätzung der klinischen Relevanz dieses Befundes geben die Autoren noch dazu ergänzende Outcome-Masse an. Die zu der Effektstärke von 0.3 äquivalente number-needed-to-treat betrug 5.95, was bedeutet, dass, wenn sechs Patienten mit den anderen Psychotherapien und sechs Patienten mit STPP behandelt würden, eine erfolgreiche Behandlung mehr durch die anderen Psychotherapien erwartet werden könnte. Obwohl in der Metaanalyse von Driessen et al. (2010) eine geringe statistisch signifikante Überlegenheit der anderen Psychotherapien gegenüber der STPP bei Therapieende gefunden wurde, werten die Autoren die klinische Relevanz der unterschiedlichen Effektstärke eher gering; auch weisen sie darauf hin, dass sich in den Follow-up-Untersuchungen der eingeschlossenen Studien nach einem Jahr keine signifikanten Unterschiede mehr zwischen STPP und den anderen Psychotherapien in Bezug auf ihre Wirksamkeit feststellen ließen.

In einer aktuellen Arbeit von Abbass et al. (2011) wurde die Wirksamkeit von STPP bei depressiv Erkrankten untersucht, die an einer komorbiden Persönlichkeitsstörung litten. Acht vorhandene Studien wurden berücksichtigt und – sofern möglich – einer Metaanalyse zugeführt. Im Prä-Post-Vergleich zeigten sich große Effektstärken (d = 1.00 – 1.27) im Hinblick auf die symptomatische Verbesserung. Diese Effekte waren bei der Follow-up-Untersuchung nach eineinhalb Jahren stabil. Im Vergleich mit anderen Psychotherapieverfahren (CBT, Supportive Therapie, Kunsttherapie und TAU) ergaben sich keine signifikanten Unterschiede.

STPP war überlegen gegenüber der Warteliste-Gruppe. Die untersuchten Patienten mit komorbider Persönlichkeitsstörung (Cluster A, B und C) sprachen gut auf STPP an und eine Mehrheit aller untersuchten Patienten zeigte bedeutsame Veränderungen in der klinischen Selbstbeurteilung und im Hinblick auf das Beziehungserleben. Nach Einschätzung der Autoren unterstreichen diese Befunde, dass die STPP eine Behandlung erster Wahl für depressiv Erkrankte mit komorbider Persönlichkeitsstörung ist.

Diese Übersicht zeigt, dass Psychodynamische Kurzzeitpsychotherapien ebenso wirksam wie andere Psychotherapieverfahren sind. Allerdings wird bei einem großen Anteil depressiver Patienten nur eine partielle Besserung erzielt; die Wirkung ist vielfach nicht nachhaltig, d. h., es besteht ein großes Rückfallrisiko. Der Schweregrad der Depression sowie das Vorhandensein einer komorbiden Persönlichkeitsstörung haben einen erheblichen Einfluss auf die Gesundung. Eine besondere Herausforderung an die zukünftige Psychotherapieforschung besteht daher in der Fragestellung, bei welchen depressiv Erkrankten eine Kurzzeitpsychotherapie ausreicht und bei welchen weitergehende therapeutische Interventionen, z. B. eine Langzeitpsychotherapie, indiziert ist. Nach einer tabellarischen Auflistung der Ergebnisse zur Wirksamkeit der STPP (► **Tab. 9.2**) werden die Studien zur Psychoanalytischen Langzeitpsychotherapie dargestellt.

Tab. 9.2: Psychodynamische Kurzzeitpsychotherapie (STPP): Ergebnisse zur Wirksamkeit.

Autor, Jahr	Diagnosen	Konzept STPP	Design	N	Vergleichsgruppen	Ergebnisse
Hersen et al. (1984)	Unipolar depressive Frauen		RCT	120	12 Wo. Therapie und 6 Mon. Erhaltungstherapie: • Social skills training + Placebo • Social skills training + AD • AD alleine • Dynamische Psychotherapie	Alle 4 Behandlungsbedingungen gleichermaßen deutlich wirksam bzgl. der Depressivität.
Thompson et al. (1987)	Major Depression bei ≥ 60-Jährigen	Horowitz & Kaltreider (1979)	RCT	91	• STPP • BT • CBT • Kontrollgruppe (verzögerter Beginn der Therapie nach 6 Wochen)	Signifikante Besserung von Symptomen und anderen Einschränkungen (soziales Funktionsniveau, Coping) in allen 3 Therapiegruppen im Vergleich zur KG (keine Besserung nach 6 Wochen). Dabei keine signifikanten Unterschiede zwischen STPP, BT und CBT.
Svartberg & Stiles (1991)	Minore/Majore Depression (7 der 19 Studien), neurotische Störungen, Bulimia nervosa, Angststörungen	Bellak & Small (1978), Davanloo (1978), Horowitz et al. (1984), Malan (1976 a, b), Sifneos (1987)	Metaanalyse (19 RCT)		• STPP • keine Behandlung • CBT, BT • experiential therapies • non-specific therapies	• STPP effektiver als keine Behandlung • STPP bei Therapieende weniger effektiv als die anderen Psychotherapien, im 1-Jahres-follow-up kein statistisch bedeutsamer Unterschied zwischen den PT • CBT statistisch signifikant effektiver als STPP bzgl. Depressivität.
Crits-Christoph (1992)	Depression, pathologische Trauer und mixed disorders (6 der 11 Studien), PTSD,	Mann (1973), Malan (1976 a, b), Davanloo (1978), Horowitz et al. (1984), Luborsky	Metaanalyse (11 RCT)	803	• STPP • Warteliste	STPP effektiver als Warteliste → Effektstärken (ES) STPP im Vergleich mit Warteliste: • Zielsymptome (Depressivität): 1.1

(Fortsetzung Tab. 9.2)

Autor, Jahr	Diagnosen	Konzept STPP	Design	N	Vergleichsgruppen	Ergebnisse
	Persönlichkeitsstörungen, Drogenabhängigkeit	(1984), Strupp & Binder (1984), Sifneos (1987)			• andere Psychotherapien: IPT, CBT und BT	• andere psychiatrische Symptome: 0.82 • soziales Funktionsniveau: 0.81 STPP gleich effektiv wie andere Psychotherapien.
Shapiro et al. (1994)	Depression	Shapiro & Firth (1985): Psychodynamic-interpersonal Psychotherapy	RCT	117	• STPP 8 Wo. (N = 29) • STPP 16 Wo. (N = 29) • CBT 8 Wo. (N = 30) • CBT 16 Wo. (N = 29)	• STPP und CBT gleichermaßen effektiv unabhängig von der Schwere der Depression und der Therapiedauer (8 vs. 16 Sitzungen) • 16 gegenüber 8 Sitzungen bei schwererer Depression möglicherweise besser.
Shapiro et al. (1995)	Depression, 1-Jahres-follow-up von Shapiro et al. (1994)	Shapiro & Firth (1985): Psychodynamic-interpersonal Psychotherapy	RCT	104	• STPP 8 Wo. (N = 27) • STPP 16 Wo. (N = 26) • CBT 8 Wo. (N = 27) • CBT 16 Wo. (N = 24)	8 Wo. STPP im 1-Jahres-follow-up den anderen 3 Behandlungsbedingungen unterlegen. STPP 16 Wochen und CBT 8 und 16 Wochen gleichermaßen effektiv.
Gallagher-Thompson & Steffen (1994)	Depression	Mann (1973), Rose & DelMaestro (1990)	RCT	66	je 20 Sitzungen: • STPP (N = 30) • CBT (N = 36)	STPP und CBT gleichermaßen effektiv.
Barkham et al. (1996)	Depression	Shapiro & Firth (1985)	RCT	36	• STPP (N = 18) • CBT (N = 18)	STPP und CBT gleichermaßen effektiv.
Leichsenring (2001)	Major Depression (plus komorbid GAD, Panikstörung, Persönlichkeitsstörung)	Mann (1973), Horowitz & Kaltreider (1979), Rose & DelMaestro (1990)	Metaanalyse (6 RCT)	416	• STPP • CBT/BT	STPP: signifikante Besserung von Symptomen (Depressivität u. a.) und des sozialen Funktionsniveaus mit großen Effektstärken: 0.90 – 2.80 Depressivität, 1.09 – 2.65 allg. psychiatrische Symptome,

(Fortsetzung Tab. 9.2)

Autor, Jahr	Diagnosen	Konzept STPP	Design	N	Vergleichsgruppen	Ergebnisse
						0.65 – 1.88 soziales Funktionsniveau. STPP und CBT/BT gleich effektiv.
Wampold et al. (2002)	Depression	Alexander & French (1946), Mann (1973), Grotjahn (1977), Horowitz & Kaltreider (1979), Hobson (1985), Rose & DelMaestro (1990)	Re-Metaanalyse (10 RCT)		• CBT • andere PT: 4x STPP, 4x IPT, je 1x focused-expressive therapy und short-term psychotherapy	CBT nur gering effektiver als andere Psychotherapien (davon 4 Studien mit STPP), Effektstärke CBT im Vergleich mit anderen PT: 0.16.
Cooper et al. (2003)	Postpartale Depression	Cramer et al. (1990), Stern (1995)	RCT	193	• STPP • CBT • non-direktive Therapie • Routineprimärversorgung	• STPP, CBT und non-direktive Therapie mit signifikanter Verbesserung der Stimmung nach 4.5 Mo. Therapie • nur bei STPP Reduktion von Depression verglichen mit der Kontrollgruppe (Primärversorgung) signifikant größer.
Leichsenring et al. (2004)	Depression (3 RCT), PTSD, Essstörungen, Substanzabhängigkeit, Persönlichkeitsstörung, soziale Phobie	Davanloo (1978), Horowitz et al. (1984), Luborsky (1984), Shapiro & Firth (1985)	Metaanalyse (17 RCT)	1538	• STPP • TAU und Warteliste • andere PT: CBT, BT, IPT, non-direktive Therapie, supportive und adaptive PT	• STPP: signifikante und große Effektstärken der Therapien für Zielprobleme (1.39), allg. psychiatrische Symptome (0.90) und soziales Funktionsniveau (0.80) mit Stabilität und Zunahme im follow-up (1.57, 0.95 und 1.19) • STPP effektiver als Warteliste und TAU • keine Wirksamkeitsunterschiede von STPP und anderen PT

(Fortsetzung Tab. 9.2)

Autor, Jahr	Diagnosen	Konzept STPP	Design	N	Vergleichsgruppen	Ergebnisse
Abbass et al. (2006)	Depressionen, Angststörungen, PTSD, Anpassungsstörungen, Persönlichkeitsstörungen, funktionelle Störungen (IBS, Dyspepsie), Peptisches Ulkus, Atopische Dermatitis, Schmerzstörungen	Mann (1973), Malan (1976 a, b), Davanloo (1978), Horowitz et al. (1984), Luborsky (1984), Strupp & Binder (1984), Hobson (1985), Sifneos (1987), de Jonghe et al. (1994)	Metaanalyse (23 RCT)	1341	• STPP • Kontrollgruppen: TAU, minimale psychologische Interventionen, Warteliste	STPP mäßig effektiver im Vergleich zu den Kontroll-gruppen bei verschiedensten psychiatrischen Störungen: Depressivität, Ängstlichkeit, somatische und allgemeine psychische Symptome und soziales Funktionsniveau. Zunahme der Effekte im Langzeitverlauf.
Salminen et al. (2008)	Major Depression (ambulante Pat.)	Mann (1973), Malan (1976 a, b)	RCT	51	STPP vs. Fluoxetin alleine über 16 Wochen (4-Monats-follow-up)	STPP und Pharmakotherapie alleine gleichermaßen signifikant effektiv bzgl. Depressivität (Selbst- und Fremdbeurteilung) und Funktionsniveau (sozial, Arbeit).
Cuijpers et al. (2008)	Depression		Metaanalyse (53 RCT)	2757	• STPP • CBT, BT, IPT • non-direktive Therapie • Problem solving therapy • Social skills training	Alle Therapieverfahren bzgl. Depressivität gleich wirksam, IPT statistisch signifikant ($p < 0.05$), etwas effektiver (klinisch signifikant?) und non-direktive Therapie weniger effektiv ($P < 0.05$).
Martunnen et al. (2008)	Depressive Störungen, Angststörungen	Malan (1976 a, b), Sifneos (1987)	RCT	163	• STPP (20 Sitzungen über 6 Mon.) • SFT (12 Sitzungen über 8 Mon.)	Remissionsraten der Depressivität (BDI < 10) bei beiden Therapien gleich groß und nicht signifikant unterschieden (STPP 59 %, SFT 54 %).

(Fortsetzung Tab. 9.2)

Autor, Jahr	Diagnosen	Konzept STPP	Design	N	Vergleichsgruppen	Ergebnisse
Diessen et al. (2010)	Depressive Störungen (MDD, Dysthymia, neurotische Depression, subsyndromale Depression)	Mann (1973), Malan (1976), Davanloo (1980), Strupp & Binder (1984), Luborsky (1984), Pollack & Horner (1985), Sifneos (1987), de Jonghe (1994)	Meta-Analyse (13 RCT, 3 nichtrandomisierte und 7 naturalistische Studien)	1365	• STPP (N = 713) • andere Psychotherapien: CBT, CT, BT, non-direktive und supportive Therapie, Kunsttherapie (N = 551) • Warteliste, TAU (N = 101)	STPP post-treatment signifikant effektiver als Warteliste und TAU: ES von 0.69 zugunsten STPP (nur RCTs 0.8), ES bzgl. Depressivität (BDI): • STPP pre-post-treatment: große ES von 1.34 • STPP vs. andere PT post-treatment: ES 0.3 zugunsten der anderen PT (statistisch signifikant) • Wahrscheinlichkeit besserer Outcome STPP im Vergleich mit anderen PT 42 % (andere PT im Vergleich STPP 58 %) • im 3-Monats- und 1-Jahres-follow-up keine signifikanten Unterschiede zwischen STPP und anderen PT

AD = Antidepressivum, BDI = Beck Depression Inventory, BT = Behavioral Therapy, CBT = Cognitive Behavioural Therapy, CT = Cognitive Therapy, ES = Effektstärke, IBS = Irritable Bowel Syndrome, IPT = Interpersonelle Psychotherapie, KG = Kontrollgruppe, PT = Psychotherapie, PTSD = Posttraumatic Stress Disorder, RCT = Randomized Controlled Trial, SFT = Solution Focused Therapy, STPP = Short Term Psychodynamic Psychotherapy, TAU = treatment-as-usual

9.3 Psychoanalytische und Psychodynamische Langzeitpsychotherapie: Ergebnisse der Wirksamkeitsstudien

Gerade wegen des bisherigen Mangels an Langzeittherapiestudien sind die folgenden Katamnese-Studien zur Langzeitwirkung von Psychoanalysen und analytischen Psychotherapien bemerkenswert. Die von Leuzinger-Bohleber, Stuhr, Rüger und Beutel (2001) durchgeführte Katamnese-Studie (▸ **Tab. 9.3**) basierte auf einer repräsentativen Stichprobe aller ehemaligen Patienten, die bei Analytikern der Deutschen Psychoanalytischen Vereinigung zwischen 1990 und 1993 ihre Behandlung beendet hatten. Es handelt sich um eine methoden-kritische Studie, die psychoanalytische, qualitative Beobachtungen aus den Katamnese-Interviews mit quantitativen Verfahren kombiniert. Die Gesamtstichprobe bestand aus 401 ehemaligen Patienten, die katamnestisch untersucht wurden. Nach den dabei eingestuften Hauptdiagnosen litten die 129 ehemaligen Patienten vor der Behandlung unter gravierenden psychischen und psychosomatischen Störungen (nach Schepank (1995) wiesen 88 % einen »extremen« oder »starken« Beeinträchtigungs-Schwere-Score auf). 51,2 % litten an Persönlichkeitsstörungen, 27,1 % an affektiven Störungen, 10,9 % an neurotischen Störungen und 6,2 % an einer Schizophrenie (nach ICD-10). 80 % der ehemaligen Patienten berichteten positive Veränderungen durch die Langzeitbehandlungen in Bezug auf Befinden, inneres Wachstum und Beziehungen. Zwischen 70 % und 80 % stellten positive Veränderungen in Bezug auf die Lebensbewältigung, das Selbstwertgefühl, die Stimmung sowie von Lebenszufriedenheit und Leistungsfähigkeit fest. Beim Vergleich der einzelnen Diagnosegruppen zeigte sich, dass sich die Ergebnisse der Subgruppe Depressiver nicht von denjenigen der anderen Diagnosegruppen unterschieden (Leuzinger-Bohleber et al. 2002). Die Symptombelastung, d. h. der Global Severity Index (GSI) des SCL-90, war bei den untersuchten ehemaligen und erfolgreich therapierten Patienten nicht mehr im klinisch-pathologischen Bereich. Bezüglich der globalen Einschätzungen des Therapieerfolgs unterschieden sich die depressiven Patienten nicht von jenen mit anderen Diagnosen, d. h., etwa 80 % der ehemaligen Patienten mit Depressionen waren durchschnittlich 6,5 Jahre nach Abschluss ihrer Behandlungen mit den Ergebnissen der Behandlung und den erzielten Veränderungen zufrieden. Zudem konnten die aufwändigen Analysen zu den Ausgaben im Gesundheitsbereich zeigen, dass die Kosten durch Langzeitbehandlung dauerhaft gesenkt werden können.

In der prospektiv-naturalistischen Langzeit-Psychotherapiestudie (Stockholm Outcome of Psychotherapy and Psychoanalysis Project, STOPPP; ▸ **Abb. 9.1** und ▸ **Tab. 9.3**) von Sandell et al. (1999, 2001, 2004) und Sandell (2001) wurden eine Gesamtstichprobe von über 700 Patienten in Psychoanalysen (PSA, vier bis fünf Sitzungen pro Woche) oder Psychodynamischen Langzeitpsychotherapien (long-term psychodynamic psychotherapy LTPP, ein bis zwei Sitzungen pro Woche) sowie eine kleine Gruppe von Patienten in psychodynamischer Kurzzeitpsychotherapie in den drei Jahren während der Behandlung und drei weitere Jahre nach

Abschluss der Behandlung – also insgesamt über sechs Jahre – untersucht. Von den untersuchten Patienten hatten 50 % eine Achse-I-Störung nach DSM-III-R (zumeist depressive Störungen und Angststörungen) und 27 % eine Achse-II-Störung nach DSM-III-R (Persönlichkeitsstörung); 13 % litten unter Zuständen, die nach strengen Kriterien nicht einer psychiatrischen Störung entsprachen, aber behandlungsbedürftig waren, und 11 % hatten keine sichere Diagnose (Sandell 2001, Sandell et al. 2004). Es handelte sich um eine kombinierte Quer- und Längsschnittstudie mit insgesamt sieben Erhebungszeitpunkten (Behandlungsbeginn und danach jährlich über sechs Jahre). Beim letzten Erhebungszeitpunkt verblieben 418 Patienten in der Stichprobe, die sich in unterschiedlichen Behandlungsphasen befanden. Hinsichtlich der psychischen Symptombelastung lagen beide Gruppen (PSA, LTPP) bei Therapiebeginn gleichermaßen im pathologischen Bereich: Der Global Severity Index (GSI) des SCL-90-R lag bei 1.1. Im Verlauf der Therapien zeigte sich in beiden Gruppen ein stetiger Rückgang des GSI, der bei Therapieabschluss nach drei Jahren mit 0.8 nur noch im klinisch-pathologischen Grenzbereich lag (0.8 = Bereich der klinisch-pathologischen Vergleichsgruppe, d. h. 1.28 SD über dem Mittelwert der gesunden Normstichgruppe). Im 3-Jahres-follow-up setzte sich dieser Rückgang ohne weitere Therapie fort, was bei den Patienten, die in hochfrequenter Psychoanalyse gewesen waren, deutlich ausgeprägter war als bei den Patienten mit niederfrequenter Psychodynamischer Langzeitpsychotherapie: GSI bei PSA 0.4 und bei LTPP 0.7, d. h., die Patienten mit Psychoanalyse lagen mit einem GSI von 0.4 sogar im Bereich der gesunden Normgruppe. Die Effektstärken hinsichtlich der Veränderung der Symptombelastung waren in beiden Gruppen groß: PSA 1.55 und LTPP 0.6.

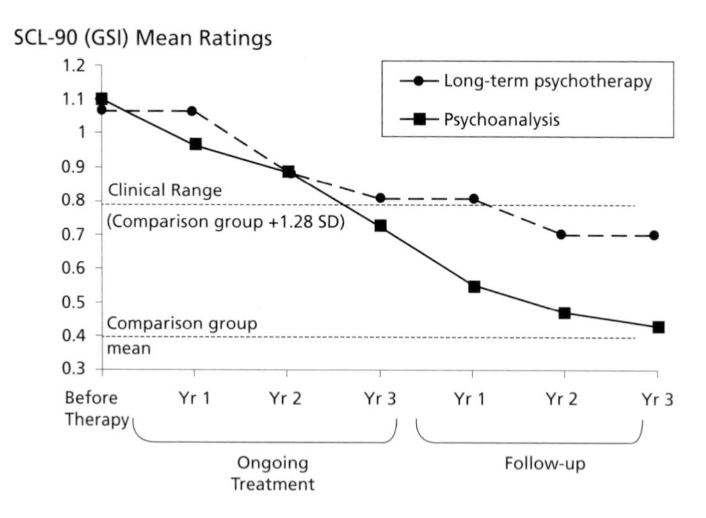

Abb. 9.1: Stockholm Outcome of Psychoanalysis and Psychotherapy Project (STOPPP; Sandell et al. 1999, 2001, 2004).

Die Ergebnisse der Katamnese-Studie von Leuzinger-Bohleber et al. (2001) und des STOPP-Projektes (Sandell et al. 1999, 2001, 2004, Sandell 2001) sowie der bereits unter Abschnitt 9.2 beschriebenen Ergebnisse der randomisiert-kontrollierten Studie der Helsinki Psychotherapy Study Group (Knekt et al. 2008 a, 2008 b, 2011) sprechen dafür, dass Psychodynamische Langzeitpsychotherapie und Psychoanalyse klinisch bedeutsame, dauerhafte und zunehmende Symptomreduktionen bewirken und diese Wirkung nicht mit Kurzzeittherapieverfahren erreicht wird. Der erzielte Behandlungserfolg war dabei nicht nur mit einer besseren Lebensanpassung, sondern auch mit einer relevanten Reduktion der Symptomatik verknüpft. Auch zeigte sich besonders im STOPP-Projekt, dass hochfrequente Behandlungen (vier bis fünf Sitzungen pro Woche) nach Abschluss der Therapie im weiteren Verlauf eine zusätzliche stärkere und nachhaltigere Symptomreduktion bewirkten als die niederfrequenten Behandlungen (ein bis zwei Sitzungen pro Woche).

In der Frankfurt-Hamburg-Langzeittherapiestudie von Brockmann, Schlüter und Eckert (2001, 2003, 2006) wurden in einem prospektiv-naturalistischen Design 31 Patienten mit Langzeitverhaltenstherapie (im Mittel 63 Sitzungen) und 31 Patienten mit psychoanalytisch orientierter Langzeitpsychotherapie (im Mittel 185 Sitzungen) verglichen (► **Tab. 9.3**). In die Studie wurden ausschließlich Patienten aufgenommen, welche die DSM-III-R-Kriterien für das Vorliegen einer depressiven Störung oder einer Angststörung erfüllten. Zum Behandlungsbeginn unterschieden sich die beiden Gruppen bezüglich der Schulbildung, des Zugangsmodus zur Psychotherapie (ärztliche Überweisung bzw. Selbstanmelder), der Symptombelastung und des Gebrauchs von Psychopharmaka. Die Psychoanalyse-Patienten hatten eine signifikant höhere Bildung, wurden signifikant weniger ärztlich überwiesen, hatten eine signifikant geringere Symptombelastung und einen signifikant geringeren Gebrauch von Medikamenten. Im Behandlungsverlauf zeigten sich in beiden Gruppen signifikante Verbesserungen bezüglich der Symptombelastung und der interpersonellen Problematik, wobei die Veränderungen auf der interpersonellen Ebene im zeitlichen Verlauf nach Besserung der Symptombelastung erfolgten. Die Veränderungen auf der interpersonellen Ebene traten bei den Patienten in der Verhaltenstherapie-Gruppe später ein als bei der Psychoanalyse-Gruppe. Die Veränderungen in den Bereichen Erleben und Verhalten sowie in der Zielerreichung waren über die Zeit gemessen für beide Gruppen signifikant. Bezüglich des Therapieverlaufs und in den katamnestischen Nachuntersuchungen zeigten beide Gruppen deutliche Veränderungen, unterschieden sich jedoch nicht signifikant voneinander. Auch in einem weiteren 7-Jahres-follow-up waren die signifikanten Veränderungen in beiden Behandlungsgruppen bezüglich der Symptomatik und der interpersonellen Problematik stabil. Erfreulich war, dass in beiden Therapiegruppen nach sieben Jahren die Rückfallquote nur bei 19 % lag. Die Ergebnisse der Studien von Brockmann et al. (2001, 2003, 2006) unterstreichen, dass beide Psychotherapieverfahren sehr erfolgreich waren und zu einer bedeutsamen Verringerung der Symptombelastung beitrugen. Beide Patientengruppen hatten ähnliche Erwartungen an die Therapie, die weniger auf die Symptomreduktion als auf die Verbesserung des allgemeinen Funktionsniveaus zielten. Dieser Befund stützt die Schlussfolgerungen von Seligmann (1995) bei seiner Bewertung der Ergebnisse der Consumer Reports Study, in der die Zielsetzungen und Einschätzungen psychotherapeutisch behandelter Patienten systematisch erfasst wurden.

In der Heidelberg-Berlin-Praxisstudie (Grande et al. 2006, Jakobsen et al. 2008) wurden ebenfalls in naturalistischem Design hochfrequente analytische Langzeitbehandlungen (mindestens 120 Stunden) und niederfrequente Psychodynamische Langzeittherapien (mindestens 25 und maximal 100 Stunden) an einer Stichprobe von 58 Patienten mit Depressionen, Angst- und Zwangsstörungen sowie Anpassungs- oder Persönlichkeitsstörungen auf ihre Wirksamkeit hin untersucht und verglichen. Dabei bezog sich der Vergleich zwischen der Wirksamkeit der beiden Verfahren nicht auf das eigentliche Zielkriterium analytischer Psychotherapie (die strukturelle Veränderung), sondern auf die allgemeine Symptomatik sowie interpersonelle Probleme der Patienten. Aus den Ergebnissen geht hervor, dass sowohl die hochfrequente psychoanalytische Therapie als auch die psychodynamische Therapie bei Patienten mit depressiver Symptomatik sowie Angst- und Zwangsstörungen gleichermaßen wirksam ist. In der Patientengruppe mit Persönlichkeitsstörungen zeigte sich statistisch eine Überlegenheit der hochfrequenten analytischen Therapie. Die Effekte blieben zur Katamnese hin stabil. Auch die Göttinger Psychotherapiestudie (Leichsenring et al. 2008) konnte Verbesserungen in der Symptomatik und den interpersonellen Problemen durch analytische Langzeittherapie sowohl bei Therapieende als auch in der 1-Jahres-Katamnese aufzeigen (▶ **Tab. 9.3**).

Leichsenring und Rabung (2008) untersuchten in einer anspruchsvollen Metaanalyse 23 hochwertige prospektive Psychodynamische Langzeitpsychotherapiestudien (zwölf randomisiert-kontrollierte und elf naturalistische Arbeiten), welche insgesamt 1053 Patienten mit chronifizierten und komplexen psychischen Störungen erfassten (▶ **Tab. 9.3**). Alle in die Analyse aufgenommenen Langzeitpsychotherapien dauerten mindestens ein Jahr oder 50 Sitzungen lang. Es wurde in dieser Metaanalyse die Wirksamkeit der Psychodynamischen Langzeitpsychotherapie sowohl mit jener der Psychodynamischen Kurzzeitpsychotherapie als auch mit jener von anderen kurzfristig angelegten Therapieformen wie KVT, Dialektisch-Behaviorale Therapie, kognitiv-analytische Therapie, Familientherapie sowie der supportiven Therapie verglichen. Die Analyse aller Studien ergab, dass die Psychodynamische Langzeitpsychotherapie allen kürzeren Formen der Psychotherapie im direkten Vergleich bezüglich ihrer generellen Wirksamkeit sowie hinsichtlich persönlichkeitsstruktureller Veränderungen und formulierten Therapiezielen signifikant überlegen war. Eine separate Auswertung für verschiedene Störungsbilder ergab zudem große, signifikante und dauerhafte Effekte für komplexe depressive Störungen (in Bezug auf die generelle Wirksamkeit, die psychiatrische Symptomatik und das psychosoziale Funktionsniveau mit Effektstärken von $\geq 0.99-1.3$), welche nach Therapieende zum follow-up hin sogar weiter signifikant zunahmen. Leichsenring und Rabung kommen mit dieser Metaanalyse zu dem zentralen Ergebnis, dass es Patienten mit schweren psychischen Erkrankungen nach einer psychodynamischen Langzeitbehandlung im Durchschnitt besser geht als 96 % der Patienten der Vergleichsgruppe.

In der Münchner Psychotherapie-Studie (MPS) von Huber et al. (2012) wurden in einem z. T. randomisierten, quasi-experimentellen und prospektiven Studiendesign 100 Patienten mit depressiven Störungen, d. h. unipolar depressiven Episoden (ICD-10 F32), rezidivierenden depressiven Störungen (F33) oder Double Depression (F32/F33 und F34.1), untersucht (► **Tab. 9.3**). Die Patienten wurden nach randomisierter Zuteilung über einen Zeitraum von ca. drei Jahren entweder mit analytischer Psychotherapie (PA, zwei bis drei Sitzungen pro Woche im Liegen mit im Durchschnitt 234 Sitzungen, N = 35) oder tiefenpsychologisch fundierter Psychotherapie (PD, eine Sitzung pro Woche mit im Durchschnitt 88 Sitzungen, N = 31) behandelt. Wegen nicht ausreichender Behandlungskapazitäten bei Studienbeginn wurden erst zu einem späteren Zeitpunkt 34 Patienten mit kognitiver Verhaltenstherapie (CBT) behandelt und in die Studie eingeschlossen (eine Sitzung pro Woche mit im Durchschnitt 44 Sitzungen über einen Zeitraum von zwei Jahren). Nach Abschluss der Therapien wurden die Patienten weiter im Verlauf untersucht (1-, 2- und 3-Jahres-follow-up). Die primären Outcome-Variablen waren die Depressivität im BDI und die psychischen strukturellen Veränderungen in den Skalen psychischer Kompetenzen (SPK, Huber et al. 2006); sekundäre Outcome-Variablen waren u. a. das Ausmaß der subjektiven Symptombelastung gemessen mit dem Global Severity Index (GSI) des SCL-90-R und das Ausmaß interpersoneller Probleme im Inventar Interpersoneller Probleme (IIP-D, Horowitz et al. 2000). Alle drei Therapiebedingungen waren ohne signifikante Unterschiede sehr effektiv bzgl. der Depressivität (BDI) und der subjektiven Symptombelastung (GSI) mit großen Effektstärken (post-treatment: PA 2.4, PD 2.1, CBT 1.8; 1-Jahres-follow-up: PA 2.3, PD 2.0, CBT 1.8). Diese Veränderungen waren auch klinisch signifikant. Beim Ausmaß der interpersonellen Probleme (IIP) erbrachten die analytische Psychotherapie und die tiefenpsychologisch fundierte Psychotherapie im Prä-Post-Vergleich signifikant größere Effekte als die kognitive Verhaltenstherapie (Effektstärken post-treatment: PA 1.4, PD 1.3, CBT 0.5); im 1-Jahres-follow-up zeigte sich dann eine Überlegenheit der analytischen Psychotherapie sowohl gegenüber der tiefenpsychologisch fundierten Psychotherapie als auch der kognitiven Verhaltenstherapie mit signifikant größerer Effektstärke (Effektstärken 1-Jahres-follow-up: PA 1.5, PD 1.0, CBT 0.4). Hinsichtlich der psychisch strukturellen Veränderungen (SPK) zeigte sich die analytische Psychotherapie am effektivsten und unterschied sich darin signifikant von der tiefenpsychologisch fundierten Psychotherapie und der kognitiven Verhaltenstherapie (Effektstärken: post-treatment: PA 1.8, PD 1.2, CBT 0.7; 1-Jahres-follow-up: PA 2.0, PD 1.4, CBT 1.1). Zusammengefasst zeigt sich in der Münchner Psychotherapie-Studie, dass alle drei angewandten Therapiemethoden sehr effektiv in der Behandlung depressiver und genereller psychischer Symptome sind, aber die analytische Psychotherapie und tiefenpsychologisch fundierte Psychotherapie möglicherweise Vorteile gegenüber der kognitiven Verhaltenstherapie haben, wenn es um die Veränderungen interpersoneller Probleme und der psychischen Struktur geht.

Tab. 9.3: Psychoanalytische und Psychodynamische Langzeitpsychotherapie (LTPP): Ergebnisse zur Wirksamkeit.

Autor, Jahr	Diagnosen	Konzept LTPP	Design	N	Vergleichsgruppen	Ergebnisse
Leuzinger-Bohleber et al. (2001, 2002)	Persönlichkeitsstörungen (51,2 %), affektive Störungen (27,1 %), neurotische Störungen (10,9 %), Schizophrenien (6,2 %)		retrospektiv	129	Psychoanalytische Therapie	• Subgruppe depressiver Pat. ohne Unterschied zu den anderen Diagnosegruppen: • 80 % der Pat. berichteten von pos. Veränderungen durch die Therapie • 6,5 Jahre nach Therapie GSI mit 0.5 im NB
Sandell et al. (1999, 2000, 2001, 2004)	depressive Störungen und Angststörungen (50 %), Persönlichkeitsstörungen (27 %), behandlungsbedürftiger Zustand ohne psychiatrische Diagnose (13 %), keine sichere Diagnose (11 %)		prospektiv-naturalistisch über 3 Jahre (+ 3-J.-follow-up, post-treatment)	418	• LTPP (N = 331) [1–2 Std./Wo.] • PSA (N = 74) [4–5 Std./Wo.] • STPP (N = 13)	• Große ES: PSA 1.55, LTPP 0.6 bzgl. Symptombelastung (GSI): GSI im Behandlungsverlauf: Therapiebeginn: PSA 1.1, LTPP 1.1 Verlauf: Rückgang in beiden Gruppen Therapieende: PSA 0.8, LTPP 0.8 3-J.-follow-up: PSA 0.4, LTPP 0.7
Brockmann et al. (2001, 2003, 2006)	depressive Störungen, Angststörungen		prospektiv-naturalistisch über 3,6 bzw. 2,4 J. (+ 7-J.-follow-up, post-treatment)	62	• LTPP (N = 31), Dauer im Ø: 3,6 Jahre • CBT (N = 31), Dauer im Ø: 2,4 Jahre	• LTPP und CBT gleichermaßen signifikante Effekte bzgl. Symptombelastung (GSI) und interpersonellen Problemen (IIP) • Veränderungen der interpersonellen Probleme bei LTPP früher als bei CBT • Stabilität der Veränderungen im follow-up und Rückfallquote von nur 19 % in beiden Gruppen

(Fortsetzung Tab. 9.3)

Autor, Jahr	Diagnosen	Konzept LTPP	Design	N	Vergleichsgruppen	Ergebnisse
Grande et al. (2006), Jakobsen et al. (2008)	depressive Störungen (63 %) sowie Angst-, Zwangs-, Anpassungs- und/oder Persönlichkeitsstörungen	Deutsche Psychotherapierichtlinien (Rüger et al. 2005)	prospektiv-naturalistisch	58	• PA (N = 29) [2–3 Std./Wo.] • PD (N = 29) [1 Std./Wo.]	• PA und PD gleichermaßen signifikante Effekte bzgl. Symptombelastung (GSI)und interpersonellen Problemen (IIP) • Große ES (PA und PD): ≥ 0.8–2.0 • stabile Effekte im 1-J.-follow-up • PA bei Pat. mit Persönlichkeitsstörungen wirksamer als PD
Leichsenring & Rabung (2008)	»komplexe psychische Störungen«: multiple (≥ 2 Diagnosen) oder chronische (Dauer > 1 Jahr) psychische Störungen, Persönlichkeitsstörungen, komplexe depressive Störungen und Angststörungen mit Chronifizierung und/oder Komorbidität	Definition LTPP: mind. 1 Jahr oder > 50 Std. Dauer	Metaanalyse mit 23 Studien (12 RCTs und 11 naturalistische Studien)	1053	LTPP Div. Kurzzeittherapien: STPP, CBT, CAT, DBT, Familientherapie, Supportive Therapie TAU	• LTTP signifikant besserer Outcome als kürzere PT bzgl. genereller Wirksamkeit, Zielproblemen und psychosozialem Funktionsniveau • Patienten mit schweren psychischen Störungen nach LTPP im Schnitt besser als 96 % der Pat. mit kürzerer PT • Subgruppe von 274 Pat. mit komplexen depressiven und Angststörungen: ES von ≥ 0.99–1.3 bzgl. genereller Wirksamkeit, psychiatrischen Symptomen, psychosozialem Funktionsniveau

(Fortsetzung Tab. 9.3)

Autor, Jahr	Diagnosen	Konzept LTPP	Design	N	Vergleichsgruppen	Ergebnisse
Knekt et al. (2008 a, 2008 b, 2011)	affektive Störungen (85 %) (MDD, sonst. depressive Störungen), Angststörungen (44 %), Persönlichkeitsstörungen (18 %) Einschlusskritierium: psychische Störung bestehend seit > 1 Jahr	LTPP Gabbard (2004), STPP Malan (1976), Sifneos (1979) PSA Greenson (1985)	RCT, prospektive Untersuchungen bei Beginn und dann im Verlauf alle 2–9 Monate über 5 Jahre Bemerkung: 41 Pat. hatten sich selbst für eine PSA entschieden und wurden nicht randomisiert LTPP, STPP oder SFT zugeordnet	326 (+ 41 PSA)	LTPP (N = 128) [2–3 Std./Wo., Ø: 235 Std. in 31,3 Mo.] STPP (N = 101) [1–2 Std./Wo., Ø: 46,9 Std. in 5,7 Mo.] SFT (N = 97) [Ø: 29,9 Std. in 7,6 Mo.] PSA (N = 41) [4 Std./Wo., Ø: 646 Std. in 5 Jahren]	• LTPP, STPP und SFT signifikante Effekte mit großen ES von ≥ 0.80–1.52 bzgl. Symptomatik (BDI, HAMD, HAMA, Angst/SCL-90) • 1. Jahr follow-up: STPP und SFT *signifikant schneller* und besser als LTPP und PSA • 2. Jahr follow-up: keine signifikanten Unterschiede mehr zw. STPP, SFT, LTPP und PSA • 3. Jahr follow-up: LTPP signifikant effektiver als PSA, STPP und SFT (Symptomatik, weniger Krankheitstage) • 5. Jahr follow-up: PSA und LTPP signifikant effektiver als STPP und SFT (Symptomatik, weniger Krankheitstage)

(Fortsetzung Tab. 9.3)

Autor, Jahr	Diagnosen	Konzept LTPP	Design	N	Vergleichsgruppen	Ergebnisse
Huber et al. (2012)	depressive Störungen: depressive Episode (F32), Rezid. depressive Störung (F33), Double Depression (F32/33 + F34.1)	Deutsche Psychotherapierichtlinien (Rüger et al. 2005)	z. T. randomisiert, quasi-experimentell und prospektiv über 3 Jahre (+ 3-J.-follow-up, post-treatment)	100	PA (N = 35) [2–3 Std./Wo.] PD (N = 31) [1 Std./Wo.] CBT (N = 34) [1 Std./Wo.]	• PA, PD und CBT gleichermaßen und sehr effektiv bzgl. Depressivität (BDI) und Symptombelastung (GSI, SCL-90-R) • PA und PD signifikant effektiver als CBT bzgl. interpersoneller Probleme (IIP) • PA signifikant effektiver als PD und CBT bzgl. psychisch struktureller Veränderung (SPK)

AD = Antidepressivum, BDI = Beck Depression Inventory, BT = Behavioral Therapy, CAT = Cognitive Analytic Therapy, CBT = Cognitive Behavioural Therapy, CT = Cognitive Therapy, DBT = Dialektisch-behaviorale Therapie, ES = Effektstärke, GSI = Global Severity Index (SCL-90-R), IBS = Irritable Bowel Syndrome, IIP = Inventar Interpersoneller Probleme, IPT = Interpersonelle Psychotherapie, KG = Kontrollgruppe, PA = analytische Psychotherapie, PD: tiefenpsychologisch fundierte Psychotherapie, PSA = Psychoanalyse, PT = Psychotherapie, PTSD = Posttraumatic Stress Disorder, RCT = Randomized Controlled Trial, SFT = Solution Focused Therapy, SPK = Skalen Psychischer Kompetenzen, STPP = Short Term Psychodynamic Psychotherapy, TAU = treatment-as-usual

Der im gesundheitspolitischen Kontext relevante Gesichtspunkt der Kosteneffektivität von psychoanalytischer Langzeitpsychotherapie im Hinblick auf die Beanspruchung des Gesundheitssystems und die Arbeitsbeeinträchtigung wurde von de Maat et al. (2007) untersucht (Review für den Zeitraum 1970–2005 unter Einschluss von sieben Studien, N = 861). Die Daten deuten darauf hin, dass Langzeittherapien substantiell zu weniger Inanspruchnahme des Gesundheitssystems führen und auch die Anzahl der Krankheitstage reduzieren helfen. Diese Ergebnisse sind kohärent mit den Befunden der Studie von Leuzinger-Bohleber et al. (2001) sowie den Untersuchungen von Knekt et al. (2008 a, 2008 b, 2011).

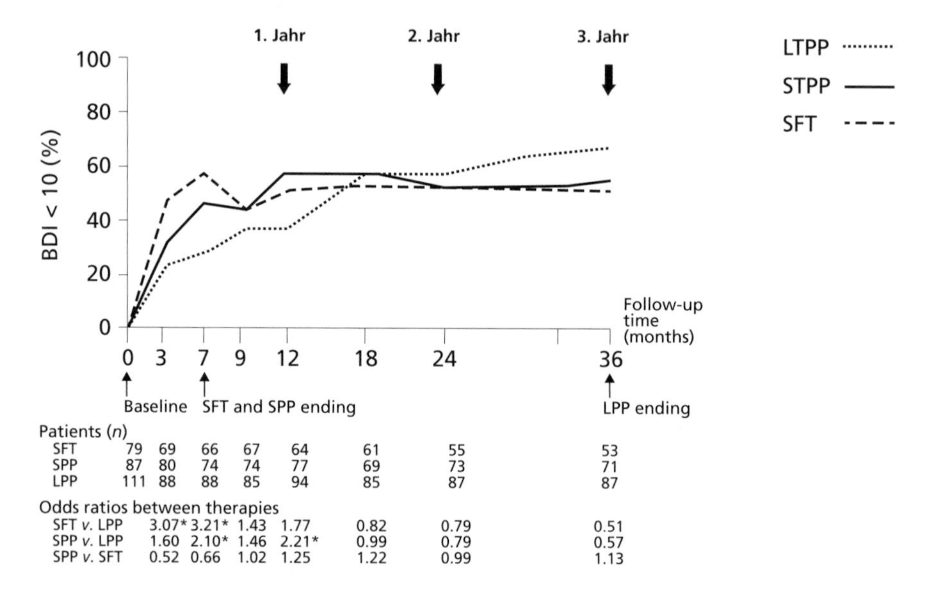

Bei SFT, STPP und LTPP signifikante Besserungen mit großen Effektstärken (≥ 0.80-1.52) bzgl. Symptomatik (BDI, HAMD, HAMA, Ängstlichkeit im SCL-90)
1. Jahr Follow-up: STPP und SFT signifikant schneller und besser als LTPP hinsichtlich Symptomreduktion
2. Jahr Follow-up: Keine signifikanten Unterschiede mehr zwischen STPP, SFT und LTPP → also gleich effektiv
3. Jahr Follow-up: LTPP signifikant effektiver als STPP und SFT (Symptomatik, Reduktion der Krankheitstage)

Abb. 9.2: Wirksamkeit von Psychodynamischer Kurz- und Langzeitpsychotherapie auf Symptomatik und Arbeitsfähigkeit (nach Knekt et al. 2008 a, 2008 b).

9.4 Manualisierung Psychodynamischer Psychotherapie bei depressiv Erkrankten

Die Entwicklung und Anwendung von Manualen für die Psychodynamische Psychotherapie war lange Zeit umstritten. Therapiemanuale stammen aus der Psychotherapieforschung. In ihnen wird das praktische Vorgehen der Therapeuten konkret beschrieben und mit beispielhaften Interventionen belegt. Eines der ersten

Ergebnisse bezüglich der Dokumentation des therapeutischen Vorgehens bestand darin, dass jene Behandler insgesamt bessere Ergebnisse aufwiesen, die sich an Manualen orientierten (vgl. Andersen & Lambert 1995), als innerhalb dieser Gruppe diejenigen, die sich enger an die Behandlungsrichtlinien des Manuals gehalten hatten (sogenannte »adherence«, zumeist als »Manualtreue« übersetzt). Luborsky et al. (1985) konnten belegen, dass Manualtreue einer der Wirkfaktoren ist, die sich in jeder Therapieform positiv auf die Effekt auswirken. In der deutschen Fassung seines Manuals des »Supportive-Expressive Treatment« (Luborsky 1999) werden die Prinzipien psychoanalytischer Psychotherapie in einer für die Forschung verwendbaren Manualisierung dargestellt. Drei Bedingungen sind demnach als Basisanforderung an ein Manual anzusehen:

- Die Behandlungsanleitungen sollten so vollständig ausgearbeitet sein, wie es die Therapieart zulässt, und die wesentlichen Behandlungstechniken enthalten, die die Therapie bestimmen.
- Das Manual sollte die Behandlungsprinzipien verdeutlichen und dem Therapeuten Handlungsanweisungen geben (am ehesten, indem jede Behandlungstechnik so konkret wie möglich dargestellt und durch Fallbeispiele veranschaulicht wird).
- Dem Manual sollten Beurteilungsskalen angegliedert werden, die eine Abschätzung ermöglichen, in welchem Ausmaß der Therapeut die wesentlichen Behandlungstechniken tatsächlich verwendet.

Vor diesem Hintergrund entwickelte Taylor (2010) das »Tavistock Manual«. Es handelt sich dabei um ein Behandlungsmanual der psychoanalytischen Psychotherapie, das ursprünglich für die Behandlung, die in der »Tavistock Adult Depression Study« (TADS) gestestet werden sollte, erstellt und später für die Studie über »Langzeittherapie bei chronischen Depressionen« (LAC) von Leuzinger-Bohleber et al. (2010) übernommen wurde. Das Manual basiert auf dem psychoanalytischen Verständnis »menschlicher Probleme im Allgemeinen« und therapeutischer Veränderung. Infolgedessen ist das Manual für praktizierende psychoanalytische Psychotherapeuten akzeptabel; es empfiehlt keinen Fokus, bleibt flexibel, was die Tiefe der Schwierigkeiten der Patienten anbelangt. Dieses Manual erfüllt die methodischen Anforderungen der Ergebnisforschung im Bereich der Psychodynamischen Psychotherapie bei depressiv Erkrankten. Dabei wurde die ursprüngliche Konzeptualisierung der Theorie und Praxis im Hinblick auf die chronische Depression, die für die Abfassung des Manuals zunächst notwendig war, im Hinblick auf die im Studienverlauf gewonnenen Erkenntnisse modifiziert und weiterentwickelt (Taylor 2010).

Das Manual der TADS beschreibt die Rationale für das Behandlungsmanual und sein Verfahren; konkret ausgeführt werden:

- die allgemeinen Ziele und Wertvorstellungen dieser Behandlung
- Aufgaben und Ziele der Therapeuten
- Rahmen und Setting
- die für depressive Patienten charakteristischen Inhalte

- die unterschiedlichen Komponenten der Depression und ihre Charakteristika und Konfigurationen, die der Chronizität und Behandlungsresistenz häufig zugrunde liegen
- das Vorgehen in der Anfangs-, der mittleren und der Schlussphase der Behandlung (nach Maßgabe des jeweiligen Behandlungsverlaufs)
- spezifische Aspekte des Managements
- die Differenzierung zwischen psychoanalytischer und anderen Formen der Psychotherapie

Dieses Manual stellt einen wesentlichen Schritt dar im Hinblick auf die klinische und die Psychotherapieforschung im Rahmen der Psychodynamischen Psychotherapie bei depressiv Erkrankten. Es ist der therapeutische Bezugspunkt in aktuellen Depressionsstudien (z. B. der Zürcher Depressionsstudie). Weitere Manuale Psychodynamischer Psychotherapie bei depressiv Erkrankten sind derzeit in Vorbereitung.

In Ergänzung zu Manualen für die Psychodynamische Psychotherapie ist die Operationalisierte Psychodynamische Diagnostik (Arbeitskreis OPD 2006) erwähnenswert: Die OPD ermöglicht die operationalisierte Beschreibung psychodynamischer Dimensionen und Therapiefoki für die individuelle Therapieplanung und -evaluation, wobei eine Veränderung im Verlauf über die Heidelberger Umstrukturierungsskala (Heidelberg Structural Change Scale, HSCS, Grande et al. 2001, Rudolf et al. 2000) messbar ist. Die gute Anwendbarkeit der OPD in dieser Hinsicht konnte im Rahmen von diversen Studien belegt werden (Grande et al. 2003, 2006, Himmighoffen et al. 2010).

9.5 Schlussfolgerungen

Angesichts der teilweise inkonsistenten Studienergebnisse und der schwierigen Vergleichbarkeit der Studien zur Wirksamkeit der unterschiedlichen Therapiemethoden ist eine zusammenfassende Beurteilung weiterhin nur mit einem gewissen Vorbehalt möglich. Aufgrund der empirischen Verlaufs- und Therapieforschung in den vergangenen Jahren besteht eine empirische Evidenz dahingehend, dass sämtliche angewandten Formen der Psychodynamischen Kurzzeitpsychotherapie, der Kognitiven Therapie/Verhaltenstherapie und der Interpersonellen Psychotherapie in der Behandlung der Depression (bei sämtlichen einbezogenen Gruppen depressiver Patienten) wirksam sind und eine zentrale Bedeutung in der Depressionsbehandlung haben (vgl. Ankarberg & Falkenström 2008, Imel et al. 2008).

Empirische Wirksamkeitsstudien, bei denen medikamentöse und psychotherapeutische Therapieansätze verglichen wurden, belegen für die Psychodynamische Psychotherapie, die Kognitive Verhaltenstherapie und die Interpersonelle Psychotherapie eine Gleichwertigkeit in der Behandlung leichter bis mittelgradiger depressiver Störungen (Shea et al. 1992, de Maat et al. 2006, Salminen et al. 2008). Zu berücksichtigen ist dabei auch die geringere Abbruchrate bei psychotherapeutisch behandelten depressiv Erkrankten. Bei leichtem bis mittlerem Schweregrad der Depression bringen Kombinationsbehandlungen im kurzfristigen Therapieverlauf mit Psychopharmaka keinen zusätzlichen therapeutischen Gewinn (CBT + AD: Hollon et al. 1992, Hautzinger & de Jong-Meyer 1996, Gloaguen et al. 1998, Lewinsohn & Clarke 1999, Dimidjian et al. 2006; STPP + AD: Salminen et al. 2008, Dekker et al. 2008; IPT + AD: Reynolds et al. 1999, de Mello 2005). Die Datenlage im Hinblick auf die Frage, ob die Kombinationstherapie (Psychotherapie + Antidepressivum) der jeweiligen Psychotherapie als Monotherapie überlegen ist, ist weiterhin als inkonsistent anzusehen. Die aktuellen Vergleichsstudien bestätigen allerdings die Tendenz einer Überlegenheit der Kombinationstherapie gegenüber der Pharmakamonotherapie (CBT + AD: Thase et al. 1997, Keller et al. 2000; STPP + AD: Burnand et al. 2002, De Jonghe et al. 2004, de Maat et al. 2008, Maina et al. 2009, Molenaar et al. 2007; IPT + AD: Frank et al. 1996, Schramm et al. 2002). Insbesondere bei höherem Schweregrad rezidivierender Depressionen (Thase et al. 1997, Keller et al. 2000) sowie bei komorbid vorhandener Persönlichkeitsstörung (Kool et al. 2007) ergab sich eine statistische Überlegenheit der Kombinationsbehandlungen. In aktuellen Studien zur Psychoanalytischen Langzeitpsychotherapie wurde ein starker und auch noch nach Behandlungsende vorhandener Therapieerfolg (Carry-over-Effekt) auf depressionsassoziierte Symptome beschrieben (Sandell et al. 1999, 2000, Leuzinger-Bohleber et al. 2001, Rudolf et al. 2004, Leichsenring et al. 2005, Grande et al. 2006, Jacobsen et al. 2007).

Die Propagierung kurzer Therapien entspricht gerade bei der Depression weder der klinischen Alltagserfahrung noch der vorhandenen empirischen Datenlage (vgl. Böker 2000, 2005, Schauenburg et al. 1999). Die Indikation zu einer zusätzlichen Psychotherapie besteht bei einer initialen medikamentösen Monotherapie, wenn ein hohes Rezidivrisiko nach Absetzen der Antidepressiva besteht, erhebliche Compliance-Probleme bezüglich der Einnahme von Medikamenten vorhanden sind oder trotz adäquat durchgeführter Medikation eine bedeutsame depressive Residualsymptomatik fortbesteht (vgl. Böker et al. 2002). Ferner legen maladaptive und geringe Problemlösungsstrategien, widrige Lebensumstände oder mangelhafte Unterstützungsressourcen und die Komorbidität von Depression und Persönlichkeitsstörung ein psychotherapeutisches Vorgehen nahe. Im einzelnen Behandlungsfall sind stets auch persönliche und psychosoziale Umstände sowie die Auswirkungen der Erkrankung im Alltag zu berücksichtigen.

All diese Umstände und Sachverhalte erfordern Modifikationen in der Psychotherapieforschung bei depressiv Erkrankten. So sollte nach einem Vorschlag von Shadish et al. (1997) eine mehrstufige Evaluation von Psychotherapieverfahren erfolgen, bei der randomisiert-kontrollierte Studien nur ein Element möglicher Forschungsdesigns darstellen:

- Pilotstudien zur Klärung von Effekten, Risiken, Anwendbarkeit u. a.
- Efficacy-Studien (Wirksamkeit unter Idealbedingungen): kontrollierte, klinische Studien unter konstruierten Idealbedingungen (u. a. mit einer wirksamen Kontrollbedingung)

- Erprobung der Intervention an speziellen Populationen (z. B. komorbide Störungen, ältere Patienten)
- Effectiveness-Studien (Wirksamkeit unter realen Bedingungen): Evaluation im öffentlichen Gesundheitswesen und unter realen Praxisbedingungen (Nutzen-Schaden-, Nutzen-Kosten-Gesichtspunkte, Langzeiteffekte, d. h. ausreichend lange Behandlungs- und Katamnesezeiträume, weitergehende Dimensionen wie Lebensqualität, Morbidität usw.)

Im Fokus der zukünftigen Psychotherapieforschung bei depressiv Erkrankten sollten Fragen der Problematik der Passung von Patient und Therapeut, der Differentialindikation für eine Kurz- oder Langzeitpsychotherapie und der prognostischen Parameter (Prädiktorvariablen) stehen.

Zusammenfassend hat die Psychotherapieforschung die Wirksamkeit der am häufigsten untersuchten Psychotherapieverfahren (KVT, IPT und Psychodynamische Psychotherapie/Psychoanalytische Psychotherapie) bei Depressionen untermauert. Die Schwere depressiver Erkrankungen, die hohe Rezidiv- und Chronifizierungsrate unterstreichen, dass Depressionsbehandlungen jenseits der notwendigen intensiven Interventionen nach Erstmanifestation insbesondere auch den Langzeitverlauf depressiver Erkrankungen berücksichtigen müssen. Die Psychodynamische Psychotherapie und die Psychoanalytische Psychotherapie tragen als wirksame Psychotherapieverfahren zu einer adäquaten Behandlung einer großen Gruppe depressiv Erkrankter bei, bei denen eine persönlichkeitsstrukturell verankerte Dynamik, intrapsychische und/oder interpersonelle Konflikte zur Auslösung depressiver Episoden und zur Chronifizierung des Krankheitsgeschehens führen können. Es ist zu wünschen, dass dieser vorhandenen empirischen Evidenz auch in der aktuellen und zukünftigen gesundheitspolitischen Diskussion Rechnung getragen wird.

Literatur

Abbass AA, Hancock JT, Henderson J, Kisely S (2006): Short-term psychodynamic psychotherapies for common mental disorders. Cochrane Database of Systematic Reviews, Issue; 4:CD004 687.

Alexander F, French T (1946). In: Psychoanalytic Therapy: Principles and Applications. New York, NY: Ronald Press.

American Psychiatric Association (APA) (1993): Practice guideline for major depression disorder in adults. Am J Psychiatry; 150:1–26.

Andersen AN, Lambert MJ (1995): Short-term dynamically oriented psychotherapy: A review and metaanalysis. Clin Psychol Rev; 15:503–514.

Ankarberg P, Falkenström F (2008): Treatment of depression with antidepressants is primarily a psychological treatment. Psychother Theor Res Pract Train; 45:329–339.

Antonovsky A (1993): The structure and properties of the sense of coherence scale. Social Science and Medicine; 36:725–733.

Arbeitskreis OPD (Hrsg.) (2006): Operationalisierte Psychodynamische Diagnostik OPD–2. Das Manual für Diagnostik und Therapieplanung. Bern: Hans Huber Verlag.

Barkham M, Rees A, Shapiro DA, Stiles WB, Agnew RM, Halstead J et al. (1996): Outcomes of time-limited psychotherapy in applied settings: Replicating the second Sheffield Psychotherapy Project. J Consult Clin Psychol; 64:1079–1085.

Bellak L, Small L (1978): Emergency psychotherapy and brief psychotherapy. New York: Grune & Stratton.

Böker H (1999): Selbstbild und Objektbeziehungen bei Depressionen: Untersuchungen mit der Repertory Grid-Technik und dem Gießen-Test an 139 PatientInnen mit depressiven Erkrankungen. Monographien aus dem Gesamtgebiete der Psychiatrie. Darmstadt: Steinkopff-Springer.

Böker H (2000): Psychodynamisch orientierte Psychotherapie bei PatientInnen mit affektiven und schizoaffektiven Psychosen. In: Böker H (Hrsg.): Depression, Manie und schizoaffektive Psychosen: Psychodynamische Theorien, einzelfallorientierte Forschung und Psychotherapie. S. 313–334. Gießen: Psychosozial-Verlag.

Böker H (2005): Melancholie, Depression und affektive Störungen: Zur Entwicklung der psychoanalytischen Depressionsmodelle und deren Rezeption in der Klinischen Psychiatrie. In: Böker H (Hrsg.): Psychoanalyse und Psychiatrie: Geschichte, Krankheitsmodelle und Therapiepraxis. S. 115–158. Berlin, Heidelberg, New York: Springer.

Böker H (2008): Tiefenpsychologische Verfahren bei therapieresistenter Depression. In: Bschor T (Hrsg.): Behandlungsmanual therapieresistente Depression. S. 316–329. Stuttgart: W. Kohlhammer.

Böker H (2011): Psychotherapie der Depression. Bern: Verlag Hans Huber.

Böker H, Gramigna R, Leuzinger-Bohleber M (2002): Ist Psychotherapie bei Depressionen wirksam? Jahrbuch für Kritische Medizin, Band; 36:54–75.

Brockmann J, Schlüter T, Eckert J (2001): Die Frankfurt-Hamburg Langzeit-Psychotherapiestudie – Ergebnisse der Untersuchung psychoanalytisch orientierter und verhaltenstherapeutischer Langzeitpsychotherapien in der Praxis niedergelassener Psychotherapeuten. In: Stuhr U, Leuzinger-Bohleber M, Beutel ME (Hrsg.): Langzeitpsychotherapie. Stuttgart: Kohlhammer.

Brockmann J, Schlüter T, Eckert J (2003): Frankfurt-Hamburg Langzeit-Psychotherapiestudie: Eine naturalistische Studie – Verlauf und Ergebnisse psychoanalytischer und verhaltenstherapeutischer Langzeitpsychotherapie in der Praxis niedergelassener Psychotherapeuten. Psychotherapeutenjournal; 3:184–193.

Brockmann J, Schüter T, Eckert J (2006): Langzeitwirkungen psychoanalytischer und verhaltenstherapeutischer Langzeitpsychotherapien: Eine vergleichende Studie aus der Praxis niedergelassener Psychotherapeuten. Psychotherapeut; 51:15–25.

Burnand Y, Andreoli A, Kolatte E, Venturini A, Rosset N (2002): Psychodynamic psychotherapy and clomipramine in the treatment of major depression. Psychiatr Serv; 53(5): 585–590.

Cooper PJ, Murray L, Wilson A, Romaniuk H (2003): Controlled trial of the short-and long-term effect of psychological treatment of post-partum depression. 1: Impact on maternal mood. Br J Psychiatry; 182:412–419.

Cramer B, Robert-Tissot C, Stern D et al. (1990): Outcome evaluation in brief mother-infant psychotherapy: a preliminary report. Infant Mental Health Journal; 11:278–300.

Crits-Christoph P (1992): The efficacy of brief dynamic psychotherapy: a meta-analysis. Am J Psychiatry; 149:151–158.

Cuijpers P, van Straaten A, Andersson G, van Oppen P (2008): Psychotherapy for Depression in Adults: A Meta-Analysis of Comparative Outcome Studies. J Consult Clin Psychol; 76:909–922.

Cuijpers P, Geraedts AS, van Oppen P, Andersson G, Markowitz JC, van Straten A (2011): Interpersonal Psychotherapy for Depression. A Meta-Analysis. Am J Psychiatry; 168:581–592.

Davanloo H (1978): Principles and techniques of short-term dynamic psychotherapy. New York: Spectrum Press.

Dekker JJM, Koelen JA, Van HL, Schoevers RA, Peen J, Hendriksen M, Kool S, Van Aalst G, de Jonghe F (2008): Speed of action: The relative efficacy of short psychodynamic supportive psychotherapy and pharmacotherapy in the first 8 weeks of a treatment algorithm for depression. J Affect Disorders; 109:183–188.

de Jonghe F, Hendriksen M, van Aalst G, Kool S, Peen J, Van R, van den Eijden E, Dekker J (2004): Psychotherapy alone and combined with pharmacotherapy in the treatment of depression. Br J Psychiatry; 185:37–45.

de Jonghe F, Kool S, Aalst G et al. (2001): Combining psychotherapy and antidepressants in the treatment of depression. J Affect Disorders; 64:217–229.

de Jonghe F, Rijnierse P, Janssen R (1994): Psychoanalytic supportive psychotherapy. J Am Psychoanal Ass; 42:421–446.

de Maat S, Dekker J, Schoevers R, de Jonghe F (2006): Relative efficacy of psychotherapy and pharmacotherapy in the treatment of depression: A meta-analysis. Psychother Res; 16 (5):566–578.

de Maat S, Philipszoon F, Schoevers R, Dekker J, de Jonghe F (2007): Costs and benefits of long-term psychoanalytic therapy: Changes in health care use and work impairment. Harvard Rev Psychiat; 15:289–300.

de Maat S, Dekker J, Schoevers R, van Aalst G, Gijsbers-van Wijk C, Hendriksen M, Kool S, Peen J, Van R, de Jonghe F (2008): Short psychodynamic supportive psychotherapy, antidepressants, and their combination in the treatment of major depression: a mega-analysis based on three randomized clinical trials. Depress Anxiety; 25:565–574.

de Mello F, de Jesus Mari J, Bacaltchuk J, Verdeli H, Neugebauer R (2005): A systematic review of research findings on the efficacy of interpersonal therapy for depressive disorders. Eur Arch Psychiatry Clin Neurosci; 255(2):75–82.

Dimidjian S, Hollon SD, Dobson K et al. (2006): Randomized Trial of Behavioral Activation, Cognitive Therapy, and Antidepressant Medication in the Acute Treatment of Adults With Major Depression. J Consult Clin Psych; 74(4):658–670.

Driessen E, Cuijpers P, de Maat S, Abbass AA, de Jonghe F, Dekker J (2010): The efficacy of short-term psychodynamic psychotherapy for depression: A meta-analysis. Clin Psychol Rev; 30:25–36.

Elkin I (1994): The NIMH treatment of Depression Collaborative Research Program: Where we began and where we are. In: Bergin AE, Garfield SL (Hrsg.): Handbook of psychotherapy and behavior change. S. 114–139. New York: Wiley.

Elkin I, Shear R, Watkins JT, Imber SS, Sotsky SM, Collins JF, Glass DR, Pilkonis PA, Leber WR, Docherty JP, Fiester SJ, Parloff MB (1989): National Institute of Mental Health Treatment of Depression Collaborative Research Program: General effectiveness of treatment. Arch Gen Psychiat; 46:971–982.

Frank E, Kupfer DJ, Wagner EF, McEachran AB, Cornes C (1991): Efficacy of interpersonal psychotherapy as a maintenance treatment of recurrent depression. Contributing factors. Arch Gen Psychiat; 48:1053–1059.

Franke G (1995): SCL-90-R: Die Symptom-Checkliste von Derogatis – Deutsche Version – Manual. Göttingen: Beltz Test.

Gabbard GO (2004): Long-term Psychodynamic Psychotherapy. A Basic Text. Washington, DC: American Psychiatric Publishing.

Gallagher-Thompson DE, Steffen AM (1994): Comparative effects of cognitive-behavioral and brief psychodynamic psychotherapies for depressed family caregivers. J Consult Clin Psychol; 62:543–549.

Gerson S, Belin TR, Kaufman A, Mintz J, Jarvik L (1999): Pharmacological and psychological treatments for depressed older patients: a meta-analysis and overview of recent findings. Harvard Rev Psychiat; 7(1):1–28.

Gloaguen V, Cottraux J, Cucherat M, Blackburn IM (1998): A meta-analysis of the effects of cognitive therapy in depressed patients. J Affect Disorders; 49:59–72.

Goldfried RM, Rauer PJ, Castonguay LG (1998): The therapeutic focus in significant sessions of master therapists: a comparison of cognitive-behavioral and psychodynamic-interpersonal interventions. J Consult Clin Psychol; 66:803–810.

Grande T, Dilg R, Jakobson T, Keller W, Krawietz B, Langer M, Oberbracht C, Stehle S, Stennes M, Rudolf G (2006): Differential effects of two forms of psychoanalytic therapy: Results of the Heidelberg-Berlin study. Psychother Res; 16:470–485.

Grande T, Rudolf G, Oberbracht C, Jakobsen T (2001): Therapeutische Veränderungen jenseits der Symptomatik. Wirkungen stationärer Psychotherapie im Licht der Heidelberger Umstrukturierungsskala. Z Psychosom Med Psychother; 47:213–233.
Grande T, Rudolf G, Oberbracht C, Pauli-Magnus C (2003): Progressive changes in patients' lives after psychotherapy: Which treatment effects support them? Psychother Res; 13:43–58.
Grawe K, Donati R, Bernauer F (1994): Psychotherapie im Wandel. Von der Konfession zur Profession. Göttingen: Hogrefe.
Greenson RR (1985): The Technique and Practice of Psycho-Analysis. London: The Hogarth Press and the Institute of Psycho-Analysis.
Grotjahn M (1977): The Art and Technique of Analytic Group Therapy. New York, NY: Jason Aronson.
Hautzinger M (1998): Zur Wirksamkeit von Psychotherapie bei Depressionen. Psychotherapie; 3:65–75.
Hautzinger M, de Jong-Meyer R, Treiber R, Rudolf GA, Thien U (1996): Wirksamkeit kognitiver Verhaltenstherapie, Pharmakotherapie und deren Kombination bei nichtendogenen, unipolaren Depressionen. Z Klin Psychol; 25:130–145.
Hersen M, Himmelhoch JM, Thase ME (1984): Effects of social skill training, Amitriptyline and psychotherapy in unipolar depressed women. Behav Ther; 15:21–40.
Himmighoffen H, Trafoier M, Boeker H (2010): Operationalized Psychodynamic Diagnosis (OPD-2): as an efficient tool for individualized treatment planning and evaluation – Preliminary results of a study on the course and outcome of depression in a day clinic for affective disorders by means of OPD-2. Poster presentation at the 20th IFP World Congress of Psychotherapy, Lucerne, Switzerland, June 16–19, 2010.
Hobson RF (1985): Forms of Feeling: The Heart of Psychotherapy. New York, NY: Basic Books.
Hole G (1992): Die endoneurotische Depression. Notwendigkeit und Ärgernis einer begrifflichen Aussage. Fortschr Neurol Psychiatr; 60:420–436.
Hollon SD, DeRubeis RJ, Evans MD et al. (1992): Cognitive therapy and pharmacotherapy for depression: Singly and in Combination. Arch Gen Psychiat; 49:774–781.
Horowitz LM, Kaltreider N (1979): Brief therapy of the stress response syndrome. Psychiat Clin N Am; 2:365–377.
Horowitz LM, Marmar C, Krupnick J, Wilner N, Kaltreider N, Wallerstein R (1984): Personality styles and brief psychotherapy. New York: Basic Books.
Horowitz LM, Strauss B, Kordy H (2000): Inventar zur Erfassung interpersonaler Probleme – Deutsche Version. Manual. 2. überarbeitete und neu normierte Auflage. Göttingen: Beltz Test Gesellschaft.
Huber D, Klug G, Wallerstein RS (2006): Skalen Psychischer Kompetenzen (SPK): Ein Messinstrument für therapeutische Veränderung in der psychischen Struktur. Stuttgart: Kohlhammer.
Huber D, Henrich G, Gastner J, Klug G (2012): Must all have prices? The Munich Psychotherapy Study. In: Ablon S, Levy R, Kächele H (Eds.): Psychodynamic Psychotherapy Research: Evidence-Based Practice and Practice-Based Evidence. New York: Humana Press.
Imel ZE, Malterer MB, McKay KM, Wampold BE (2008): A meta-analysis of psychotherapy and medication in unipolar depression and dysthymia. J Affect Disorders; 110:197–206.
Keller MB, McCullogh JP, Klein DN et al. (2000): A comparison of nefazodone, the cognitive behavioral-analysis system of psychotherapy, and their combination for the treatment of chronic depression. N Engl J Med; 342:1462–1470.
Kool S, Schoevers R, de Maat S, Van R, Molenaar P, Vink A, Dekker J (2005): Efficacy of pharmacotherapy in depressed patients with and without personality disorders: A systematic review and meta-analysis. J Affect Disorders; 88:269–278.
Klerman GL, Weissman MM, Rounsaville B, Chevron B (1984): Interpersonal psychotherapy of depression. New York: Basic Books.
Knekt P, Lindfors O, Härkänen T, Välikoski M, Virtala E, Laaksonen MA, Marttunen M, Kaipainen M, Renlund C (2008 a): Randomized trial on the effectiveness of long- and

short-term psychodynamic psychotherapy and solution-focused therapy on psychiatric symptoms during a 3-year follow-up. Psychol Med; 38:689–703.

Knekt P, Lindfors O, Laaksonen MA, Raitasalo R, Haaramo P, Järvikoski A (2008 b): Effectiveness of short-term and long-term psychotherapy on work ability and functional capacity – A randomized clinical trial on depressive and anxiety disorders. J Affect Disorders; 107:95–106.

Knekt P, Lindfors O, Laaksonen MA, Renlund C, Haaramo P, Härkänen T, Virtala E (2011): Quasi-experimental study on the effectiveness of psychoanalysis, long-term and short-term psychotherapy on psychiatric symptoms, work ability and functional capacity. J Affect Disorders [e-pub ahead of print] doi:10 1016/j.jad.2011. 01. 014.

Leichsenring F (1996): Zur Meta-Analyse von Grawe. Gruppenpsychotherapie und Gruppendynamik; 32:205–234.

Leichsenring F (2001): Comparative effects of short-term psychodynamic psychotherapy and cognitive-behavioral therapy in depression: a meta-analytic approach. Clin Psychol Rev; 21:401–419.

Leichsenring F, Hoyer J, Beutel M, Herpertz S, Hiller W, Irle E, Joraschky P, Konig HH, de Liz TM, Nolting B, Pohlmann K, Salzer S, Schauenburg H, Stangier U, Strauss B, Subic-Wrana C, Vormfelde S, Weniger G, Willutzki U, Wiltink J, Leibing E (2008): The Social Phobia Psychotherapy Research Network. The first multicenter randomized controlled trial of psychotherapy for social phobia: rationale, methods and patient characteristics. Psychother Psychosom; 78:35–41.

Leichsenring F, Rabung S (2008): Effectiveness of Long-term Psychodynamic Psychotherapy: A Meta-analysis. JAMA; 300:1551–1565.

Leichsenring F, Rabung S, Leibing E (2004): The efficacy of short-term psychodynamic psychotherapy in specific psychiatric disorders: a meta-analysis. Arch Gen Psychiat; 61:1208–1216.

Lepine JP, Caspar M, Mendlewitz J, Tylee A (1997): Depression in the community: the first pan-European study DEPRES (Depression Research in the European society). Int Clin Psychopharmacol; 12:19–29.

Leuzinger-Bohleber M, Stuhr O, Rüger B, Beutel E (2001): Langzeitwirkungen von Psychoanalysen und Psychotherapien: Eine multiperspektivische, repräsentative Katamnesestudie. Psyche – Z Psychoanal; 55:193–276.

Leuzinger-Bohleber M, Fischmann T, Rüger B (2002): Langzeitwirkungen von Psychoanalysen und Therapien – Ergebnisse im Überblick. In: Leuzinger-Bohleber M, Rüger B, Stuhr U, Beutel M (Hrsg.): »Forschen und Heilen« in der Psychoanalyse. S. 75–109. 1. Auflage. Stuttgart: Kohlhammer.

Leuzinger-Bohleber M, Bahrke U, Beutel M, Deserno H, Edinger J, Fiedler G, Haselbacher A, Hautzinger M, Kallenbach L, Keller W, Negele A, Pfennig-Meerkötter N, Prestele H, Strecker-von Kannen Stuhr U, Will A (2010): Psychoanalytische und kognitiv-verhaltenstherapeutische Langzeittherapien bei chronischer Depression: Die LAC-Depressionsstudie. Psyche – Z Psychoanal; 64:782–832.

Luborsky L (1984): Principles of psychoanalytic psychotherapy: a manual for supportive-expressive treatment. New York: Basic Books.

Luborsky L (1999): Einführung in die analytische Psychotherapie: Ein Lehrbuch. 3. Auflage. Göttingen: Vandenhoeck & Ruprecht.

Luborsky L, McClellan T, Rudy GE, O'Brien CP, Auerbach A (1985): Therapist success and its determinants. Arch Gen Psychiat; 42:602–610.

Maina G, Rosso G, Bogetto F (2009): Brief dynamic therapy combined with pharmacotherapy in the treatment of major depressive disorder: Long-term results. J Affective Disorders; 114:200–207.

Malan DH (1976 a): The Frontier of Brief Psychotherapy. New York: Plenum.

Malan DH (1976 b): Toward a validation of Dynamic Psychotherapy: a replication. New York: Plenum.

Mann J (1973): Time-limited psychotherapy. Cambridge, MA: Harvard University Press.

Marttunen M, Likoski M, Lindfors O, Laaksonen MA, Knekt P (2008): Pretreatment clinical and psycho-social predictors of remission from depression after short-term psychodyna-

mic psychotherapy and solution-focuses therapy: A 1-year follow-up study. Psychother Res; 18:191–199.
Mentzos S (1995): Depression und Manie. Psychodynamik und Psychotherapie affektiver Störungen. Göttingen: Vandenhoeck & Ruprecht.
Molenaar PJ, Dekker J, Van R, Hendriksen M, Vink A, Schoevers R (2007): Does adding psychotherapy to pharmacotherapy improve social functioning in the treatment of outpatient depression? Depress Anxiety; 24:553–562.
Murray CJ, Lopez AD (1997): Global mortality, disability, and the contribution of risk factors: Global Burden of Disease Study. Lancet; 349:1436–1442.
Nietzel MT, Russel RL, Hemmings KA, Gretter ML (1987): Clinical significance of psychotherapy for unipolar depresion: a meta-analytic approach to social comparison. J Consult Clin Psychol; 55:156–161.
Orlinsky DE, Runnestad MH, Willutzky U (2004): Fifty years of psychotherapy process – outcome research: Continuity and change. In: Lambert M (Hrsg.): Bergen and Garfield's Handbook of psychotherapy and behavior change. S. 307–389. 5th ed. New York: Wiley.
Persons BJ, Silberschatz G (1998): Are results of randomized trials useful to psychotherapists? J Consult Clin Psychol; 66:126–135.
Pollack J, Horner A (1985): Brief adaptation-oriented psychotherapy. In: Winston A (Ed.): Clinical and research issues in short-time dynamic psychotherapy. Washington, DC: American Psychiatric Press.
Reynolds CF, Frank E, Perel JM, Imber SD, Cornes C, Miller MD, Mazumdar S, Houck PR, Dew MA, Stack JA, Pollock BG, Kupfer DJ (1999): Nortriptyline and Interpersonal Psychotherapy as Maintenance Therapies for Recurrent Major Depression. A Randomized Controlled Trial in Patients Older Than 59 Years. JAMA; 281:39–45.
Robinson LA, Berman JS, Neimeyer RA (1990): Psychotherapy for the treatment of depression: a comprehensive review of controlled outcome research. Psychol Bull; 108:30–49.
Rose J, DelMaestro S (1990): Separation-individuation conflict as a model for understanding distressed care-givers. Psychodynamic and cognitive case studies. Gerontologist; 30:693–697.
Rudolf G, Grande T, Oberbracht C (2000): Die Heidelberger Umstrukturierungsskala. Ein Modell der Veränderung in psychoanalytischen Therapien und seine Operationalisierung in einer Schätzskala. Psychotherapeut; 45:237–246.
Rüger U, Dahm A, Kallinke D (2005): Faber/Haarstrick: Kommentar Psychotherapie-Richtlinien. 7. Auflage. München, Jena: Urban & Fischer.
Salminen JK, Karlsson H, Hietala J, Kajander J, Allto S, Markkula J, Rasi-Hakala H, Toika T (2008): Short-Term Psychodynamic Psychotherapy and Fluoxetine in Major Depressive Disorder: A Randomized Comparative Study. Psychother Psychosom; 77:351–357.
Sandell R (2001): Langzeitwirkung von Psychotherapie und Psychoanalyse. In: Leuzinger-Bohleber M, Stuhr U (Hrsg.): Psychoanalysen im Rückblick. S. 348–365. 2. Auflage. New York: Thieme.
Sandell R, Blomberg J, Lazar A (1999): Wiederholte Langzeitkatamnesen von Langzeit-Psychotherapien und Psychoanalysen. Z Psychsom Med Psychother; 45:43–56.
Sandell R, Blomberg J, Lazar A, Carlsson J, Broberg J, Schubert J (2001): Unterschiedliche Langzeitergebnisse von Psychoanalysen und Langzeitpsychotherapien. Aus der Forschung des Stockholmer Psychoanalyse- und Psychotherapieprojektes. Psyche – Z Psychoanal; 55:278–310.
Sandell R, Lazar A, Grant J, Carlsson J, Schubert J, Falkenström F (2004): Stockholm Outcome of Psychotherapy and Psychoanalysis Project (STOPPP). IPA Research Database [On-line], 28 Seiten. Verfügbar unter: http://www.ipa.org.uk/research/pdf/sandell.pdf.
Schauenburg H, Beutel M, Bronisch T, Hautzinger M, Leichsenring F, Reimer C, Rüger U, Sammet I, Wolfersdorf M (1999): Zur Psychotherapie der Depression. Psychotherapeut; 44:127–136.
Schepank H (1995): Beeinträchtigungs-Schwere-Score (BSS). Ein Instrument zur Bestimmung der Schwere einer psychogenen Erkrankung. Göttingen: Hogrefe.

Schramm E, van Calker D, Berger M (2004): Wirksamkeit und Wirkfaktoren der interpersonellen Psychotherapie in der stationären Depressionsbehandlung – Ergebnisse einer Pilotstudie. Psychother Psych Med; 54:65–72.

Schramm E, Schneider D, Zobel I, van Calker D, Dykierek P, Kech S, Härter M, Berger M (2008): Efficacy of Interpersonal Psychotherapy plus pharmacotherapy in chronically depressed inpatients. J Affect Disorders; 109:65–73.

Seligman MEP (1995): The effectiveness of psychotherapy. The Consumer Reports Study. Am Psychol; 50:965–974.

Shadish WR, Matt GE, Navarro AM, Siegle G, Crits-Christoph P, Hazelrigg MD, Jorm AF, Lyons LC, Nietzel MT, Prout HT, Robinson L, Smith ML, Svartberg M, Weiss B (1997): Evidence that therapy works in clinically representative conditions. J Consult Clin Psychol; 165:355–365.

Shapiro DA, Firth JA (1985): Exploratory therapy manual for the Sheffield Psychotherapy Project (SAPU Memo 733). England: University of Sheffield.

Shapiro DA, Barkham M, Rees A, Hardy GE, Reynolds S, Startup M (1994): Effects of treatment duration and severity of depression on the effectiveness of cognitive-behavioral and psychodynamic-interpersonal psychotherapy. J Consult Clin Psychol; 62:522–534.

Shapiro DA, Rees A, Barkham M, Hardy GE (1995): Effects of treatment duration and severity of depression on the maintenance of gains after cognitive-behavioral and psychodynamic-interpersonal psychotherapy. J Consult Clin Psychol; 63:378–387.

Shea MT, Elkin I, Imber SD, Sotsky SM, Watkins JT, Collins J, Pilkonis PA, Beckham E, Glass DR, Dolan RT, Parloff MB (1992): Course of depressive symptoms over follow-up: findings from the NIMH treatment of depression collaborative research program. Arch Gen Psychiat; 49:782–787.

Sifneos EE (1987): Short-term dynamic psychotherapy. New York: Plenum Press.

Steinbrueck SM, Maxwell SE, Howard GS (1983): A meta-analysis of psychotherapy and drug therapy in the treatment of unipolar depression with adults. J Consult Clin Psychol; 51:856–863.

Stern D (1995): The Motherhood Constellation. New York: Basic Books.

Strupp HH, Binder J (1984): Psychotherapy in a New Key. New York: Basic Books.

Svartberg M, Stiles TC (1991): Comparative effects of short-term psychodynamic psychotherapy: A meta-analysis. J Consult Clin Psychol; 59:704–714.

Taylor D (2010): Das Tavistock-Manual der psychoanalytischen Psychotherapie – unter besonderer Berücksichtigung der chronischen Depression. Psyche – Z Psychoanal; 64:833–861.

Thase ME, Greenhouse JB, Frank E, Reynolds CF, Pilkonis PA, Hurley K, Grochocinski V, Kupfer D (1997): Treatment of major depression with psychotherapy or psychotherapy-pharmacotherapy combinations. Arch Gen Psychiat; 54:1009–1015.

Thompson LW, Gallagher D, Breckenridge JS (1987): Comparative effectiveness of psychotherapies for depressed elders. J Consult Clin Psychol; 55:385–390.

Tschuschke V, Heckrath C, Bess W (1997): Zwischen Konfusion und Makulatur: Zum Wert der Berner Psychotherapie-Studie von Grawe, Donati und Bernauer. Göttingen: Vandenhoeck & Ruprecht.

Tylee A, Caspar M, Lepine JP, Mendlewitz J (1999): Depres II (Depression Research in European society II): a patient survey of the symptoms, disability and current management of depression in the community. Intern Clin Psychopharm; 14:139–151.

Üstin TB, Sartorius N (1995): Mental illness in general health care: an international study. Chichester: Wiley.

Wampold BE, Minami T, Baskin TW, Tierney SC (2002): A meta-(re)analysis of the effects of cognitive therapy versus ‹other therapies' for depression. J Affect Disorders; 68:159–165.

Weissman M (1997): Interpersonal therapy: current status. Keio Journal of Medicine; 46:105–110.

Will H, Grabenstedt Y, Völkl G, Banck G (2008): Depression. Psychodynamik und Therapie. 3. Auflage. Stuttgart: Kohlhammer.

Zeiss AM, Steinmetz-Breckenridge J (1997): Treatment of late life depression: a response to the NIMH Consensus Conference. Behav Ther; 28:3–21.

10 Tiefe Hirnstimulation und Transkranielle Magnetstimulation

Thomas E. Schläpfer, Sarah Kayser

Einleitung

Vor mehr als 75 Jahren stellte die Elektrokrampftherapie (EKT) bei schweren psychiatrischen Erkrankungen die einzige nichtpharmakologische, somatische Behandlungsstrategie dar. Dies hat sich jedoch insbesondere aufgrund neuerer Forschungsergebnisse geändert. Die moderneren Hirnstimulationsmethoden applizieren direkt elektrische Signale, um sogenannte dysfunktionale Netzwerke im Gehirn zu korrigieren oder positiv zu beeinflussen. Immer neuere Entwicklungen und intensivere Erforschung machen die moderneren Hirnstimulationsmethoden sicherer, therapeutisch effektiver und stellen letztendlich eine große Hilfe dar, um die Neurobiologie psychiatrischer Erkrankungen besser verstehen zu können (Schlaepfer 2003). Im Gegensatz zur EKT, die zu einer unspezifischen Gesamterregung des Gehirns führt, ermöglichen die neueren Hirnstimulationsverfahren eine selektivere Aktivierung ausgewählter Gehirnareale und deren assoziierter kortikaler Netzwerke. Die gezielte Stimulation spezifischer Gehirnareale scheint zudem das Indikationsgebiet von psychiatrischen Erkrankungen für Hirnstimulationsverfahren zu erweitern. Aufgrund des günstigen Nebenwirkungsprofils können diese gut mit medikamentösen und psychotherapeutischen Behandlungsverfahren kombiniert werden. Im nachfolgenden Kapitel stellen wir die Tiefe Hirnstimulation (THS), die transkranielle Magnetstimulation (TMS) und neuere Entwicklungen daraus wie die Magnetkrampftherapie (MKT) vor.

10.1 Tiefe Hirnstimulation

Seit Anfang der 1990er Jahre wird die Tiefe Hirnstimulation (THS) erfolgreich zur Behandlung verschiedener neurologischer Erkrankungen angewendet. Als Vorläufer und Weiterentwicklung zur THS können sicherlich die historischen ablativen neurochirurgischen Eingriffe angesehen werden (Schlaepfer & Lieb 2005). Erstmalig und erfolgreich wurde die THS zur Behandlung des Tremors bei der Parkinsonschen Erkrankung eingesetzt (Limousin, Pollak et al. 1995). Die guten Resultate und die rasche Zulassung bei der amerikanischen Food and Drug Administration (FDA) trieben die Weiterentwicklung der Tiefen Hirnstimulation schnell voran. Das Indikationsgebiet wurde dann auf essentiellen Tremor, Dystonie, Epilepsie und Cluster-Kopfschmerz erweitert (Halpern, Hurtig et al. 2007, Tisch, Rothwell et al. 2007). Bis heute hat die THS die Therapie dieser neurologischen Erkrankungen revolutioniert und wird dort umfassend klinisch angewendet (Deuschl, Schade-Brittinger et al. 2006).

Vor zehn Jahren begannen die Implantationen mit THS bei Patienten mit schweren Zwangserkrankungen. Derzeit wird die THS in psychiatrischer Indikation in klinischen Studien bei extremen Formen von therapieresistenten, chronischen psychiatrischen Erkrankungen wie der Zwangserkrankung (Mallet, Polosan et al. 2008) und Depression eingesetzt. Bei diesen Erkrankungen gibt es in ersten unkontrollierten klinischen Studien überzeugende und übereinstimmende Hinweise auf eine Wirkung der THS in verschiedenen Stimulationszielen. Neu ist der Einsatz der THS beim Tourette-Syndrom (Heinze, Heldmann et al. 2009) und Demenzerkrankungen (Huang, Su et al. 2005). Weltweit wurden bisher etwa 140 Patienten mit psychiatrischen Erkrankungen mittels THS behandelt.

Zielorte bei der therapieresistenten Depression

Die Auswahl der bisherigen Zielregionen erfolgte hypothesengeleitet durch Erkenntnisse aus der funktionellen Bildgebung und auch durch weiter reichende Konzeptualisierungen von der Pathophysiologie psychiatrischer Erkrankungen. Ein komplexes Zusammenspiel mehrerer Gehirnareale in einem dysfunktionalen Netzwerk führt nach heutigem Forschungsstand zu den krankheitstypischen Symptomen (Mayberg 2003). Einige der ausgewählten Zielareale stehen in enger anatomischer und/oder funktionaler Verbindung (neuronale Netzwerke), daher ist eine Überschneidung der Effekte denkbar und auch die Wirksamkeit der Tiefen Hirnstimulation in ganz unterschiedlichen Hirnregionen begründbar.

Als Zielstrukturen wurden in den bisherigen publizierten klinischen Studien (Fallserien von 10–20 Patienten) der Nucleus accumbens, die Capsula interna und der subgenuale zinguläre Kortex (Brodman Areal, Cg25) untersucht (► **Abb. 10.1**).

Bei 13 Patienten konnte nach THS im Nucleus accumbens, als zentrale Struktur des Belohnungssystems und verantwortlich für die Anhedonie, ein Jahr nach Implantation ein Respons von 50 % dargestellt werden und zusätzlich ein spezieller antianhedoner und anxiolytischer Effekt (Bewernick, Kayser et al. 2012). Die theoretische Begründung für die Auswahl des vorderen Teiles der Capsula interna waren historische Läsionsstudien, die einen Effekt auf die Stimmung bei Zwangsstörungen aufwiesen. 17 implantierte Patienten zeigten sechs Monate nach Implantation eine Responsrate von 47 % und nach der letzten Erhebung nach durchschnittlich 37,4 Monaten 71 % (Malone, Dougherty et al. 2009; Malone 2010). Eine Normalisierung des Metabolismus durch THS im Bereich der Zielorte sowie in Hirnregionen entlang der neuronalen Netzwerke konnte zudem nachgewiesen werden (Lozano, Mayberg et al. 2008, Bewernick, Hurlemann et al. 2010). Da der subgenuale zinguläre Kortex (Brodman Areal, Cg25) nachweislich bei der Depression überaktiv ist, wurde dieser als eine weitere Zielregion ausgewählt, wobei 20 Patienten implantiert wurden, die sechs Monate nach Implan-

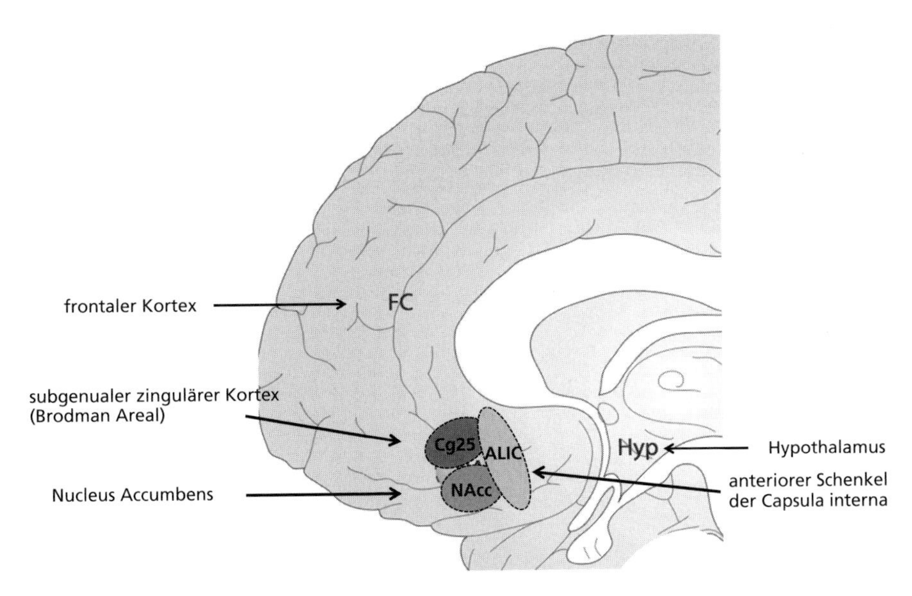

Abb. 10.1: Anatomische Zuordnung der am häufigsten untersuchten THS-Strukturen.

tation eine Respons von 60 % hatten (Lozano, Mayberg et al. 2008). Hier konnte bei 14 Patienten eine Responsrate von 45 % nach zwei Jahren, 60 % nach drei Jahren und 55 % nach bis zu sechs Jahren beobachtet werden (Kennedy, Giacobbe et al. 2011). Dann noch gibt es Fallberichte zu einer Implantation im unteren Thalamusstiel (Jimenez, Velasco et al. 2005), der lateralen Habenula (Sartorius, Kiening et al. 2010) und des Globus pallidus internus (Kosel, Sturm et al. 2007), wobei jeweils Verbesserungen der Depression beschrieben wurden. Zusätzlich führte die Stimulation im Nucleus accumbens zu einer Verbesserung der Kognition, unabhängig vom antidepressiven Effekt (Grubert, Hurlemann et al. 2011).

Wirkmechanismus

Bis heute ist der Wirkmechanismus der Tiefen Hirnstimulation nicht umfassend erforscht. Durch eine chronische und hochfrequente Stimulation werden wohl spannungsabhängige neuronale Ionenkanäle inaktiviert und damit die neuronale Transmission beeinflusst. Diese Mechanismen führen dann zu einer »funktionellen Läsion«, die analog dem Effekt von ablativen Interventionen wirksam ist. Zudem haben jüngere funktionelle, strukturelle und molekulare Daten sowohl bei Zwangserkrankungen (Berlin, Hamilton et al. 2008) als auch bei Depressionen (Krishnan & Nestler 2010) zu einer überarbeiteten Konzeptualisierung dieser Erkrankungen als Dysfunktionen von Netzwerken geführt, die motivationale und affektive Stimuli verarbeiten.

Durchführung und Stimulationsparameter

In einer stereotaktischen Operation werden dünne Elektroden in exakt definierte Areale des Gehirns implantiert. Die Elektroden werden subkutan mit einem Pulsgenerator verbunden, der subklavikulär oder abdominal implantiert wird und transkutan programmiert werden kann (▶ **Abb. 10.2**).

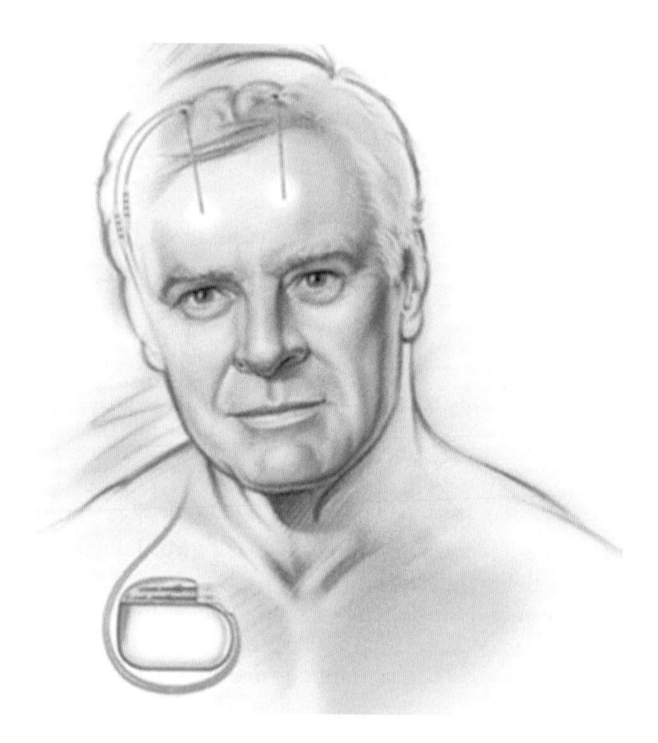

Abb. 10.2: Tiefe Hirnstimulation.

Es wird eine kontinuierliche Stimulation mit Frequenzen von etwa 100 Hz, Pulsbreiten von etwa 90 µs und einer Spannung von einigen Volt durchgeführt. Die Patienten mit THS bei psychiatrischen Erkrankungen können meist nicht sagen, ob die Stimulation an oder aus ist. Die Elektroden können gegebenenfalls jederzeit operativ entfernt werden.

Nebenwirkungen

Es kann eine Unterteilung in operationsbedingte und stimulationsbedingte Nebenwirkungen erfolgen (Synofzik & Schlaepfer 2008). Operationsbedingte Nebenwirkungen sind lokale Infektionen (2–25 %), die meist oberflächlich sind und sich auf die Gewebetasche beziehen, in der der Stimulator liegt. Intrazerebrale Blutungen (ICB) kommen in 0,2–5 % der Fälle vor (Bewernick, Hurlemann et al. 2010). Weitere Nebenwirkungen sind der Krampfanfall (1–3 %), Hirninfarkt und Elektrodenbruch. Stimulationsbedingte Nebenwirkungen sind die autonome Dysfunktion, Bewegungsstörungen, Parästhesien, Dysarthrie, Diplopie, Verschlechterung von Angst und/oder Agitation und Hypomanie.

Ethische Aspekte

Durch schwere psychiatrische Erkrankungen wie beispielsweise der Zwangsstörung oder der Depression sind die betroffenen Menschen gegebenenfalls gerade durch ihre Erkrankung in ihrem Entscheidungsvermögen eingeschränkt. Deswegen muss bezüglich einer Behandlungsabwägung mit der Tiefen Hirnstimulation eine interdisziplinäre Beurteilung durch erfahrene Psychiater, Neurochirurgen und Neurologen stattfinden. Zudem sind eine möglichst umfassende und neutrale Patienteninformation und gegebenenfalls auch von deren Angehörigen unabdingbar. In Publikationen und Kongressbeiträgen werden oft nur positive Resultate über die Tiefe Hirnstimulation präsentiert (Schlaepfer & Fins 2010). Zu bedenken ist auch, dass häufig bei den Betroffenen und deren unmittelbarer Umgebung Sinnkrisen entstehen können, sowie auch Beziehungsprobleme und Anpassungsstörungen unabhängig von der Wirkung der THS auftreten können (Synofzik & Schlaepfer 2008). Die Tatsache jedoch, dass anhaltende klinische Effekte gezeigt werden konnten, macht die THS zu einer vielversprechenden Behandlungsmöglichkeit für schwere, therapieresistente psychisch Kranke. Darüber hinaus wird die THS sicherlich dazu beitragen können, wichtige Erkenntnisse bezüglich der der Krankheit zugrundeliegenden Neurobiologie liefern zu können.

10.2 Transkranielle Magnetstimulation

Die transkranielle Magnetstimulation (TMS) kommt auf der einen Seite zur klinischen Anwendung und auf der anderen in der Grundlagenforschung zum Tragen, um die Mechanismen verschiedener kognitiver und neurophysiologischer Prozesse ergründen zu können. Heutzutage wird die TMS routinemäßig in der neurologischen Diagnostik angewendet, um die Integrität der motorischen Bahnen zu untersuchen und um die zentrale Latenz motorisch evozierter Potentiale (MEP) messen zu können. Dazu wird durch ein von außen induziertes elektrisches Feld der Kortex stimuliert, um damit ein relativ umgrenztes Gehirnareal zu aktivieren oder zu deaktivieren. 2008 wurde die repetitive transkranielle Magnetstimulation (rTMS) von der amerikanischen Food and Drug Administration (FDA) für die mittelgradige therapierefraktäre Depression zugelassen. Jedoch wird bis heute die Anwendung der TMS und deren klinischer Effektivität bei den meisten psychiatrischen Störungen kontrovers diskutiert, vor allem da die Datenlage dürftig und meist uneinheitlich ist. Eine Ausnahme dazu bildet die tägliche Behandlung des präfrontalen Kortex bei depressiven Störungen, wo ein Konsensus der antidepressiven Wirksamkeit im Vergleich zu Placebo existiert.

Indikationen

Klinische Indikation (Depression)

Die häufigste und meist untersuchte klinische psychiatrische Indikation für TMS ist die Depression (George, Nahas et al. 2003, Schlaepfer & Kosel 2005). Aus der funktionellen Bildgebung weiß man, dass eine Hypofunktion im Bereich des dorsolateralen präfrontalen Kortex (DLPFC) bei Depression besteht und dass diese unter verschiedenen erfolgreichen Behandlungsmodalitäten bei Patienten normalisiert wird (Bench, Friston et al. 1992, Dolan, Bench et al. 1992, Bench, Friston et al. 1993, Nobler, Sackeim et al. 1994, Nobler, Oquendo et al. 2001). Mehrere Metaanalysen zeigten, dass eine hochfrequente rTMS über dem linken präfrontalen dorsolateralen Kortex antidepressiv wirksam ist. Andere Studien wiederum gaben eine antidepressive Wirkung bei niederfrequenter Stimulation des rechten präfrontalen dorsolateralen Kortex an. Wobei insgesamt der klinische Effekt bis heute unklar bleibt und die Studienpopulationen zum Teil sehr klein waren. In vielen der anfänglichen TMS-Studien zeigten sich statistisch relevante antidepressive Effekte (George, Nahas et al. 2000, Kozel & George 2002). Diese Ergebnisse konnten dann jedoch in weiteren Studien nicht bestätigt werden (Martin, Barbanoj et al. 2002, Herwig, Fallgatter et al. 2007). In einer ersten Langzeitstudie zur TMS und Depression profitierten etwa 84 % über einen Beobachtungszeitraum von 24 Wochen von der Behandlung (Janicak, Nahas et al. 2010). Gegenwärtig gibt es mehr als 35 randomisierte, placebokontrollierte klinische Studien, in die mehr als 1200 Patienten mit Majorer Depression eingeschlossen wurden und wo antidepressive, jedoch meist moderate Effekte gezeigt werden konnten.

2008 wurde die TMS von der FDA für die mittelgradige therapieresistente Depression zugelassen. In der dafür zugrundeliegenden Studie (O'Reardon, Solvason et al. 2007) wurde die 5-cm-Regel (Behandlung 5 cm anterior vom Ort der Motorschwellenbestimmung) mit Stimulation im Bereich des präfrontalen Kortex angewandt (George, Wassermann et al. 1995). Es ist aber bekannt, dass die Lokalisation der motorischen Rinde individuell unterschiedlich und auch von der Dicke des Schädelknochens abhängig ist, sodass diese Technik insuffizient erscheint (Herwig, Padberg et al. 2001). Wiederum wurde in einer anderen Studie festgestellt, dass nach einer mehr anterioren und lateralen Stimulation der antidepressive Effekt besser zu sein scheint (Fitzgerald, Hoy et al. 2009). Diese Resultate bilden ab, dass die TMS nicht spezifisch ist und dass allgemeingültige Algorithmen erstellt werden sollten. Neuere Studien beinhalten beispielsweise Dosissteigerungen oder es werden gemeinsam beide Hemisphären stimuliert (Fitzgerald, Benitez et al. 2006, Fitzgerald, Hoy et al. 2008). Mit eine der größten Fehlerquellen der TMS stellt die ungenaue Spulenposition dar. Daraus entwickelte sich die Neuronavigation. Diese kann durch eine individuelle Anpassung der Spulenposition viel mehr an Präzision bieten. Hierbei wird ein individuelles anatomisches oder funktionelles Hirnbild erstellt, welches über Ultraschall- oder Infrarotsensoren der Neuronavigationssysteme mit den räumlichen Koordinaten des Kopfes sowie der Spule in Relation gesetzt wird (Sparing, Buelte et al. 2008). Die Spule wird dann computergestützt online navigiert, wobei der Proband selbst dabei frei beweglich ist.

Forschung und Diagnostik

Die TMS kann gut mit Bildgebung verbunden werden, um eventuelle Änderungen von bestimmten stimulierten Schaltkreisen messen zu können. Die Anwendung der TMS kommt als Maß für die kortikale Erregbarkeit, zur Untersuchung von Medikamenteneffekten und des emotionalen Zustands, bei der Plastizität von Lernprozessen und Rekonvaleszenz nach Hirninfarkt sowie bei dem Schlaf (Massimini, Ferrarelli et al. 2007) und bei vielen anderen Erkrankungen zum Tragen. Verschiedene Stimulationsweisen der TMS mit daraus entstehendem unterschiedlichem Zwecke werden unterschieden. Bei der *Einzelpuls-TMS* können Hirnareale zeitlich gut definiert und kontrolliert beeinflusst werden. Hierbei wird ein Strom von bis zu 10 000 A innerhalb von meist 200–400 µs entladen. Dies erlaubt, mit bestimmten Verarbeitungsschritten (z. B. im visuellen System) direkt zu interferieren, um diese somit räumlich und zeitlich genau bestimmen zu können. Nachteil hierbei ist die geringe Energie, sodass oftmals nur sehr schwache Reize in ihrer Verarbeitung gestört werden können oder die Störung sehr gering ausfällt. Dagegen bleibt mit einem *Doppelpuls* (paired pulse) ein Großteil der zeitlichen Präzision bestehen, sodass der Einfluss auf die neuronale Verarbeitung erheblich größer ist. Bei der *tetanischen Stimulation* werden mehrere kurze Salven (50–100 Hz für 100–1000 ms) entladen, die durch ein längeres Zeitintervall (Sekunden) unterbrochen sind, was hilfreich zur Langzeitpotenzierung sein kann, um neuronale Verbindungen in ihrer Stärke zu verbessern. Zuletzt gibt es die Möglichkeit einer simultanen Stimulation verschiedener Hirnareale mit zwei oder mehr Spulen, um den Einfluss der Areale aufeinander oder ihre Rolle in einem Netzwerk genauer erforschen zu können.

Kontraindikationen

Die kognitiven Funktionen sind nicht durch die TMS betroffen (O'Reardon, Solvason et al. 2007), sodass mit TMS Behandelte anschließend sofort in der Lage sind, Auto zu fahren, und gegebenenfalls wieder, ihre Arbeit aufzunehmen. Kontraindikationen sind magnetische Metallteile im Schädel (außer in der Mundhöhle), Gehörimplantate oder sonstige implantierte medizinische Geräte; ferner erhöhte Anfallsneigung sowie erhöhter intrakranieller Druck.

Wirkmechanismus

Der grundlegende Wirkmechanismus der TMS ist bis heute noch nicht bis in alle Details entschlüsselt. Es handelt sich bei der TMS um das Prinzip der elektromagnetischen Induktion zur Messung und Modulation der Exzitabilität und Funktion umschriebener Kortexareale sowie deren assoziierter Hirnregionen. Dabei wird eine Spule kurzzeitig (100–250 µs) von einem Starkstromimpuls (bis 10 000 A) durchflossen. Dies führt zum Aufbau eines transienten Magnetfeldes (bis zu zwei Tesla), welches die Schädelkalotte fast verlustfrei durchdringt und in darunter befindlichen kortikalen Strukturen einen sekundären Stromfluss erzeugt. Dieser Stromfluss, der parallel zu dem in der Spule laufenden Strom in umgekehrter

Richtung verläuft, führt bei entsprechender Intensität zur Depolarisation von Neuronen (Schlaepfer & Kosel 2004). Hierdurch werden Aktionspotentiale ausgelöst, die wiederum absteigende Fasern (kortikospinale Bahnen) aktivieren und Salven von elektrischen Impulsen steigen zu verbundenen Fasern im Rückenmark herab. Letztendlich gelangen die Impulse dann zu einem peripheren Nerven, wo eine Muskelkontraktion ausgelöst wird. Die minimale Energie, die erforderlich ist, um eine Muskelkontraktion beispielsweise des Daumens im M. abductor pollicis brevis hervorzurufen, wird motorische Schwelle (MS) genannt (Schlaepfer & Kosel 2004). Die MS ist einfach zu generieren und variiert weitestgehend bei jedem einzelnen Individuum. Sie wird als Maß für die generelle kortikale Erregbarkeit gehalten und in klinischen und wissenschaftlichen TMS-Studien wird meist die Intensität der TMS als eine Funktion der individuellen MS und nicht als ein absoluter physikalischer Wert beschrieben (Di Lazzaro, Ziemann et al. 2008). Der Sachverhalt bezüglich der Frequenz ist um einiges komplexer. Frequenzen weniger als eine pro Sekunde (< 1 Hz) wirken inhibitorisch (Hoffman & Cavus 2002), da niedrige (slow) Frequenzen bei der TMS selektiver die inhibitorisch wirkenden GABA-Neurone anregen, oder aber, da diese Frequenzen langfristig depressionsähnlich wirken (long-term depression, LTD). Manchmal wird jedoch gerade durch diese niedrigen Frequenzen der Hippocampus zu afferenter Stimulation und langfristiger potenzierter Wirkung (long-term potentiation, LTP) zum Wachstum angeregt, wobei dann aber keine LTD-Effekte nachgewiesen werden können (Levkovitz, Marx et al. 1999). Im Gegenteil, zur niederfrequenten ist die hochfrequente (fast) Stimulation exzitatorisch wirksam (Ziemann, Paulus et al. 2008), indes ist auch hierdurch eine vorübergehende Blockade von Hirnbereichen möglich (Epstein, Lah et al. 1996). Die rTMS hat auch Auswirkungen auf die Dopaminausschüttung in subkortikalen Hirnstrukturen sowie der monoaminergen Neurotransmission. Die Resultate aus funktioneller Bildgebung, bei denen der Effekt von hoch- und niederfrequenter rTMS untersucht wurden, sind zwar uneinheitlich, dennoch konnte in verschiedenen Studien gezeigt werden, dass die hochfrequente (5–20 Hz) zu einer Erhöhung des Dopamin-Turnovers in mesolimbischen und mesostriatalen Gehirnarealen führte (Strafella, Paus et al. 2001, Keck, Welt et al. 2002), dagegen die niederfrequente (0,3–1 Hz) eine Verminderung der synaptischen Aktivität in kortikalen sowie subkortikalen Strukturen bewirkte (Siebner, Filipovic et al. 2003). Weiterhin wird zwischen akuten Effekten die unmittelbar unter der Behandlung wirken, und Langzeiteffekten (Konditionierungseffekten) unterschieden. Konditionierung bedeutet hier eine lang anhaltende Veränderung der synaptischen Übertragung, die vermutlich auf der sogenannten Langzeitpotenzierung (long term potentiation, LTP) und Langzeitdepression (long term depression, LTD) basiert. N-Methyl-D-Aspartat- (NMDA-)Rezeptoren werden als die wichtigsten Rezeptoren für die LTP/LTD-Induktion an synaptischen Verbindungen angesehen (Toyoda, Zhao et al. 2006). Zusätzlich lassen sich noch lokale Effekte von transsynaptischen Effekten differenzieren. Hier konnten durch Bildgebung Veränderungen des Blutflusses im supplementär motorischen Areal nach Stimulation des Motorkortex nachgewiesen werden (Siebner, Willoch et al. 1998) sowie auch im anterioren zingulären Kortex (ACC) nach Stimulation des linken dorsolateralen präfrontalen Kortex (DLPFC) (Hayward, Mehta et al. 2007) und erhöhte striatale dopaminerge Aktivität nach Stimulation des linken DLPFC gezeigt werden (Pogarell, Koch et al. 2007).

Ein Grund für die im Vergleich zur rTMS bessere Wirksamkeit der EKT bei wahnhaften Depressionen könnte in einer Erhöhung der dopaminergen Neurotransmission durch die TMS liegen. Dieser Mechanismus könnte auch dafür verantwortlich sein, dass hochfrequente TMS wirksam bei schizophrenen Patienten mit adynam-anhedonischen Symptomen zu sein scheint (Yu, Liao et al. 2002) und für die Wirkung bei Abhängigkeitserkrankungen (Eichhammer, Johann et al. 2003). Schizophrene Patienten haben ein im Vergleich zu Gesunden charakteristisches Exzitabilitätsprofil, das auf eine Störung in glutamatergen und GABAergen Neurotransmittersystemen hindeuten könnte (Eichhammer, Langguth et al. 2004).

Durchführung

Eine Magnetspule (entweder Rundspule oder Figur-8-Spule) wird beim wachen Patienten tangential über der Schädelkalotte gehalten. Es wird dadurch nur der direkt darunter liegende, äußerste Kortex stimuliert (Nahas, Teneback et al. 2001). Neurone, die bis zu 2–3 cm von der Spule entfernt sind, können depolarisiert werden, wobei die Intensität des Magnetfeldes exponentiell zur Distanz abnimmt. Bei der rTMS werden Serien von aufeinander folgenden Stimuli abgegeben, die regelmäßig von Pausen unterbrochen werden. Hierbei kann die Frequenz der Magnetimpulse variiert werden. Die Behandlung bei der rTMS erfolgt in täglichen Sitzungen von einer halben bis einer Stunde Dauer. In der Regel erfolgt die Behandlung über zwei bis drei Wochen, wobei sich der Ort der Stimulation wie auch Frequenz und Anzahl der Stimuli nach der zu behandelnden Erkrankung richtet und die Stimulationsintensitäten nach den individuellen kortikalen Erregungsschwellen. Gegen den mit jedem Stimulus einhergehenden Klick sollten während der Behandlung Ohrstöpsel getragen werden.

Nebenwirkungen

Die häufigsten Nebenwirkungen sind vorübergehende Kopfschmerzen. Am meisten gefürchtet wird der Krampfanfall (weniger als 0,5 %) (Wassermann, Cohen et al. 1996), wobei hier die Stimulationsintensität, Frequenz und Stimulusanzahl von Bedeutung sind. Von Wassermann wurde erstmals ein Sicherheitsleitfaden für die Anwendung und Durchführung von rTMS 1998 veröffentlicht (Wassermann 1998), 2003 von Belmaker revidiert (O'Reardon, Solvason et al. 2010) veröffentlicht. Die TMS wird heute als extrem sichere Methode betrachtet.

Neuere Entwicklungen aus der Transkraniellen Magnetstimulation

Theta Burst Stimulation

Kurze Impulsserien mit hoher Frequenz, die sich in bestimmten zeitlichen Abständen wiederholen, werden bei der Theta Burst Stimulation (TBS) abgegeben. Die Stimulusintensität hierbei beträgt 80 % der motorischen Schwelle (Huang, Su et al.

2005). Die Amplituden abgeleiteter motorisch evozierter Potentiale waren bei der TBS stärker und länger anhaltend als jene bei einzelnen Stimuli von gleicher Intensität. Effekte konnten gemessen werden, die diejenigen der konventionellen rTMS sowohl quantitativ als auch qualitativ übertrafen (Paulus 2005). Eine andere Studie schränkte diese Resultate jedoch ein und zeigte eine unterschiedliche physiologische Wirkung von TBS und rTMS (Martin, Gandevia et al. 2006).

Magnetkrampftherapie

Eine Weiterentwicklung aus der TMS ist die Magnetkrampftherapie (MKT). Hier werden analog zur Elektrokrampftherapie (EKT), jedoch mittels starker Magnetfelder (bis zu vier Tesla) therapeutische generalisierte Krampfanfälle in intravenöser Kurzzeitnarkose und Muskelrelaxation ausgelöst (Rowny, Benzl et al. 2009). Die Entwicklung der MKT beruht auf der Überlegung, Krampfanfälle fokussierter auszulösen als bei der EKT, um so insbesondere weniger kognitive Nebenwirkungen zu verursachen (Sackeim 1994). In ersten Tierversuchen konnte diese Theorie bestätigt werden und bekräftigte die Grundidee der MKT, dass die Krampfanfälle im Vergleich zur EKT mehr räumlich präziser, weniger beeinflussbar durch die Gewebeoberflächenimpedanz sind und eine größere Kontrolle der intrazerebralen räumlichen Ausbreitung und Ausdehnung auf tiefere Hirnstrukturen haben (Lisanby, Moscrip et al. 2003). Dadurch können kognitive Nebenwirkungen vermieden werden (Lisanby, Luber et al. 2003). In der Regel weisen ein Drittel der Patienten nach EKT zum Teil erhebliche kognitive Nebenwirkungen auf, was häufig als sehr unangenehm und stressbesetzt berichtet wird (Lisanby, Maddox et al. 2000). 1998 wurde der erste Krampfanfall mittels MKT bei narkotisierten Rhesusaffen induziert (Lisanby, Luber et al. 2001). Klinische MKT-Studien begannen 2000 am Universitätsspital in Bern (Lisanby, Schlaepfer et al. 2001). Ein entscheidender Schritt in der Geschichte und die Gewährleistung zur Möglichkeit des Auslösens von generalisierten Krampfanfällen per MKT scheint die Entwicklung von MKT-Prototypen mit mehr Power zu sein (Peterchev & Kirov 2007). Die MKT wird gegenwärtig einzig in klinischen Studien in vier Zentren weltweit bei therapieresistenten uni- und bipolaren (manisch-depressiven) Depressionen angewendet. Ausschlusskriterien sind Metallteile im Kopf, ansonsten gleichen sie denen der EKT und beziehen sich auf das Narkoserisiko.

Derzeit ist der Wirkmechanismus wie bei anderen Hirnstimulationsverfahren noch nicht endgültig geklärt. Gehirnareale, die für kognitive Leistungen zuständig sind, wie z. B. die Hippocampi, scheinen durch die MKT nicht affektiert zu werden (Lisanby, Schlaepfer et al. 2001). Dies ist eine der größten Überlegenheiten gegenüber der EKT, wobei hier tiefere Hirnregionen mitstimuliert werden (Rose, Fleischmann et al. 2003). Nach der Behandlung von Makaken per EKT und MKT ließen sich in keinem der beiden Verfahren histologisch sichtbare Läsionen von Gehirnschnitten objektivieren (Dwork, Arango et al. 2004). In weiterführenden klinischen MKT-Studien traten keine kognitiven Nebenwirkungen auf (Kayser, Bewernick et al. 2009, Kayser, Bewernick et al. 2011). Auch sind die Patienten nach der Behandlung per MKT im Vergleich zur EKT deutlich schneller orientiert und wach (Kirov, Ebmeier et al. 2008, Kayser, Bewernick et al. 2010). Inzwischen gibt es auch deutliche Hinweise auf eine gute antidepressive Wirksamkeit der MKT (Kayser, Bewernick et al. 2009, Kayser, Bewernick et al. 2011). In der Bonner Arbeitsgruppe sind bisher 26 Patienten mit MKT behandelt worden – mit der zur EKT vergleichbar guten antidepressiven Wirksamkeit und auch vergleichbaren Krampfanfällen.

Die Durchführung einer MKT-Behandlung ist im Wesentlichen der der EKT vergleichbar. Zur Stimulation wird ein MKT-Prototyp (MagPro) verwendet (► **Abb. 10.3**).

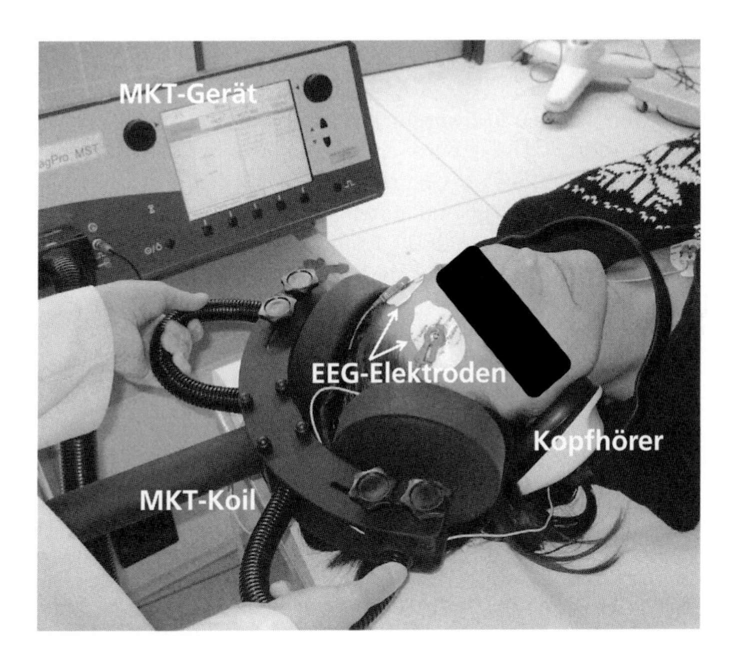

Abb. 10.3: MKT-Behandlung.

Hier wird ein biphasischer Stimulus ausgelöst. Der MagPro hat eine Impulsstärke von 200 % im Vergleich zu herkömmlichen Geräten, die für die repetitive transkranielle Magnetstimulation (rTMS) verwendet werden. Typische Stimulationsparameter sind: Frequenz 100 Hz, Amplitude 100 %, Pulsrate 100 – 800 und eine Stimulationsdauer von 1 – 8 s. Es wird zur Stimulation ein sogenannter Twincoil eingesetzt. Dieser besteht aus zwei individuellen, runden Spulen, die beidseits über dem Vertex des Patienten platziert werden. Da sich die Spulen während der Behandlung erhitzen, werden diese zuvor gekühlt. Im Mittel werden acht bis zwölf Behandlungen pro Patient in einer Behandlungsserie durchgeführt. Ohrschützer werden gegen den hochfrequenten, klickenden Lärm der MKT-Maschine getragen. Zusätzlich wird den Patienten vor Auslösung des Krampfanfalls gegen mögliche Verletzungen der Zähne und der Zunge ein Zahnschutz zwischen die Zahnreihen eingesetzt. Durch die Kurznarkose bedingen sich die meisten Nebenwirkungen. Die Kurznarkose dient hier ausschließlich zur Abschirmung vor einer

Wahrnehmung der Muskelrelaxation, die wiederum das Verletzungsrisiko durch den ausgelösten Anfall auf das (sehr geringe) Risiko von Zahnschäden reduziert. Andere Beschwerden wie Kopfschmerzen, Übelkeit, Schwindel oder Störungen der Kognition, wie sie bei der EKT häufig vorkommen, wurden bei MKT bisher nicht berichtet (Kayser, Bewernick et al. 2011). Weiterführende Studien mit einer größeren Patientenzahl sind unbedingt notwendig, um bei diesem vielversprechenden Hirnstimulationsverfahren die bisher positiven Ergebnisse replizieren zu können. Des Weiteren wünschenswert wären Studien bezüglich der Optimierung der Stimulationsparameter und des Wirkmechanismus.

Tiefe Transkranielle Magnetstimulation

Bei der sogenannten Tiefen Transkraniellen Magnetstimulation (deep transcranial magnetic stimulation, dTMS) wird eine Magnetspule verwendet, die Energie erzeugt, die bis zu 8 cm tief ins Gehirn eindringen kann (Levkovitz, Roth et al. 2007). Erste Studienergebnisse mit guter antidepressiver Wirksamkeit wurden publiziert (Levkovitz, Harel et al. 2009, Isserles, Rosenberg et al. 2010, Rosenberg, Shoenfeld et al. 2010, Rosenberg, Zangen et al. 2010), auch bei zwei von sechs Patienten, die zuvor auf EKT nicht respondierten (Rosenberg, Zangen et al. 2010).

Literatur

Belmaker B, Fitzgerald P et al. (2003): Managing the risks of repetitive transcranial stimulation. CNS Spectr; 8(7):489.

Bench CJ, Friston KJ et al. (1992): The anatomy of melancholia – focal abnormalities of cerebral blood flow in major depression. Psychol Med; 22(3):607–615.

Bench CJ, Friston KJ et al. (1993): Regional cerebral blood flow in depression measured by positron emission tomography: the relationship with clinical dimensions. Psychol Med; 23 (3):579–590.

Berlin HA, Hamilton H et al. (2008): Experimental therapeutics for refractory obsessive-compulsive disorder: translational approaches and new somatic developments. Mt Sinai J Med; 75(3):174–203.

Berman RM, Narasimhan M et al. (2000): A randomized clinical trial of repetitive transcranial magnetic stimulation in the treatment of major depression. Biol Psychiatry; 47(4):332–337.

Bewernick BH, Hurlemann R et al. (2010): Nucleus accumbens deep brain stimulation decreases ratings of depression and anxiety in treatment-resistant depression. Biol Psychiatry; 67(2):110–116.

Burt T, Lisanby SH et al. (2002): Neuropsychiatric applications of transcranial magnetic stimulation: a meta analysis. Int J Neuropsychopharmacol; 5(1):73–103.

Cycowicz YM, Luber B et al. (2008): Differential neurophysiological effects of magnetic seizure therapy (MST) and electroconvulsive shock (ECS) in non-human primates. Clin EEG Neurosci; 39(3):144–149.

Cycowicz YM, Luber B et al. (2009): Neurophysiological characterization of high-dose magnetic seizure therapy: comparisons with electroconvulsive shock and cognitive outcomes. J ECT; 25(3):157–164.

Deuschl G, Schade-Brittinger C et al. (2006): A randomized trial of deep-brain stimulation for Parkinson's disease. N Engl J Med; 355(9):896–908.
Di Lazzaro V, Ziemann U et al. (2008): State of the art: Physiology of transcranial motor cortex stimulation. Brain Stimulation: Basic, Translational and Clinical Research in Neuromodulation. Brain Stimulation; 1(4):345–362.
Dolan RJ, Bench CJ et al. (1992): Regional cerebral blood flow abnormalities in depressed patients with cognitive impairment. J Neurol Neurosurg Psychiatry; 55(9):768–773.
Dwork AJ, Arango V et al. (2004): Absence of histological lesions in primate models of ECT and magnetic seizure therapy. Am J Psychiatry; 161(3):576–578.
Eichhammer P, Johann M et al. (2003): High-frequency repetitive transcranial magnetic stimulation decreases cigarette smoking. J Clin Psychiatry; 64(8):951–953.
Eichhammer P, Langguth B et al. (2004): [GABA-B-associated neuropsychiatric disorders]. Psychiatr Prax; 31 Suppl 1:44–46.
Epstein CM, Lah JJ et al. (1996): Optimum stimulus parameters for lateralized suppression of speech with magnetic brain stimulation. Neurology; 47(6):1590–1593.
Fitzgerald PB, Benitez J et al. (2006): A randomized, controlled trial of sequential bilateral repetitive transcranial magnetic stimulation for treatment-resistant depression. Am J Psychiatry; 163(1):88–94.
Fitzgerald PB, Brown TL et al. (2003): Transcranial magnetic stimulation in the treatment of depression: a double-blind, placebo-controlled trial. Arch Gen Psychiatry; 60 (10):1002–1008.
Fitzgerald PB, Hoy K et al. (2008): Priming stimulation enhances the effectiveness of low-frequency right prefrontal cortex transcranial magnetic stimulation in major depression. J Clin Psychopharmacol; 28(1):52–58.
Fitzgerald PB, Hoy K et al. (2009): A randomized trial of rTMS targeted with MRI based neuro-navigation in treatment-resistant depression. Neuropsychopharmacology; 34 (5):1255–1262.
George MS, Nahas Z et al. (2003): Transcranial magnetic stimulation. Neurosurg Clin N Am; 14(2):283–301.
George MS, Nahas Z et al. (2000): A controlled trial of daily left prefrontal cortex TMS for treating depression. Biol Psychiatry; 48(10):962–970.
George MS, Wassermann EM et al. (1997): Mood improvement following daily left prefrontal repetitive transcranial magnetic stimulation in patients with depression: a placebo-controlled crossover trial. Am J Psychiatry; 154(12):1752–1756.
George MS, Wassermann EM et al. (1995): Daily repetitive transcranial magnetic stimulation (rTMS) improves mood in depression. Neuroreport; 6(14):1853–1856.
George MS, Wassermann EM et al. (1996): Changes in mood and hormone levels after rapid-rate transcranial magnetic stimulation (rTMS) of the prefrontal cortex. J Neuropsychiatry Clin Neurosci; 8(2):172–180.
Goodman WK, Foote KD et al. (2010): Deep brain stimulation for intractable obsessive compulsive disorder: pilot study using a blinded, staggered-onset design. Biol Psychiatry; 67(6):535–542.
Greenberg BD, Gabriels LA et al. (2010): Deep brain stimulation of the ventral internal capsule/ventral striatum for obsessive-compulsive disorder: worldwide experience. Mol Psychiatry; 15(1):64–79.
Halpern C, Hurtig H et al. (2007): Deep brain stimulation in neurologic disorders. Parkinsonism Relat Disord; 13(1):1–16.
Hayward G, Mehta MA et al. (2007): Exploring the physiological effects of double-cone coil TMS over the medial frontal cortex on the anterior cingulate cortex: an H2(15)O PET study. Eur J Neurosci; 25(7):2224–2233.
Heinze HJ, Heldmann M et al. (2009): Counteracting incentive sensitization in severe alcohol dependence using deep brain stimulation of the nucleus accumbens: clinical and basic science aspects. Front Hum Neurosci; 3:22.
Herrmann LL, Ebmeier KP (2006): Factors modifying the efficacy of transcranial magnetic stimulation in the treatment of depression: a review. J Clin Psychiatry; 67(12):1870–1876.

Herwig U, Fallgatter AJ et al. (2007): Antidepressant effects of augmentative transcranial magnetic stimulation: randomised multicentre trial. Br J Psychiatry; 191:441–448.

Herwig U, Padberg F et al. (2001): Transcranial magnetic stimulation in therapy studies: examination of the reliability of »standard« coil positioning by neuronavigation. Biol Psychiatry; 50(1):58–61.

Hoffman RE, Cavus I (2002): Slow transcranial magnetic stimulation, long-term depotentiation, and brain hyperexcitability disorders. Am J Psychiatry; 159(7):1093–1102.

Holtzheimer PE, 3rd, Russo J et al. (2001): A meta-analysis of repetitive transcranial magnetic stimulation in the treatment of depression. Psychopharmacol Bull; 35(4):149–169.

Huang CC, Su TP et al. (2005): Repetitive transcranial magnetic stimulation for treating medication-resistant depression in Taiwan: a preliminary study. J Chin Med Assoc; 68 (5):210–215.

Isserles M, Rosenberg O et al. (2010): Cognitive-emotional reactivation during deep transcranial magnetic stimulation over the prefrontal cortex of depressive patients affects antidepressant outcome. J Affect Disord;

Janicak PG, Nahas Z et al. (2010): Durability of clinical benefit with transcranial magnetic stimulation (TMS) in the treatment of pharmacoresistant major depression: assessment of relapse during a 6-month, multisite, open-label study. Brain Stimul; 3(4):187–199.

Janicak PG, O'Reardon JP et al. (2008): Transcranial magnetic stimulation in the treatment of major depressive disorder: a comprehensive summary of safety experience from acute exposure, extended exposure, and during reintroduction treatment. J Clin Psychiatry; 69 (2):222–232.

Jimenez F, Velasco F et al. (2005): A patient with a resistant major depression disorder treated with deep brain stimulation in the inferior thalamic peduncle. Neurosurgery; 57 (3):585–593.

Kayser S, Bewernick B et al. (2009): Magnetic seizure therapy of treatment-resistant depression in a patient with bipolar disorder. J ECT; 25(2):137–140.

Kayser S, Bewernick BH et al. (2010): Antidepressant effects, of magnetic seizure therapy and electroconvulsive therapy, in treatment-resistant depression. J Psychiatr Res.

Keck ME, Welt T et al. (2002): Repetitive transcranial magnetic stimulation increases the release of dopamine in the mesolimbic and mesostriatal system. Neuropharmacology; 43 (1):101–109.

Kennedy SH, Giacobbe P et al. (2011): Deep Brain Stimulation for Treatment-Resistant Depression: Follow-Up After 3 to 6 Years. Am J Psychiatry.

Kirov G, Ebmeier KP et al. (2008): Quick recovery of orientation after magnetic seizure therapy for major depressive disorder. Br J Psychiatry; 193(2):152–155.

Kosel M, Frick C et al. (2003): Magnetic seizure therapy improves mood in refractory major depression. Neuropsychopharmacology; 28(11):2045–2048.

Kosel M, Sturm V et al. (2007): Mood improvement after deep brain stimulation of the internal globus pallidus for tardive dyskinesia in a patient suffering from major depression. J Psychiatr Res; 41(9):801–803.

Kozel FA, George MS (2002): Meta-analysis of left prefrontal repetitive transcranial magnetic stimulation (rTMS) to treat depression. J Psychiatr Pract; 8(5):270–275.

Krishnan V, Nestler EJ (2008): The molecular neurobiology of depression. Nature; 455 (7215):894–902.

Krishnan V, Nestler EJ (2010): Linking Molecules to Mood: New Insight Into the Biology of Depression. Am J Psychiatry; 167(11): 1305–1320.

Kuhn J, Lenartz D et al. (2007): Deep brain stimulation of the nucleus accumbens and the internal capsule in therapeutically refractory Tourette-syndrome. J Neurol; 254 (7):963–965.

Levkovitz Y, Harel EV et al. (2009): Deep transcranial magnetic stimulation over the prefrontal cortex: evaluation of antidepressant and cognitive effects in depressive patients. Brain Stimul; 2(4):188–200.

Levkovitz Y, Marx J et al. (1999): Long-term effects of transcranial magnetic stimulation on hippocampal reactivity to afferent stimulation. J Neurosci; 19(8):3198–3203.

Levkovitz Y, Roth Y et al. (2007): A randomized controlled feasibility and safety study of deep transcranial magnetic stimulation. Clin Neurophysiol; 118(12):2730–2744.
Limousin P, Krack P et al. (1998): Electrical stimulation of the subthalamic nucleus in advanced Parkinson's disease. N Engl J Med; 339(16):1105–1111.
Limousin P, Pollak P et al. (1995): Effect of parkinsonian signs and symptoms of bilateral subthalamic nucleus stimulation. Lancet; 345(8942):91–95.
Lisanby SH (2002): Update on magnetic seizure therapy: a novel form of convulsive therapy. J ECT; 18(4):182–188.
Lisanby SH, Luber B et al. (2001): Deliberate seizure induction with repetitive transcranial magnetic stimulation in nonhuman primates. Arch Gen Psychiatry; 58(2):199–200.
Lisanby SH, Luber B et al. (2003): Safety and feasibility of magnetic seizure therapy (MST) in major depression: randomized within-subject comparison with electroconvulsive therapy. Neuropsychopharmacology; 28(10):1852–1865.
Lisanby SH, Maddox JH et al. (2000): The effects of electroconvulsive therapy on memory of autobiographical and public events. Arch Gen Psychiatry; 57(6):581–590.
Lisanby SH, Moscrip T et al. (2003): Neurophysiological characterization of magnetic seizure therapy (MST) in non-human primates. Suppl Clin Neurophysiol; 56:81–99.
Lisanby SH, Schlaepfer TE et al. (2001): Magnetic seizure therapy of major depression. Arch Gen Psychiatry; 58(3):303–305.
Little JT, Kimbrell TA et al. (2000): Cognitive effects of 1- and 20-hertz repetitive transcranial magnetic stimulation in depression: preliminary report. Neuropsychiatry Neuropsychol Behav Neurol; 13(2):119–124.
Lozano AM, Mayberg HS et al. (2008): Subcallosal cingulate gyrus deep brain stimulation for treatment-resistant depression. Biol Psychiatry; 64(6):461–467.
Mallet L, Polosan M et al. (2008): Subthalamic nucleus stimulation in severe obsessive-compulsive disorder. N Engl J Med; 359(20):2121–2134.
Malone DA Jr. (2010): Use of deep brain stimulation in treatment-resistant depression. Cleve Clin J Med; 77 Suppl 3:77–80.
Malone DA Jr., Dougherty DD et al. (2009): Deep brain stimulation of the ventral capsule/ ventral striatum for treatment-resistant depression. Biol Psychiatry; 65(4):267–275.
Martin JL, Barbanoj MJ et al. (2002): Transcranial magnetic stimulation for treating depression. Cochrane Database Syst Rev; 2:CD003 493.
Martin PG, Gandevia SC et al. (2006): Theta burst stimulation does not reliably depress all regions of the human motor cortex. Clin Neurophysiol; 117(12):2684–2690.
Massimini M, Ferrarelli F et al. (2007): Triggering sleep slow waves by transcranial magnetic stimulation. Proc Natl Acad Sci USA;104(20):8496–8501.
Mayberg HS (1997): Limbic-cortical dysregulation: a proposed model of depression. J Neuropsychiatry Clin Neurosci; 9(3):471–481.
Mayberg HS (2003): Modulating dysfunctional limbic-cortical circuits in depression: towards development of brain-based algorithms for diagnosis and optimised treatment. Br Med Bull; 65:193–207.
Mayberg HS, Lozano AM et al. (2005): Deep brain stimulation for treatment-resistant depression. Neuron; 45(5):651–660.
Moscrip TD, Terrace HS et al. (2006): Randomized controlled trial of the cognitive side-effects of magnetic seizure therapy (MST) and electroconvulsive shock (ECS): Int J Neuropsychopharmacol; 9(1):1–11.
Muller UJ, Sturm V et al. (2009): Successful treatment of chronic resistant alcoholism by deep brain stimulation of nucleus accumbens: first experience with three cases. Pharmacopsychiatry; 42(6):288–291.
Nahas Z, Teneback CC et al. (2001): Brain effects of TMS delivered over prefrontal cortex in depressed adults: role of stimulation frequency and coil-cortex distance. J Neuropsychiatry Clin Neurosci; 13(4):459–470.
Nobler MS, Oquendo MA et al. (2001): Decreased regional brain metabolism after ect. Am J Psychiatry; 158(2):305–308.
Nobler MS, Sackeim HA et al. (1994): Regional cerebral blood flow in mood disorders, III. Treatment and clinical response. Arch Gen Psychiatry; 51(11):884–897.

Nyffeler T, Wurtz P et al. (2006): Repetitive TMS over the human oculomotor cortex: comparison of 1-Hz and theta burst stimulation. Neurosci Lett; 409(1):57–60.
O'Reardon JP, Solvason HB et al. (2007): Efficacy and safety of transcranial magnetic stimulation in the acute treatment of major depression: a multisite randomized controlled trial. Biol Psychiatry; 62(11):1208–1216.
O'Reardon JP, Solvason HB et al. (2010): Reply regarding »efficacy and safety of transcranial magnetic stimulation in the acute treatment of major depression: a multisite randomized controlled trial«. Biol Psychiatry; 67(2):e15–17.
Padberg F, Zwanzger P et al. (2002): Repetitive transcranial magnetic stimulation (rTMS) in major depression: relation between efficacy and stimulation intensity. Neuropsychopharmacology; 27(4):638–645.
Pascual-Leone A, Rubio B et al. (1996): Rapid-rate transcranial magnetic stimulation of left dorsolateral prefrontal cortex in drug-resistant depression. Lancet; 348(9022):233–237.
Paulus W (2005): Toward establishing a therapeutic window for rTMS by theta burst stimulation. Neuron; 45(2):181–183.
Paus T, Castro-Alamancos MA et al. (2001): Cortico-cortical connectivity of the human mid-dorsolateral frontal cortex and its modulation by repetitive transcranial magnetic stimulation. Eur J Neurosci; 14(8):1405–1411.
Peterchev A, Kirov G et al. (2007): Frontiers in TMS Technology Development: Controllable Pulse Shape TMS (cTMS) and Magnetic Seizure Therapy (MST) at 100 Hz. Biol Psychiatry; 61:107.
Pogarell O, Koch W et al. (2007): Acute prefrontal rTMS increases striatal dopamine to a similar degree as D-amphetamine. Psychiatry Res; 156(3):251–255.
Porta M, Brambilla A et al. (2009): Thalamic deep brain stimulation for treatment-refractory Tourette syndrome: two-year outcome. Neurology; 73(17):1375–1380.
Rose D, Fleischmann P et al. (2003): Patients' perspectives on electroconvulsive therapy: systematic review. BMJ; 326(7403):1363.
Rosenberg O, Shoenfeld N et al. (2010): Deep TMS in a resistant major depressive disorder: a brief report. Depress Anxiety; 27(5):465–469.
Rosenberg O, Zangen A et al. (2010): Response to deep TMS in depressive patients with previous electroconvulsive treatment. Brain Stimul; 3(4):211–217.
Rowny SB, Benzl K et al. (2009): Translational development strategy for magnetic seizure therapy. Exp Neurol; 219(1):27–35.
Sackeim HA (1994): Magnetic stimulation therapy and ECT. Convulsive Ther; 10:255–258.
Sartorius A, Kiening KL et al. (2010): Remission of major depression under deep brain stimulation of the lateral habenula in a therapy-refractory patient. Biol Psychiatry; 67(2): e9–e11.
Schlaepfer TE (Hrsg.) (2003): Progress in Therapeutic Brain Stimulation in Neuropsychiatry. New York.
Schlaepfer TE, Cohen MX et al. (2008): Deep brain stimulation to reward circuitry alleviates anhedonia in refractory major depression. Neuropsychopharmacology; 33(2):368–377.
Schlaepfer TE, Fins JJ (2010): Deep brain stimulation and the neuroethics of responsible publishing: when one is not enough. JAMA; 303(8):775–776.
Schlaepfer TE, Kosel M (2004): Novel physical treatments for major depression: vagus nerve stimulation, transcranial magnetic stimulation and magnetic seizure therapy. Current Opinion in Psychiatry; 17:15–20.
Schlaepfer TE, Kosel M (2004): Transcranial Magnetic Stimulation in Depression. In: Lisanby HS (Hrsg.): Brain Stimulation in Psychiatric Treatment. Washington DC: American Psychiatric Press.
Schlaepfer TE, Kosel M (2005): Brain stimulation in Depression. In: Grietz E, Faravelli C, Nutt D, Zohar J (Hrsg.): Mood Disorder Clinical Management and Research Issues. London.
Schlaepfer TE, Lieb K (2005): Deep brain stimulation for treatment of refractory depression. Lancet; 366(9495):1420–1422.

Siebner HR, Filipovic SR et al. (2003): Patients with focal arm dystonia have increased sensitivity to slow-frequency repetitive TMS of the dorsal premotor cortex. Brain; 126 (12):2710–2725.

Siebner HR, Willoch F et al. (1998): Imaging brain activation induced by long trains of repetitive transcranial magnetic stimulation. Neuroreport; 9(5):943–948.

Sparing R, Buelte D et al. (2008): Transcranial magnetic stimulation and the challenge of coil placement: a comparison of conventional and stereotaxic neuronavigational strategies. Hum Brain Mapp; 29(1):82–96.

Strafella AP, Paus T et al. (2001): Repetitive transcranial magnetic stimulation of the human prefrontal cortex induces dopamine release in the caudate nucleus. J Neurosci; 21(15): RC157.

Synofzik M, Schlaepfer TE (2008): Stimulating personality: ethical criteria for deep brain stimulation in psychiatric patients and for enhancement purposes. Biotechnol J; 3 (12):1511–1520.

Tisch S, Rothwell JC et al. (2007): The physiological effects of pallidal deep brain stimulation in dystonia. IEEE Trans Neural Syst Rehabil Eng; 15(2):166–172.

Toyoda H, Zhao MG et al. (2006): NMDA receptor-dependent long-term depression in the anterior cingulate cortex. Rev Neurosci; 17(4):403–413.

Wassermann EM (1998): Risk and safety of repetitive transcranial magnetic stimulation: report and suggested guidelines from the International Workshop on the Safety of Repetitive Transcranial Magnetic Stimulation, June 5–7, 1996. Electroencephalogr Clin Neurophysiol; 108(1):1–16.

Wassermann EM, Cohen LG et al. (1996): Seizures in healthy people with repeated »safe« trains of transcranial magnetic stimuli. Lancet; 347(9004):825–826.

White PF, Amos Q et al. (2006): Anesthetic considerations for magnetic seizure therapy: a novel therapy for severe depression. Anesth Analg; 103(1):76–80, table of contents.

Yu HC, Liao KK et al. (2002): Transcranial magnetic stimulation in schizophrenia. Am J Psychiatry; 159(3):494–495.

Ziemann U, Paulus W et al. (2008): Consensus: Motor cortex plasticity protocols. Brain Stimulation: Basic, Translational and Clinical Research in Neuromodulation. Brain Stimulation; 1(3):164–182.

11 Suizidprophylaxe

Barbara Schneider

Einleitung

Unter einer Suizidprophylaxe (Prophylaxe: griechisch προφύλαξις, »Schutz«, »Vorbeugung«, von altgriechisch προφυλάσσω, »schützen«) versteht man Maßnahmen zur Vorbeugung von Suizid. Generell verwendet man in Bezug auf die Krankheitsvorbeugung einerseits und die Gesundheitsförderung andererseits eher den Begriff »Prävention« (von lateinisch *praevenire*, »zuvorkommen«, »verhüten«). Prävention und Prophylaxe haben teilweise gemeinsame und teilweise unterschiedliche Bedeutungen.

11.1 Warum brauchen wir Suizidprävention? Die Bedeutung des Suizidproblems

Suizidalität ist einer der häufigsten psychiatrischen Notfälle. Nach Schätzungen der WHO werden im Jahr 2020 etwa 1,5 Millionen Menschen weltweit durch Suizid versterben (Bertolote 2010). Derzeit nimmt sich weltweit etwa alle 40 Sekunden ein Mensch das Leben (WHO 2010 b). In der Europäischen Gemeinschaft versterben 159 Menschen täglich durch Suizid, wobei Frankreich die höchste absolute Zahl aller Suizide aufweist (2006: 10 415), gefolgt von Deutschland (2006: 9765; WHO 2010 a). Es muss davon ausgegangen werden, dass sich etwa zehn- bis zwanzigmal so viele Suizidversuche wie vollendete Suizide ereignen (WHO 2010 b).

In den letzten 45 Jahren haben die Suizidraten weltweit um 60 % zugenommen. In einigen Ländern ist Suizid eine der drei häufigsten Todesursachen in den Altersgruppen zwischen 15 und 44 Jahren. Suizid ist die zweithäufigste Todesursache in der Altersgruppe zwischen 10 und 24 Jahren. Suizid führte 1998 zu schätzungsweise 1,8 % der »total global burden of disease« (Krankheitslast, gemessen in Disability-Adjusted Life Years DALY). In Ländern mit Marktwirtschaft und in früheren sozialistischen Staaten wird davon ausgegangen, dass im Jahr 2020 die Krankheitslast durch Suizid 2,4 % beträgt (WHO 2010 b).

Länder mit besonders hohen Suizidraten sind die osteuropäischen Länder, wobei Litauen seit Jahren die höchste Suizidrate (2007: 40,8/100 000 Einwohner) weltweit aufweist, gefolgt von Russland (2006: 30,1/100 000 Einwohner; WHO

2010 a). Bei diesen Ländern handelt es sich um Länder mit ähnlichem genetischen, historischen und soziokulturellen Hintergrund.

In Deutschland sind in den letzten 30 Jahren die Suizide stark zurückgegangen. Während im Jahr 1982 sich in Gesamtdeutschland 12 274 Suizide ereigneten, lag im Jahr 2009 die Zahl aller Suizide nur bei 7199 (Federal Statistical Office 2010). Der Rückgang der Suizidraten in Deutschland korrespondiert mit dem Rückgang in anderen Industrieländern. Gesellschaftliche Veränderungen spielen langfristig für den Verlauf von Suizidraten eine große Rolle. Männer haben in Deutschland wie in vielen anderen Industriestaaten eine dreifach höhere Suizidrate als Frauen.

Die Verteilung der Suizidraten in Deutschland folgt dem »ungarischen Muster«. Auffallend ist der starke Anstieg der Suizidraten ab dem 8. Lebensjahrzehnt. Während bei den 25- bis 30-Jährigen die Suizidraten lediglich 7,7/100 000 betragen, belaufen sie sich in der Altersgruppe der 85- bis 89-Jährigen auf 30,3/100 000 (Federal Statistical Office (Statistisches Bundesamt Deutschland) 2010 b). Alte Menschen haben somit eine deutlich höhere Suizidgefährdung.

Suizidversuche werden in Deutschland häufiger von Frauen als von Männern unternommen. Die Altersverteilung der Personen mit Suizidversuchen ist der der Suizide entgegengesetzt. Suizidversuche werden in Deutschland häufiger von Frauen als von Männern unternommen. Die Suizidversuchsraten zeigen aber, dass Suizidversuche relativ häufig auch in den älteren Altersgruppen zu finden sind. 2006 betrugen die auf Basis der WHO-Erhebung geschätzten Suizidversuchsraten in der Altersgruppe der 60-Jährigen und Älteren für die Männer 53,7/100 000 und für die Frauen 32,4/100 000 (Schmidtke et al. 2009).

Generell sind Suizide durch Erhängen und Vergiften am häufigsten, wobei das Vergiften von Älteren nicht so oft gewählt wird wie von Jüngeren. Erschießen und Ertrinken kommen als Suizidmethode bei den über 60-Jährigen fast doppelt so häufig vor wie bei unter 60-Jährigen. Bei den Älteren gibt es weniger Tote durch Bahnsuizide. Nicht tödliche Suizidhandlungen sind überwiegend Vergiftungen und Schnittverletzungen (Federal Statistical Office 2010 a).

11.2 Risikofaktoren für Suizid

Die Ursachen des Suizids sind komplex. Eine einfache Erklärung für dieses Phänomen existiert nicht. Es gibt ja viele Menschen, die an psychischen Erkrankungen leiden, schwere Lebensereignisse haben, aber trotzdem nie Suizid erwägen. Zu dem komplexen Phänomen des Suizids tragen psychosoziale, biologische, genetische und kulturelle Faktoren, Umgebungsfaktoren, Kognition und Persönlichkeit bei (s. Mann & Currier 2008). Zudem interagieren die verschiedenen Faktoren miteinander. Letztendlich hängt es vom Gleichgewicht zwischen protektiven und Risikofaktoren ab, ob Suizidhandlungen ausgeführt werden oder nicht (Wasserman 2001).

Risikofaktoren sind definiert als »pathogene Bedingungen, die in Bevölkerungsstudien bei der Untersuchung der Entstehungsbedingungen bestimmter Krankheiten statistisch gesichert wurden« (Pschyrembel 2001). Das wichtige Merkmal des Vorausgehens unterscheidet Risikofaktoren von anderen Faktoren wie Begleiterscheinungen oder Folgen des beobachteten »Outcomes«. Information über Risikofaktoren für Suizid kann man durch bevölkerungsbezogene Kohortenstudien sowie durch kontrollierte Untersuchungen mit der Methode der »psychologischen Autopsie« mit lebenden Kontrollpersonen aus einer repräsentativen Bevölkerungsstichprobe gewinnen. Hinsichtlich post mortem erhobener Diagnosen ist diese Methodik validiert (s. Schneider 2003).

Der wichtigste einzelne Risikofaktor für Suizid ist das Vorliegen einer psychischen Erkrankung (s. Schneider 2003). Insbesondere bei Vorliegen einer Suchterkrankung, einer affektiven Störung, einer Schizophrenie oder von Persönlichkeitsstörungen ist das Suizidrisiko stark erhöht (Harris & Barraclough 1997). In Asien spielt zudem Impulsivität eine besondere Rolle als Risikofaktor für Suizid (WHO 2010 a). Es ist besonders zu beachten, dass bei Schizophrenien und affektiven Störungen zu Beginn der Erkrankung das Suizidrisiko hoch ist, während es bei Alkoholabhängigkeit über den gesamten Erkrankungsverlauf stabil bleibt (Inskip et al. 1998). Besonders stark ist das Suizidrisiko bei Komorbidität mehrerer psychischer Störungen erhöht (s. Schneider 2003). Verschiedene soziale Faktoren, negative Lebensereignisse und frühere Suizidversuche sind ebenfalls Risikofaktoren für Suizid. Ein weiterer wichtiger Risikofaktor für Suizid ist das Vorliegen bestimmter körperlicher Erkrankungen, wobei insbesondere neurologische Erkrankungen und Karzinomerkrankungen mit einem erhöhten Suizidrisiko assoziiert sind (s. Schneider 2010).

Die Art und Weise, wie andere Personen auf die Mitteilung von Suizidgedanken, Suizidplänen und Suizidabsichten reagieren, beeinflusst, inwieweit wichtige Personen in der Umgebung eines Suizidalen Suizidalität erkennen und mit empathischem und unterstützendem Verhalten und Vermittlung adäquater Hilfe auf Hinweise für Suizidalität reagieren. Die sogenannte suizidale Kommunikation wird eingeteilt in direkte verbale, indirekte verbale (»So kann ich nicht weitermachen«), direkte nonverbale (z. B. Strick mit sich führen, Medikamente sammeln) und indirekte nonverbale (z. B. intensive Bemühungen, mit anderen in Kontakt zu kommen, oder auch Isolation) Kommunikation (Wolk-Wasserman 1986, Wasserman 2001).

11.3 Welche Initiativen zur Suizidprävention gibt es?

1885 gründete Reverend Warren in New York die erste Lebensmüden-Betreuung, 1897 erschien das bekannte Buch von Durckheim »Le suicide«. Erst 1960 wurde die »International Association of Suicide Prevention« (IASP) gegründet. Ziele der IASP sind neben der Suizidprävention auch Information und Austausch für

Wissenschaftler und Mitarbeiter des Gesundheitswesens, für Freiwillige und Hinterbliebene von Suizidopfern. 1999 wurde von der Weltgesundheitsorganisation das Projekt »SUPRE« ins Leben gerufen. Spezifische Ziele dieses Projektes sind (WHO 2010b):

- Dauerhafte Reduktion von Suiziden und Suizidversuchen, insbesondere in den Entwicklungsländern und in Ländern, die sich in einer sozialen und ökonomischen Übergangszeit befinden.
- Identifizierung, Untersuchung und Elimination von Risikofaktoren in frühen Studien und von Risikofaktoren, die insbesondere bei jungen Menschen wirksam sind.
- Erhöhung der generellen Aufmerksamkeit gegenüber Suizid; Gewährleisten von psychosozialer Unterstützung für Menschen mit Suizidgedanken oder nach Suizidversuchen, für ihre Angehörigen und für Hinterbliebene von Suizidopfern.

Teil von SUPRE ist die Multisite Intervention Study on Suicidal Behaviours (SUPRE MISS); diese Studie beinhaltet Behandlungsstrategien für Menschen mit Suizidversuchen, eine Feldstudie zu Suizidabsichten und suizidalem Verhalten und die Erfassung sozio-kultureller Indizes der Gesellschaft.

In Deutschland wurde im Jahr 2002 das Nationale Suizidpräventionsprogramm für Deutschland (Nationales Suizid Präventions Programm für Deutschland 2010) ins Leben gerufen. Es handelt sich dabei um eine ehrenamtliche Initiative. Aufgrund der bisherigen Erfahrungen mit anderen nationalen Suizidpräventionsprogrammen ist das Nationale Suizidpräventionsprogramm horizontal (hinsichtlich spezifischer Gruppen) und vertikal (hinsichtlich spezifischer Maßnahmen) strukturiert und wurde von Beginn an wissenschaftlich begleitet. Die Organisationsstruktur ist eine offene Matrix, in die Personen, Institutionen oder Organisationen, die an Suizidprävention interessiert sind, leicht integriert werden können. Das Nationale Suizidpräventionsprogramm gliedert sich in die Leitung, die Exekutivgruppe, den wissenschaftlichen Beirat und 18 Arbeitsgruppen. Über 80 Organisationen sind am Nationalen Suizidpräventionsprogramm beteiligt und mehr als 180 Personen arbeiten mit.

Aufgrund der Erfahrungen mit Suizidpräventionsprogrammen in anderen Ländern wurden für das Nationale Suizidpräventionsprogramm für Deutschland folgende Grundsätze definiert (Nationales Suizid Präventions Programm für Deutschland 2010):

- Suizidprävention ist möglich.
- Suizidalität ist ein komplexes Phänomen.
- Suizidprävention ist eine gesellschaftliche Aufgabe.
- Suizidprävention ist auf verschiedenen Ebenen nötig.
- Suizidprävention muss die Angehörigen miteinbeziehen.

Die AGUS- (Angehörige um Suizid-)Initiative e.V. wurde 1989 in Bayreuth gegründet. AGUS ist eine bundesweite Selbsthilfeorganisation für Trauernde, die einen nahestehenden Menschen durch Suizid verloren haben. AGUS versteht sich mit seinem Angebot nicht als Ersatz für medizinische oder therapeutische Hilfen, sondern als eine Ergänzung. Der Austausch unter Betroffenen, die im wahrsten Sinne des Wortes »mitfühlen« können, ohne im gemeinsamen Leid zu versinken, ist eine wesentliche Hilfe bei der Verarbeitung eines Suizides (AGUS-Selbsthilfe e.V. 2009).

11.4 Strategien der Suizidprävention

Nur durch gezielte Suizidpräventionsstrategien können Mortalität und Morbidität infolge suizidalen Verhaltens reduziert werden. Suizidpräventionsstrategien, Interventionen und Programme müssen auf Wissen über potentiell modifizierbare Risikofaktoren basieren. Generell ist eine Veränderung der Haltung gegenüber suizidalen Personen erforderlich. Zudem erfordern verschiedene Risikogruppen unterschiedliche Strategien. Es muss vermittelt werden, dass Suizid nicht ein Akt des freien Willens mit Kontrolle über die eigene Lebenssituation ist. Auch sollte dabei bedacht werden, dass das Thema Suizid bis zum heutigen Tag mit einer Vielzahl von negativen Gefühlen wie Scham und Schuld assoziiert ist und auch weiterhin tabuisiert wird.

Man unterscheidet Strategien, die auf der Ebene des öffentlichen Gesundheitswesens und der Gesundheitspolitik ansetzen, und Strategien, die auf der Ebene des institutionellen Gesundheitswesens eingesetzt werden. Traditionell werden Suizidpräventionsstrategien in Primär-, Sekundär- und Tertiärprävention eingeteilt; diese einfache Klassifikation zielt effektiv kurz- und langfristig auf Risikofaktoren für Suizid (Wasserman & Durkee 2009).

11.4.1 Suizidprävention auf der Ebene des öffentlichen Gesundheitswesens und der Gesundheitspolitik

Zielgruppe der Suizidprävention auf dieser Ebene ist die Allgemeinbevölkerung mit Fokus auf spezifische Bereiche, wie in Schulen, Arbeitsplatz, Militär und Polizei. Dabei werden folgende Ziele verfolgt:

- Erstellung von Richtlinien
- Vermittlung von Wissen und Information, z. B. über:
  - Suizidverhalten und Präventionsmaßnahmen
  - Früherkennung, Prävention und Behandlung psychischer Erkrankungen
  - chronischen psychosozialen Stress aufgrund von Armut, Arbeitslosigkeit etc.
- Förderung protektiver Faktoren für die seelische Gesundheit, z. B.:
  - gute zwischenmenschliche Beziehungen
  - gute Betreuung von Kindern
  - gute Bedingungen in Schulen und am Arbeitsplatz

- gute Ernährung, ausreichend Schlaf, Licht und körperliche Bewegung
- alkohol- und drogenfreie Umgebung
- Änderung der negativen Einstellungen in der Gesellschaft bezüglich Suizid(prävention) und seelischer Erkrankungen
- Kontrolle des Zugangs zu Suizidmitteln
- verantwortungsvolle Medienpolitik

11.4.2 Suizidprävention auf der Ebene des institutionellen Gesundheitswesens

Zielgruppen sind Patienten, deren Angehörige und die Mitarbeiter des Gesundheitswesens. Die Suizidprävention auf der Ebene des institutionellen Gesundheitswesens beinhaltet folgende Ziele:

- Verbesserung der Leistungsangebote des Gesundheitswesens
- Verbesserung der Diagnostik von psychischen Erkrankungen (Depression, psychotische Störungen, Alkohol- und Drogenabhängigkeit und -abusus), Erkennen psychosozialer Stressfaktoren
- Schärfung des Bewusstseins der Mitarbeiter des Gesundheitswesens gegenüber Einstellungen zur Suizidprävention und psychischen Erkrankungen
- adäquate Akut- und Weiterbehandlung und Rehabilitation psychiatrischer Patienten, von Personen, die Suizidversuche durchgeführt haben und/oder psychosoziale Belastungsfaktoren aufweisen

11.4.3 Primärprävention

Darunter versteht man alle Maßnahmen und Verhaltensweisen, die geeignet sind, eine Krankheit zu verhindern bzw. ihre Entstehung zu verlangsamen. In Bezug auf Suizidprävention heißt dies:

- Verbesserung der ökonomischen Situation
- Verbesserung der körperlichen und seelischen Gesundheit
- Aufbau eines sozialen Netzwerks
- Restriktion von Suizidmitteln
- Aufklärung und Veränderung von Haltungen

Mann et al. (2005) schlossen in ihr systematisches Review drei Hauptstudientypen ein (systematische Reviews und Metaanalysen [N = 10], quantitative Studien (randomisierte kontrollierte Studien [N = 18] oder Kohortenstudien [N = 24]), ökologische Studien [N = 41]): In diesem Review wirkten die Weiterbildung von Ärzten und Restriktion des Zugangs zu Suizidmitteln am ehesten suizidpräventiv.

Zur Berichterstattung in den Medien wurden von der WHO ebenfalls Leitlinien entwickelt (WHO 2010 b): Bei der Berichterstattung in den Medien sollte unbedingt befolgt werden: enge Zusammenarbeit mit den Gesundheitsbehörden, Darstellung als vollendeter, nicht als ein »erfolgreicher« Suizid, Präsentation nur relevanter Daten, kein Bericht auf der Titelseite, Erwähnung von Alternativen zum Suizid und Publikation von Risikoindikatoren und Warnzeichen. Vermieden werden sollten auf jeden Fall die Publikation von Fotografien oder Abschiedsbriefen, das Berichten von Details der verwendeten Suizidmethode, vereinfachende Gründe für den Suizid, Glorifizierung des Suizids, religiöse oder kulturelle Stereotype und Schuldvorwürfe. Zusammengefasst ergaben Studien zur Berichterstattung in den Medien, dass das Risiko für einen Nachahmungseffekt (Werther-Effekt) umso ausgeprägter ist, je mehr Aufmerksamkeit einem Suizid zuteilwird, um so jünger das Suizidopfer ist, je größer die Ähnlichkeit zwischen dem Suizidenten und dem potentiellen Nachahmer ist, um so prominenter das Suizidopfer ist, bei tatsächlich erfolgtem Suizid, bei Zeitungsberichten und je dramatisierender und sensationsheischender die Berichte zum Suizid sind (Westerlund et al. 2009).

11.4.4 Sekundärprävention

Sekundärprävention bedeutet, dass bei bereits vorhandenen Symptomen eine Verschlimmerung bzw. Wiederauftreten verhindert und einer Chronifizierung entgegengetreten werden soll. Im Falle der Suizidprävention umfasst die Sekundärprävention:

- Erkennen von Suizidalität
- gut zugängliches Netzwerk von Institutionen und Beratungsmöglichkeiten, z. B. Telefon-Helplines
- Behandlung psychischer, insbesondere depressiver, Symptome (medikamentös, psychotherapeutisch)
- Behandlung somatischer Erkrankungen und Schmerztherapie

Erkennen der Suizidalität

Warnsignale für eine Suizidgefährdung (▸ **Tab. 11.1**) sind die bekannten Risikofaktoren für Suizid wie frühere Suizidversuche, Suizidhandlungen in der Familie, frühere psychische Erkrankungen, schwere chronische Leiden, Verlusterfahrungen und Vereinsamung, Verlust von Wertbindungen, schwere depressive Symptome, die zunehmende Einengung der Gefühlswelt (i. S. des präsuizidalen Syndroms nach Ringel (1953)), Suizidphantasien und Suizidplanungen.

Tab. 11.1: Hinweise zur Einschätzung der Suizidalität.

- konkreter, zeitlich naher Termin für einen Suizid wird genannt
- kein Kontakt im Gespräch zu erreichen
- Übertragungsgefühle des Therapeuten (z. B. innerlich vorbehaltlose Zustimmung zum Suizidwunsch)
- schwere psychiatrische Symptome (z. B. Wahn)
- »Ruhe vor dem Sturm«

Wichtig ist, immer den Betroffenen auf die eventuell bestehenden Todeswünsche anzusprechen und gegebenenfalls abzuschätzen, in welcher Phase der Suizidalität sich der Betroffene befindet: Erwägung – Ambivalenz – Entschluss. Typische Fehlannahmen sind, dass Menschen, die über den Suizid sprechen, sich nicht das Leben nehmen und dass das Sprechen über Suizid Menschen erst darauf bringt, es zu tun.

Therapie der Suizidalität

Nach dem Erkennen der Suizidalität sind die wichtigsten Maßnahmen: Anbieten einer Beziehung, emotionale Entlastung und Entwicklung einer tragfähigen Gesprächsbasis, diagnostische und differentialdiagnostische Einschätzung und schließlich die Einleitung einer Therapie. Folgende Ziele sollten bei der Krisenintervention bei Suizidgefährdeten vorhanden sein (s.a. Wolfersdorf et al. 2002):

1. Klärung:
   - psychosoziale Situation (z.B. Wohnsituation, Versorgung)?
   - Beziehungsstruktur (z.B. Partner, Konfliktpartner, Vereinsamung)
   - Verhaltensrepertoire des Patienten (z.B. kognitive Funktionen, Einengungen, Affekte)?
2. Weichenstellung: Wie geht es jetzt unmittelbar weiter?
3. Motivation zur Nachsorge/Therapie

Im Gespräch mit suizidalen Menschen sollten Wertungen vermieden werden, Offenheit und Vertrauen herrschen und der Betroffene sollte sich in seiner Not angenommen fühlen. Todeswünsche, Suizidgedanken und -absichten müssen offen angesprochen werden. Suizidalität muss auf jeden Fall ernst genommen, sie darf weder verharmlost noch dramatisiert werden. Es müssen immer die Gründe, Begleitumstände und akuten Auslöser geklärt werden und in den lebensgeschichtlichen Zusammenhang einbezogen werden. Im therapeutischen Kontakt sollten immer Möglichkeiten zur Unterstützung im sozialen Umfeld erarbeitet werden (Bezugspersonen, soziale Dienste). Zudem sollte immer angeboten werden, das Gespräch fortzusetzen. Wenn das Suizidrisiko hoch ist oder latente Suizidalität fortbesteht, sollte mit dem Suizidalen ein Vertrag abgeschlossen werden (▸ **Abbildung 11.1**).

Indikation zur Einweisung in eine psychiatrische Klinik besteht bei schwerem Suizidversuch, weiter bestehender Suizidabsicht, psychotischer Symptomatik, schlechter Qualität des therapeutischen Kontakts, Fremdgefährdung oder Drohung mit erweitertem Suizid, schwieriger sozialer Situation oder wenn eine Herausnahme aus dem Krisenfeld angezeigt oder kein ambulantes Hilfsangebot verfügbar ist (s. Dorrmann 2009).

Leider gibt es trotz einer Vielzahl von Reviews und kontrollierten Studien (Psychotherapie: 4 systematische Reviews und 16 randomisierte kontrollierte Studien (darunter sechs Studien mit kognitiv-behavioraler Therapie, eine Studie mit dialektisch-behavioraler Therapie); Psychosoziale Interventionen: MEDLINE: keine randomisierte Studie, keine klinische Studie; PsychNet: 25 quantitative

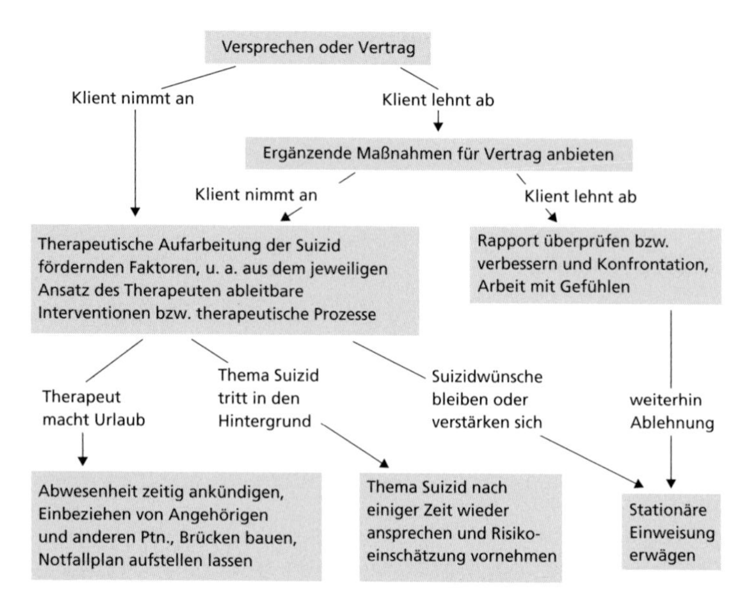

Abb. 11.1: Prozessmodell für die Arbeit mit Suizidalen (nach Dorrmann 2009).

Studien, sieben Literatur-Reviews, ein systematisches Review, eine Metaanalyse) keine Studien, die die Kriterien von »evidence-based« erfüllten (Leenaars 2011). Ebenso gibt es keine Studien zur Wirksamkeit von Suizidpräventionseinrichtungen und Helplines, die die Kriterien von Kausalität erfüllen (Lester 2011).

Antidepressiva wirken nicht per se antisuizidal. Zudem wurden keine Unterschiede verschiedener Antidepressiva bezüglich suizidverhütender oder -fördernder Wirkung festgestellt. Eine neue Metaanalyse fand unter Antidepressiva ein relatives Risiko für Suizid und Suizidversuch von 1,42 (95 % Konfidenzintervall: 1,10–1,85), wobei allerdings die Risikodifferenz lediglich 0,15 % betrug; bei getrennter Betrachtung einzelner Altersgruppen haben insbesondere junge Menschen im Alter von unter 25 Jahren ein erhöhtes Risiko für Suizidalität; bei Älteren ist unter Antidepressiva das Suizidrisiko vermindert (Baldessarini & Tondo 2011). Unter den Neuroleptika zeigte Clozapin in einer großen randomisierten Studie (InterSePT) eine gering signifikant bessere antisuizidale Wirkung als Olanzapin (Meltzer et al. 2003). Möglicherweise verringert Olanzapin in Kombination mit Valproinsäure oder Lithium ebenfalls Suizidalität (Houston et al. 2006).

Wie Metaanalysen von mehr als 30 Studien zeigen konnten, führt Lithium zu einer Reduktion von Suizidgedanken, Suizidversuchen und Suiziden (Baldessarini et al. 2006, Baldessarini & Tondo 2008). Bei bipolaren Störungen wird das Risiko für Suizidversuche und Suizid durch Gabe von Lithium um das Fünffache (Baldessarini et al. 2006, Baldessarini & Tondo 2008), bei unipolaren Depressionen um das Vierfache reduziert (Guzzetta et al. 2007). Die antisuizidale Wirkung von Lithium bleibt auch nach mindestens einmaliger Therapieunterbrechung vorhanden (Müller-Oerlinghausen et al. 1992). Die Suizidmortalität bei affektiven Störungen unter Lithiumgabe entspricht der der Allgemeinbevölkerung (Müller-

Oerlinghausen et al. 2003). Gegenüber Carbamazepin oder Valproinsäure reduziert Lithium das Suizidrisiko um das Dreifache (Goodwin et al. 2003, Thies-Flechtner et al. 1996), obwohl beide Substanzen selbst das Suizidrisiko reduzieren (Baldessarini & Tondo 2009, Yerevanian et al. 2003).

11.4.5 Tertiärprävention

Ziel der Tertiärprävention ist, dass bei bereits bestehender »Behinderung« das Ausmaß der Behinderung und der Umgang mit ihr günstig beeinflusst werden sollen. Bei der Suizidprävention beinhaltet Tertiärprävention:

- Krisenintervention
- Information und Aufklärung
- (Gruppen-)Psychotherapie und Pharmakotherapie
- Etablierung und Besuch von Selbsthilfegruppen

Tertiärprävention bei vollendetem Suizid richtet sich an die Hinterbliebenen und wird als »Postvention« bezeichnet (Shneidman 1981).

Nach einem vollendeten Suizid sollten Gespräche mit Angehörigen, mit den Bewohnern einer stationären Einrichtung sowie eine Supervision aller Professionellen erfolgen. Beim Gespräch mit den Angehörigen stehen Entlastung und Verstehen im Vordergrund; gegenseitige Schuldzuweisungen sollten vermieden bzw. abgebaut, Gefühle ausgehalten und geteilt werden. In der Supervision Professioneller sollten Informationen, Gefühle und Gedanken zum Suizid ausgetauscht werden. Wertung, Bewertung, Beurteilung, Schuldzuweisung oder juristische Aufarbeitung sind nicht Gegenstände einer Supervision.

Generell besteht bei in der Psychiatrie tätigen Mitarbeitern eine hohe Vulnerabilität für Suizid (Ramberg & Wasserman 2000). Insbesondere nach einer Suizidhandlung eines Patienten sollte das Personal durch sofortige, festgelegte »Routinemaßnahmen« unterstützt werden, wie sofortige emotionale Unterstützung des Personals und Kontakt mit den Angehörigen. Für Mitarbeiter des Gesundheitswesens sind Weiterbildungsprogramme, individuelle Supervisionspläne, Implementierung von Notfallprogrammen und Monitoring von Suizidversuchen und Suiziden im Sinne einer Verbesserung der Suizidprävention im Umgang mit Patienten notwendig (Ramberg & Wasserman 2003, Ramberg & Wasserman 2004).

Einbeziehung der Familie

Nach einem Suizidversuch geht es in der Regel dem Patienten besser, wenn die Familie in die Therapie einbezogen wird. Den Familienmitgliedern können zusätzliche Informationen über psychische Erkrankungen und Suizidalität vermittelt werden und ihre Einstellungen zu Suizid und Suizidprävention können beeinflusst werden. Zudem steht oft die Familie als eine Ressource zur Verfügung.

Nach einem Suizid suchen Familien häufig nach einer Erklärung, die Familie läuft Gefahr, zu zerbrechen, und ringt mit einer Vielzahl negativer Gefühle. Die Familie sollte in ihrer Rückkehr zum normalen »Funktionieren« unterstützt werden. Dies wird unter anderem durch Vermittlung von Information zum Suizid, Demystifizierung des Suizids und Abbau von exzessiven Schuldgefühlen, Scham, und Schuldzuweisungen geschehen. Außerdem sollten das potentielle Suizidrisiko von Hinterbliebenen untersucht und bestehende Suizidalität behandelt werden (Dunne-Maxim & Dunne 2001). Ärzte und Psychotherapeuten sollten das Gespräch mit der Familie suchen, sie sollten sich selbst als »Survivor« erleben, aber keinesfalls Familienmitglieder therapieren (Dunne-Maxim & Dunne 2001).

11.5 Zukunft der Suizidforschung und -prävention

Folgende Fragen und Ziele sind offen und müssen geklärt werden (Schneider 2011, Berman 2011):

- Definition von sensitiven Markern zur Beschreibung des akuten Suizidrisikos
- Klären der Rolle von Komorbidität
- stärkere Entwicklung von theoretischen Konzepten, wie »thwarted belongingness« und »burdensomeness«
- Strategien für die Risikoformulierung
- Forschung zum Outcome verschiedener Therapieformen, z. B. Psychotherapie und psychosozialer Therapien
- rechtzeitiges Erkennen und Behandeln von Suizidgefährdeten
- Entwicklung und Prüfung neuer Interventions- und Behandlungsstrategien
- Evaluierung von implementierten Suizidprogrammen

Ziele der WHO in der Suizidprävention (Saraceno 2010):

- Steigerung der Aufmerksamkeit bezüglich Suizidalität in ihrer Bedeutung für die allgemeine Krankheitslast
- Identifizierung von kosteneffektiven Strategien, Mitarbeiter des Gesundheitswesens in der Identifizierung von Personen mit einem erhöhten Suizidrisiko zu schulen
- Ermittlung kosteneffektiver Strategien, um einzelne Suizidmethoden zu verringern
- Verbreitung kosteneffektiver Strategien zum Management von Personen mit einem erhöhten Suizidrisiko
- Identifizierung »relevanter Partner« in verschiedenen Ländern und Sektoren

11.6 Exkurs: Suizidprävention contra Freiheit zum Suizid – Einstellungen, ethische, religiöse und rechtliche Aspekte

Religiosität und Spiritualität können Suizidprävention behindern, z. B. durch Verengung der persönlichen Weltanschauung durch religiöse oder spirituelle Leitbilder und Erfahrungen. Religiosität und Spiritualität können Suizidprävention auch unterstützen, wenn die mit dem Glauben gegebenen Möglichkeiten dazu beitragen, die Enge der gegenwärtigen Situation aufzubrechen (s. Colucci & Martin 2008, Colucci 2008).

Hat Suizidprävention eine moralische Berechtigung?

Auf die Frage nach der moralischen Berechtigung der Suizidprävention gibt es prinzipiell drei alternative Antworten (Wedler 2008):

- Suizidprävention ist in aller Regel geboten und damit eine allgemeine Verpflichtung.
- Suizidprävention ist erlaubt. Sie ist damit dem jeweiligen persönlichen Engagement anheimgestellt.
- Suizidprävention ist – zumindest in bestimmten Fällen – als unangebracht zu betrachten. Sie ist eine Anmaßung gegenüber der autonomen Entscheidung des Individuums und damit vom ethischen Standpunkt aus sogar verboten.

Literatur

AGUS-Selbsthilfe e. V. AGUS – Angehörige um Suizid. 19. 11. 2010.

Baldessarini RJ, Tondo L (2008): Lithium and suicidal risk. Bipolar.Disord.; 10(1):114–115.

Baldessarini RJ, Tondo L (2009): Suicidal risks during treatment of bipolar disorder patients with lithium versus anticonvulsants. Pharmacopsychiatry; 42(2):72–75.

Baldessarini RJ, Tondo L (2011): Psychopharmacology for Suicide Prevention. In: Pompili M, Tatarelli R (Hrsg.): Evidence-based Practice in Suicidology. S. 243–264. Göttingen/Cambridge, MA: Hogrefe.

Baldessarini RJ, Tondo L, Davis P, Pompili M, Goodwin FK, Hennen J (2006): Decreased risk of suicides and attempts during long-term lithium treatment: a meta-analytic review. Bipolar.Disord.; 8(5 Pt 2):625–639.

Berman AL (2011): Perspectives in Suicide Research and Prevention. A commentary. In: Pompili M, Tatarelli R (Hrsg.): Evidence-based Practice in Suicidology. S. 351–369. Göttingen/Cambridge, MA: Hogrefe.

Bertolote JM (2010): Suicide in the world: an epidemiological overview, 1995–2000. In: Wasserman D (Hrsg.): Suicide: An Unnecessary Death. S. 3–8. London: Martin Dunitz.

Colucci E (2008): Recognizing spirituality in the assessment and prevention of suicidal behavior. WACP; 2008:77–95.

Colucci E, Martin G (2008): Religion and spirituality along the suicidal path. Suicide Life Threat.Behav.; 38(2):229–244.
Dorrmann W (2009): Suizid. Therapeutische Interventionen bei Selbsttötungsabsichten. Stuttgart: Pfeiffer bei Klett-Cotta.
Dunne-Maxim K, Dunne E (2001): Family involvement in suicide prevention and postvention: a psychoeducational perspective. In: Wasserman D (Hrsg.): Suicide. An unnecessary death. S. 257–257. London: Martin Dunitz.
Federal Statistical Office [Statistisches Bundesamt Deutschland]. Federal Statistical Office. 10. 04. 2010.
Federal Statistical Office [Statistisches Bundesamt Deutschland]. Federal Statistical Office. 19. 11. 2010a.
Federal Statistical Office [Statistisches Bundesamt Deutschland]. Todesursachen in Deutschland – Fachserie 12, Reihe 4. 2010b.
Goodwin FK, Fireman B, Simon GE, Hunkeler EM, Lee J, Revicki D (2003): Suicide risk in bipolar disorder during treatment with lithium and divalproex. JAMA; 290 (11):1467–1473.
Guzzetta F, Tondo L, Centorrino F, Baldessarini RJ (2007): Lithium treatment reduces suicide risk in recurrent major depressive disorder. J.Clin.Psychiatry; 68(3):380–383.
Harris EC, Barraclough B (1997): Suicide as an outcome for mental disorders. A meta-analysis. Br.J.Psychiatry; 170:205–228.
Houston JP, Ahl J, Meyers AL, Kaiser CJ, Tohen M, Baldessarini RJ (2006): Reduced suicidal ideation in bipolar I disorder mixed-episode patients in a placebo-controlled trial of olanzapine combined with lithium or divalproex. J.Clin.Psychiatry; 67(8):1246–1252.
Inskip HM, Harris EC, Barraclough B (1998): Lifetime risk of suicide for affective disorder, alcoholism and schizophrenia. Br. J.Psychiatry; 172:35–37.
Leenaars AA (2011): Evidence-based Psychotherapy with suicidal people. In: Pompili M, Tatarelli R (Hrsg.): Evidence-based Practice in Suicidology. S. 89–123. Göttingen/Cambridge, MA: Hogrefe.
Lester D (2011): Evidence-based suicide prevention by helplines. In: Pompili M, Tatarelli R (Hrsg.): Evidence-based Practice in Suicidology. S. 139–151. Göttingen/Cambridge, MA: Hogrefe.
Mann JJ, Apter A, Bertolote J, Beautrais A, Currier D, Haas A, Hegerl U, Lonnqvist J, Malone K, Marusic A, Mehlum L, Patton G, Phillips M, Rutz W, Rihmer Z, Schmidtke A, Shaffer D, Silverman M, Takahashi Y, Varnik A, Wasserman D, Yip P, Hendin H (2005): Suicide prevention strategies: a systematic review. JAMA; 294(16):2064–2074.
Mann JJ, Currier D (2008): Suicide and attempted suicide. In: Fatemi SH, Clayton PJ (Hrsg.): The medical basis of psychiatry. S. 561–576. Philadelphia, PA: Humana Press.
Meltzer HY, Alphs L, Green AI, Altamura AC, Anand R, Bertoldi A, Bourgeois M, Chouinard G, Islam MZ, Kane J, Krishnan R, Lindenmayer JP, Potkin S (2003): Clozapine treatment for suicidality in schizophrenia: International Suicide Prevention Trial (InterSePT). Arch. Gen.Psychiatry; 60(1):82–91.
Müller-Oerlinghausen B, Berghofer A, Ahrens B (2003): The antisuicidal and mortality-reducing effect of lithium prophylaxis: consequences for guidelines in clinical psychiatry. Can.J.Psychiatry; 48(7):433–439.
Müller-Oerlinghausen B, Muser-Causemann B, Volk J (1992): Suicides and parasuicides in a high-risk patient group on and off lithium long-term medication. J.Affect.Disord.; 25 (4):261–269.
Nationales Suizid Präventions Programm für Deutschland. Suizidprävention ist möglich. Nationales Suizidpräventionsprogramm für Deutschland. 18. 11. 2010.
Pschyrembel – Klinisches Wörterbuch. 2001. Berlin, New York: Walter de Gruyter.
Ramberg IL, Wasserman D (2000): Prevalence of reported suicidal behaviour in the general population and mental health-care staff. Psychol.Med.; 30(5):1189–1196.
Ramberg IL, Wasserman D (2003): The roles of knowledge and supervision in work with suicidal patients. Nord.J.Psychiatry; 57(5):365–371.

Ramberg IL, Wasserman D (2004): Benefits of implementing an academic training of trainers program to promote knowledge and clarity in work with psychiatric suicidal patients. Arch.Suicide Res.; 8(4):331–343.

Ringel E (1953): Der Selbstmord – Abschluss einer krankhaften Entwicklung. Wien: Maudrich.

Saraceno B (2010): The World Health Organization's role in suicide prevention. In:Wasserman D, Wasserman C (Hrsg.): Oxford Textbook of Suicidology and Suicide Prevention. S. 723–725. Oxford: Oxford University Press.

Schmidtke A, Sell R, Löhr C, Gajewska A, Schaller S (2009): Epidemiologie und Demographie des Alterssuizid. Suizidprophylaxe; 36:12–20.

Schneider B (2010): Körperliche Erkrankungen und Suizid [Physical disorders and suicide]. In: Junglas J (Hrsg.): Kranke Körper zum Seelendoktor! Körperliche Krankheiten in Psychotherapie, Psychosomatik und Psychiatrie. (im Druck). Bonn: Deutscher Psychologen Verlag.

Schneider B (2011): Rauchzeichen aus dem DGS-Vorstand. Wo steht die Suizidforschung? Suizidprophylaxe; 143 (im Druck).

Schneider B (2003): Risikofaktoren für Suizid. Regensburg: Roderer.

Shneidman ES (1981): Postvention: The care of the bereaved. Suicide Life Threat.Behav.; (11):359.

Thies-Flechtner K, Muller-Oerlinghausen B, Seibert W, Walther A, Greil W (1996): Effect of prophylactic treatment on suicide risk in patients with major affective disorders. Data from a randomized prospective trial. Pharmacopsychiatry; 29(3):103–107.

Wasserman D (2001): A stress-vulnerability model and the development of the suicidal process. In: Wasserman D (Hrsg.): Suicide. An unnecessary death. S. 13–27. London: Martin Dunitz.

Wasserman D, Durkee T (2009): Strategies in suicide prevention. In:Wasserman D, Wasserman C (Hrsg.): Oxford Textbook of Suicidology and Suicide Prevention. S. 381–384. Oxford: Oxford University Press.

Wedler H (2008): Ethische Aspekte der Suizidprävention. In: Wolfersdorf M, Bronisch T, Wedler H (Hrsg.): Suizidalität. Verstehen – Vorbeugen – Behandeln. S. 311–337. Regensburg: Roderer Verlag.

Westerlund M, Schaller S, Schmidtke A (2009): The role of mass-media in suicide prevention. In: Wasserman D, Wasserman C (Hrsg.): Oxford Textbook of Suicidology and Suicide Prevention. S. 515–523. Oxford: Oxford University Press.

Wolfersdorf M, Franke C, Mauerer C, Dobmeier M (2002): Krisenintervention bei Suizidalität. In: Bronisch T (Hrsg.): Psychotherapie der Suizidalität. S. 16–29. Stuttgart: Georg Thieme Verlag.

Wolk-Wasserman D (1986): Suicidal communication of persons attempting suicide and responses of significant others. Acta Psychiatr Scand; 73(5):481–99.

World Health Organisation. Suicide Prevention (SUPRE). World Health Organisation. 18.–19. 11. 2010 a.

World Health Organisation. Suicide prevention (SUPRE). World Health Organisation. 18.–19. 11. 2010 b.

Yerevanian BI, Koek RJ, Mintz J (2003): Lithium, anticonvulsants and suicidal behavior in bipolar disorder. J.Affect.Disord.; 73(3):223–228.

12 Therapie und Prophylaxe von Burnout – oder: Die Zähmung des Ungeheuers von Loch Ness

Arnd Barocka

Einleitung

Warum der provozierende Untertitel? Ähnlich wie das Ungeheuer von Loch Ness ist das Burnout-Syndrom als Entität wissenschaftlich nicht darstellbar. Die hierfür zu fordernden Kriterien sind nicht erfüllt. Robins und Guze (1970) definierten fünf Stadien der Validierung eines klinischen Syndroms: Beschreibung, Abgrenzung von anderen Syndromen, spezifische Laborbefunde, Verlaufsuntersuchungen und ggf. genetische Befunde. Kendell (1989) ergänzte als sechstes Kriterium das Ansprechen auf spezifische Therapieverfahren. Leider gilt für Burnout, dass allein die klinische Beschreibung bis heute vorliegt; das mahnt zur Vorsicht bei der Darstellung von Therapie und Prophylaxe. Auf der anderen Seite besteht ein hohes soziales Interesse am Phänomen Burnout.

Burnout und Stigma psychischer Erkrankungen

Häufig wird eine andere psychische Erkrankung für die Außendarstellung als Burnout bezeichnet. Offenbar ist das Stigma in diesem Fall geringer als bei wohl definierten psychischen Erkrankungen.

Burnout im engeren Sinne – Deskriptive Phänomenologie

Graham Greenes Roman »A burnt-out case« (1961) lieferte den Namen. Er spielt in einem Leprahospital. Man bezeichnet Lepra als »ausgebrannt«, wenn sie mit schweren Defekten zum Stillstand gekommen ist. Auch der Protagonist ist in der Metaphorik des Romans »ausgebrannt«, d. h. desillusioniert und erschöpft.

Freudenberger (1974) und Ginsburg (1974) beschrieben unabhängig voneinander Burnout im heutigen Sinne – bei Krankenschwestern (staff burnout) und Angestellten eines Industrieunternehmens (the burned-out executive). Der zum Burnout führende Prozess wird folgendermaßen dargestellt: Ein qualifizierter, motivierter und auch ethisch anspruchsvoller Berufstätiger, »ein Idealist«, verliert nach Jahren der Überanstrengung, Enttäuschung und mangelnden Anerkennung die Liebe zu seinem Beruf. Aus der Liebe wird ein Leiden am Beruf. In einem schleichenden Prozess entstehen vielfältige psychosomatische und psychische Beschwerden, die in ernsthafte Krankheiten übergehen können. Derartige Prozesse können auch im privaten Bereich entstehen, z. B. bei der Pflege kranker Angehöriger.

Das daraus resultierende Burnout-»Syndrom« wird mit einer charakteristischen Symptomatik und Verlaufsgestalt deskriptiv dargestellt, die allerdings empirisch nicht belegt sind.

12.1 Verlauf

Von verschiedenen Autoren werden Phasen beschrieben, nach denen ein Burnoutprozess ablaufen kann (z. B. Lauderdale 1981, Freudenberger 1982). Er kann sich über Jahre hinziehen. Verschiedenen Phasenmodellen ist gemeinsam, dass am Anfang zwei Beschwerdekomplexe zusammentreffen – einerseits Müdigkeit, Erschöpfung und diverse Körpersymptome (Kopfschmerzen oder Schlafstörungen), andererseits Enttäuschungen, Unzufriedenheit und Ärger. Dysfunktionale Bewältigung macht es schlimmer: höherer Arbeitseinsatz, Rückzug von sozialen Kontakten und Reduzierung von Freizeitaktivitäten. Daraus entsteht ein Zustand, der als »empfindungslos« oder »Depersonalisation« beschrieben wird. Der Betroffene ist nicht mehr in der Lage, emotional Anteil zu nehmen. Er wird zynisch und hat sich innerlich von seiner Arbeitsumgebung distanziert.

Spätere Phasen sind durch vermehrten Substanzgebrauch (Kaffee, Nikotin, Alkohol) gekennzeichnet, zugleich bestehen nun vermehrt psychosomatische Symptome, d. h. Schlafstörungen, Anfälligkeit für Infektionen, Verdauungsstörungen, Kreislaufbeschwerden, Rückenschmerzen oder Gewichtszunahme. Im Endstadium ist die Resignation zum Teil in völlige Erstarrung oder quälende innere Unruhe übergegangen. Für den Psychiater präsentieren sich in diesem Stadium wohlbekannte Krankheitsbilder, deren Beziehung zum Burnout in der ätiologischen Zuschreibung seitens des Patienten besteht (▶ **Tab. 12.1**).

12.2 Ätiologische Hypothesen

Diese haben zu berücksichtigen, dass Burnout ein relativ junges Phänomen ist und deshalb von der quantitativen Arbeitsüberlastung früherer Zeiten (z. B. Kinderarbeit in Bergwerken) abgegrenzt werden muss. Bei den Burnout-Opfern handelt es sich oft um Personen, die sozial gut abgesichert sind und mehr Freizeit und Urlaub haben als unsere Vorfahren.

Die ätiologischen Vorstellungen lassen sich unterscheiden in solche, die eher beim Betroffenen, seiner Persönlichkeit und seinem Verhalten ansetzen (aktives Burnout), und solche, die auf Umweltfaktoren fokussiert sind (*wearout*, passives Burnout[1]); fast immer ist es ein Zusammenwirken von Persönlichkeit und Umwelt,

1 Interessant auch die Wortbildung »Bore-out« (von: *to bore* = langweilen) für Erschöpfung durch Unterforderung.

Tab. 12.1: Mit Burnout häufig in Verbindung gebrachte Psychiatrische Krankheitsbilder – postulierte »Spätstadien« von Burnout.

Unipolare Depression
Dysthymia
Anpassungsstörungen
Generalisierte Angststörung
Panikstörung
Phobien (Agoraphobie, soziale Phobie)
Somatoforme Störungen
Neurasthenie
Depersonalisationssyndrom
Nichtorganische Schlafstörungen
Sexuelle Funktionsstörungen
Schädlicher Gebrauch oder Abhängigkeit von psychotropen Substanzen

das zum Burnout führt. Dennoch wird die Gewichtung der Anteile kontrovers diskutiert. Hier wirken ökonomische und politische Interessen mit: Ein arbeitnehmerfreundlicher Autor wird die Verursachung in der Arbeitsumwelt suchen, während ein arbeitgeberfreundlicher Autor auf den Neurotizismus des Einzelnen abheben wird. Für Ärzte, die sowohl Arbeitnehmer wie auch Arbeitgeber sein können, ist es nicht leicht, in diesem Spannungsfeld eine Position zu beziehen (Barocka 2007).

Diskrepanz zwischen Ideal und Wirklichkeit: Praxisschock

Eine wichtige Rolle scheint die schlechte Passung zwischen Erwartungen an den Beruf und der Realität des jeweiligen Berufslebens zu spielen. Dies kann das Verhältnis zu Vorgesetzten und Kollegen betreffen, das Einkommen oder die Wirkungsmöglichkeiten im jeweiligen beruflichen Umfeld. So waren Berufsanfänger bei einer Befragung sich nicht darüber im Klaren, dass ihre an der Universität erworbenen Kenntnisse nicht ausreichten, um sofort erfolgreich tätig zu werden (Cherniss 1999). Eine wichtige Rolle scheint auch die Art der Einführung von Berufsanfängern in ihre Tätigkeit zu spielen. Obwohl die stärkere Ausprägung von Burnout erst später erfolgt, werden doch beim Übertritt von der Ausbildung in die Realität des Berufslebens unter Umständen erste Schäden gesetzt. Neben häufigen »Mikrotraumatisierungen« fördern offenbar auch stärkere negative »Schlüsselerlebnisse« die Burnout-Entstehung.

Kränkung

Solche Schlüsselerlebnisse haben oft Kränkungen als Inhalt wie ausbleibende Anerkennung, nicht stattfindende Beförderung oder ungerechte Kritik. Hier besteht eine Beziehung zum Mobbing. Die Kränkungen können kontinuierlich über längere Zeitstrecken erlebt werden. Kränkend sind auch Erfahrungen von Autonomieverlust und Kontingenz: Ich bin unsachgemäßen irrationalen Entscheidungen wehrlos ausgeliefert. Vor dem Hintergrund quantitativer Arbeitsüberlastung und wenig tragfähiger interpersoneller Beziehungen werden die schädigenden Effekte dieser Erlebnisse dann noch verstärkt.

Zeitstörungen – Unnatürliche Handlungsabläufe

Burnout wurde als Zeitkrankheit bezeichnet (Grabe 2005), was in doppeltem Sinn zu verstehen ist: eine in unserer Zeitepoche neu aufgetretene Krankheit, wobei unnatürliche und damit ungesunde Zeitstrukturen zugleich ein Merkmal dieser Epoche sind. Gemeint ist die zunehmende Beschleunigung und Verdichtung von Handlungsabläufen, die für das betroffene Individuum eine hohe Anpassungsleistung erforderlich machen.

Disponierende Persönlichkeitsmerkmale

Man stellt sich vor, dass erfolgsorientierte Persönlichkeiten mit einem hohen Anspruchsniveau besonders gefährdet sind, vor allem dann, wenn ein labiles Selbstwertgefühl in starkem Maße von äußerer Bestätigung abhängig ist.

12.3 Zur Frage nach empirischen Daten

12.3.1 ICD-10

Von Kennern des Gebietes wird betont, dass das sozialpolitisch relevante Phänomen Burnout empirisch schwach belegt ist (Rösing 2003, Burisch 2006). Burisch unterscheidet die feuilletonistische von der empirischen Phase der Burnout-Forschung. Trotz vieler Daten befänden wir uns noch in der feuilletonistischen Phase.

Die International Classification of Diseases ICD-10 enthält den Begriff »Burnout-Syndrom«, jedoch nicht im diagnostischen Teil, Kapitel F (V), als definiertes Krankheitsbild. Vielmehr findet man »Burnout-Syndrom« im Kapitel XXI bei den »Faktoren, die den Gesundheitszustand beeinflussen und zur Inanspruchnahme von Gesundheitsdiensten führen (Z)«. Hier befindet es sich im Abschnitt »Probleme bei der Lebensbewältigung«. Eine Vorstellung davon, um welche Probleme es sich dabei handeln kann, gibt ► **Tabelle 12.2**. Burnout ist also für die ICD keine Krankheit, sondern entweder eine mögliche Bedingung für die Entstehung von Krankheiten oder ein Grund zur Inanspruchnahme von Gesundheitsdiensten. Der Grund wäre in diesem Fall keine medizinische Notwendigkeit, denn dann läge ja eine medizinische Diagnose zugrunde, die andernorts klassifiziert würde.

Tab. 12.2: ICD-10, Kapitel XXI: »Faktoren, die den Gesundheitszustand beeinflussen und zur Inanspruchnahme von Gesundheitsdiensten führen«.

Z 73	Probleme bei der Lebensbewältigung
Z 73.0	Erschöpfungssyndrom (Burnout-Syndrom)
Z 73.1	Akzentuierte Persönlichkeitszüge
Z 73.2	Mangel an Entspannung oder Freizeit
Z 73.3	Belastung, nicht anderorts klassifizierbar
Z 73.4	Unzulängliche soziale Fähigkeiten, nicht anderorts klassifizierbar
Z 73.5	Sozialer Rollenkonflikt, nicht anderorts klassifizierbar

Hieraus leiten sich zwei Fragen ab:

1. Gibt es Belege dafür, dass die Burnout-Konstellation zur Entstehung von Krankheiten beiträgt, z. B. – Thema dieses Buches – der Depression?
2. Gibt es Belege dafür, dass die Burnout-Konstellation zu einer medizinisch nicht gerechtfertigten Inanspruchnahme von Gesundheitsleitungen führt?

12.3.2 Maslach Burnout Inventar

Daten zu Burnout basieren meist auf Untersuchungen mit Fragebögen, vor allem dem Maslach Burnout Inventar (MBI). Obwohl es auch andere Fragebögen gibt, z. B. die Pines Burnout Scale, die häufig in Japan verwendet wird, wurde das MBI in Europa und den U. S. A. am häufigsten eingesetzt. Es ist ein »self-rating«-Instrument. Das MBI ist zunächst auf »helfende Berufe« (MBI-HSS, d. i. Human Services Survey) ausgerichtet. Es gibt eine Adaptation für alle Berufe (MBI-GS, d. i. General Survey) und für Deutschland (MBI-D bzw. MBI-GS-D). Das MBI erfasst drei Dimensionen: »Emotionale Erschöpfung«, »Depersonalisation bzw. Zynismus (beim MBI-GS)« und »Leistungsfähigkeit«. Für Burnout spricht die Konstellation: Erschöpfung und Zynismus hoch, Leistungsfähigkeit niedrig. Typische Aussagen zeigt ▸ **Tabelle 12.3**.

Die sicherste *Definition des Begriffs Burnout* lautet demnach: Es handelt sich um eine Befindlichkeit, die dazu führt, dass im Maslach Burnout Inventar – bei wahrheitsgemäßer Beantwortung – die Konstellation »Erschöpfung und Zynismus hoch, Leistungsfähigkeit niedrig« festgestellt wird.

Diese Befragung kann an bestimmten Berufsgruppen, z. B. Sekretärinnen eines Unternehmens, Intensivmedizinern eines Krankenhauses oder Radiologen einer Region, durchgeführt werden. Das Ergebnis einer solchen Querschnittsuntersuchung ist eine Prozentzahl der Personen, die die kritische Konstellation aufweisen. Es gibt derartige Ergebnisse für Ärzte fast aller Fachrichtungen, Pflegemitarbeiter, Mitarbeiter sozialer Berufe, Diakone, Pfarrer und Lehrer. Aber auch Berufe, die man nicht als »sozial« einstufen würde, wie Manager, Sachbearbeiter und Verwaltungsbeamte, wurden als Burnout-belastet identifiziert. Fast bei jedem Beruf wurde inzwischen Burnout festgestellt; Burisch beschreibt Burnout bei einem norddeutschen Schäfer als extrem kontraintuitives Beispiel.

Tab. 12.3: Beispielaussagen aus dem Maslach Burnout Inventar.

Dimension Emotionale Erschöpfung
Ich fühle mich von meiner Arbeit ausgelaugt.
Durch meine Arbeit fühle ich mich ausgebrannt.
Ich fühle mich meinen Klienten in vieler Hinsicht ähnlich.
Dimension Zynismus
Bei manchen Klienten interessiert es mich eigentlich nicht wirklich, was aus/mit ihnen wird.
Ich glaube, ich behandle einige Klienten, als ob sie unpersönliche »Objekte« wären.
Seit ich diese Arbeit mache, bin ich gleichgültiger gegenüber Leuten geworden.
Dimension Leistungsfähigkeit
Ich fühle mich voller Tatkraft.
Es fällt mir leicht, eine entspannte Atmosphäre mit meinen Klienten herzustellen.
Den Umgang mit Problemen meiner Klienten habe ich gut im Griff.

12.3.3 Längsschnittuntersuchungen

Es gibt durchaus Längsschnittuntersuchungen, die allerdings nicht die von Robins und Guze (1970) vorgegebene Fragestellung nach der Konsistenz des Syndroms über die Zeit bearbeiten. Auch die diversen Phasenmodelle werden nicht geprüft, sodass es unklar bleibt, ob z. B. Freudenbergers Stadienabfolge (Phase 1: »Empfindendes Stadium«; danach Phase 2: »Empfindungsloses Stadium«) auch empirisch gefunden werden kann. Die vorliegenden Längsschnittuntersuchungen arbeiten stattdessen nach folgendem Muster: Ein ätiologisches Konstrukt (z. B. Furcht vor Ressourcenverlust nach Hobfoll 1989) wird mittels Fragebogen erfasst. In weiteren Untersuchungszeitpunkten wird ein Burnout-Fragebogen ausgefüllt und auf diese Weise der Einfluss der angenommenen ätiologischen Bedingung auf die Entstehung und ggf. den Verlauf des Burnout geprüft. Angesichts der vielen und komplexen ätiologischen Konstrukte, die vorgeschlagen wurden, sind die Ergebnisse klinisch wenig aussagekräftig. Anders als erwartet konnte kein Einfluss des Ausmaßes der Arbeitsbelastung auf späteres Burnout nachgewiesen werden (Schaufeli et al. 1998). Man darf daher annehmen, dass Burnout auch in nächster Zeit nicht als klinische Diagnose in DSM oder ICD aufgenommen werden wird.

12.4 Burnout und Depression

Während einer manifesten Depression würde der MBI das Ergebnis Burnout liefern, was aber aufgrund von Item-Überschneidungen als Artefakt zu betrachten wäre. Es ist ja zu erwarten, dass ein depressiver Patient sich bei »Erschöpfung« hoch und bei »Leistungsfähigkeit« niedrig einstufen wird (Glass et al. 1998). Interessant ist aber die Frage, ob Burnout prädiktiv oder ein Risikofaktor für spätere Depression ist. Das wäre nach der deskriptiven Phänomenologie der Burnout-Forschung zu erwarten. Depressionen können, vereinfacht gesagt, aus »Situationen« entstehen (z. B. »erlernte Hilflosigkeit«); die Situation »leidvoller Arbeitsplatz« käme als Bedingung für die »Situagenese« einer Depression infrage.

Zwei Studien des Finnischen Instituts für Arbeitsmedizin, Helsinki, haben diesen Zusammenhang untersucht. In der ersten Studie (Ahola et al. 2007) wurden über 2000 Zahnmediziner mit MBI und Beck-Depressionsinventar befragt. Die Nachuntersuchung erfolgte nach drei Jahren. In der Gruppe »Burnout ohne depressive Symptome« bei der Erstuntersuchung hatten nach drei Jahren 23 % der Probanden depressive Symptome. In der Gruppe »depressive Symptome ohne Burnout« hatten nach drei Jahren 63 % der Stichprobe ein Burnout. Dies besagt, dass jedes prädiktiv für das andere ist, wenngleich in unterschiedlichem Ausmaß, nämlich Depression stärker für Burnout als umgekehrt. Depression als prädiktiv für späteres Burnout fanden auch Niklicek et al. (2005).

In einer zweiten Studie (Virtanen et al. 2011) wurden über 3000 Angestellte ohne Symptome von Angst oder Depression in eine Gruppe mit kurzer Arbeitszeit (35–40 Wochenstunden) und langer Arbeitszeit (> 55 Wochenstunden) aufgeteilt. Bei zwei Nachuntersuchungen, zuletzt nach sieben Jahren, fand sich bei den Männern in der Gruppe mit langen Arbeitszeiten keine vermehrte Angst oder Depression gegenüber der kürzer arbeitenden Gruppe. Bei den Frauen dagegen bestand dieser erwartete Effekt signifikant. Burnout als Vorläufer von Depression wird somit zwar immer wieder beschrieben, ist aber nur in einer Verlaufsstudie als Teileffekt nachgewiesen.

Burnout und Inanspruchnahme

Zur Frage, ob die Burnout-Konstellation zu einer medizinisch nicht gerechtfertigten Inanspruchnahme von Gesundheitsleitungen führt, gibt es keine Untersuchungen, obwohl dies eine sozialmedizinisch interessante Fragestellung wäre.

12.5 Therapie und Prophylaxe

Auch wenn die klinischen Beschreibungen des Burnout-Syndroms nicht empirisch validiert sind, haben sie dennoch die Öffentlichkeit überzeugt. Den Patienten sind sie in groben Umrissen bekannt. Sie können kaum in Frage gestellt werden, ohne die therapeutische Beziehung zu gefährden.

12.5.1 Veränderungen am Arbeitsplatz

Eine wichtige Rolle in der Therapie wird Maßnahmen zugeschrieben, die die Situation am Arbeitsplatz positiv verändern. Organisationen können durch Fürsorge für die Mitarbeiter das Arbeitsklima positiv beeinflussen, indem sie z. B. »Betroffene zu Beteiligten machen«. Personalentwicklung, also Pläne für die berufliche und persönliche Weiterentwicklung, kann die Zufriedenheit fördern; Mitarbeiter brauchen Perspektiven. Aus diesem Grund ist es auch wichtig, relevante Informationen über Organisationsziele weiterzugeben, Fort- und Weiterbildung zu unterstützen und stimulierende Ziele für die Organisation zu verfolgen. Eine thematische Verknüpfung hierzu ist das Mobbing. Allerdings sollen die »Mikrotraumatisierungen« des Burnout wesentlich umfangreicher als Mobbing sein.

Maslach und Leiter (2001) beschreiben Managementprozesse, die zu einer Verbesserung der Unternehmenskultur führen. Ziel ist eine verbesserte Identifikation der Mitarbeiter mit der eigenen Arbeit und den Unternehmenszielen, die als prophylaktisch gegenüber Burnout angesehen wird. Es handelt sich um »Top-down«-Prozesse, die zunächst über eine Mitarbeiterbefragung kritische Merkmale und Missverhältnisse des Unternehmens identifizieren. Im weiteren Verlauf soll ein Hineinwirken in die Mitarbeiterschaft entstehen, das die wechselseitige Kommunikation der Hierarchieebenen fördert und es ermöglicht, Problembereiche frühzeitig zu erkennen. Hinzu kommen Maßnahmen der Mitarbeiterorientierung wie Betriebskindergärten, Stressreduktionsprogramme und Sport. Ihr Schwerpunkt liegt auf der Entwicklung von Unternehmenswerten und einer menschlichen Unternehmenskultur. Jeder, der Erfahrung mit solchen Prozessen hat, weiß, dass es hier letztlich auf den gelebten Alltag ankommt und nicht auf ein theoretisches »Leitbild«.

12.5.2 Veränderung beim Einzelnen

Beratung, Seelsorge, Coaching

Lebenshilfe zum Umgang mit belastenden Arbeitssituationen muss nicht immer eine therapeutische Maßnahme sein. Sie wird von Beratern, Seelsorgern und spezifischen Coaches für berufliche Probleme angeboten. Unter dem Titel »Schick den Stress in die Wüste« gibt es ein mehrstufiges »Biblisches Entspannungsprogramm« eines evangelischen Theologen und Pädagogen (Pfennighaus 2004). Es enthält Anregungen für körperliche Entspannung und Wohlbefinden, Akzeptanzelemente und Anregungen für eine kognitive Neuorientierung mit Reduzierung des individuellen Anspruchniveaus. Das Programm nimmt Bezug auf Gestalten aus der Bibel wie z. B. Elia (der erschöpft in die Wüste flüchtete, Burnout?) und enthält Vorschläge für hilfreiche Gebete. Das Buch eines katholischen Theologen und Erziehungswissenschaftlers (Abel 1995) beschreibt die besondere Situation der Kirche als berufliches Umfeld. Der Bezug zum beruflichen Umfeld ist ein wichtiges Element der Burnout-Beratung bei allen Berufen (z. B. Lehrer, Pflegeberufe, Ärzte). Weiterhin stellt er die antike Psychologie der Wüstenväter dar und führt damit ein distanzierendes Bildungselement ein. Praktisch hilfreich ist sein Vorschlag einer Unterstützungsgruppe am Arbeitsplatz (das ist eine regelmäßige Gesprächsgruppe von Mitarbeitern), da soziale Unterstützung übereinstimmend von allen Autoren als protektiver Faktor genannt wird.

Unter »Coaching« versteht man Beratung in Bezug auf Zeitmanagement oder Gestaltung des Arbeitsplatzes. Es werden aber auch Persönlichkeitsmerkmale des Klienten einbezogen, sodass auch psychotherapeutische Elemente vorkommen. Glanz und Elend des Coaching liegen in der fehlenden akademischen Strukturierung. Der Coach kann nicht auf Diplome verweisen, sondern muss durch seine Persönlichkeit überzeugen. Dies gelingt manchmal sehr gut und kann zu eindrucksvollen suggestiven Effekten führen, manchmal natürlich auch zu Enttäuschungen.

Mindfulness Based Stress Reduction (MBSR) nach Kabat-Zin

Es besteht Einvernehmen dahingehend, dass Burnout eine unzureichende Verarbeitung von Stress darstellt. Viele Stressreduktionsverfahren wie autogenes Training oder Progressive Muskelrelaxation werden seit langem eingesetzt. Hier soll kurz die Mindfulness Based Stress Reduction (MBSR) nach Kabat-Zin vorgestellt werden, die seit einigen Jahren häufiger verwendet wird (Heidenreich et al. 2004). Unter »Achtsamkeit« (*mindfulness*) versteht man eine bestimmte Form von Aufmerksamkeit mit den Merkmalen: absichtsvoll, im Hier und Jetzt, nicht wertend. Die Mindfulness-Programme wurden von dem amerikanischen Anatomen und Schmerztherapeuten Jon Kabat-Zin in Anlehnung an buddhistische Weisheitslehren entwickelt. Das Programm besteht aus acht Gruppensitzungen von zweieinhalb Stunden und einem »Tag der Achtsamkeit«. Die Teilnehmer erlernen verschiedene Meditationstechniken und Körperachtsamkeit (Body Scan). Sie erhalten Hausaufgaben für täglich 45 Minuten und werden zu einer Änderung ihres Lebensstils angeleitet (▸ **Tab. 12.4**). Das Verfahren fordert zudem, dass auch der Therapeut täglich meditieren muss. Ziele sind die Entwicklung von Achtsamkeit für eigene Grenzen, die Erfahrung von Entspannung und Stille, das Entkatastrophisieren von Wahrnehmungen durch die nicht wertende Haltung und das Erkennen von Stressmustern.

Tab. 12.4: Typische Weisheitssprüche aus Achtsamkeitsgruppen.

- Don't change yourself, experience yourself.
- Don't change your life, experience your life.
- Alles, was du brauchst, ist in Dir.
- Meditation ist aktives Nichttun.
- Ein Problem, das sich stellt, anzunehmen, bedeutet, ein Klima zu schaffen, in dem Heilung stattfinden kann.

Eine große Zahl kontrollierter Studien zeigt Effekte von MBSR auf diversen Stress-Selbstbeurteilungsskalen (z. B. Warnecke et al. 2011). Positive Auswirkungen im Maslach Burnout Inventar fand man be i einer Gruppe von Krankenschwestern und Pflegern nach MBSR (Cohen-Katz et al. 2005).

Pharmakotherapie

Im Jahr 2009 publizierte eine schwedisch-armenische Gruppe eine doppelblind-placebokontrollierte Studie, die einen signifikanten Effekt eines Phytopharmakons auf das »stressbezogene Erschöpfungssyndrom« feststellte (Olsson et al. 2009). Psychometrisch fanden sich in der Behandlungsgruppe (N = 30) signifikante Effekte in der Pines Burnout Scale und im Continuous Performance Test, nicht aber in der MADRS (Montgomery Asberg Depression Rating Scale). Das verwendete Phytopharmakon war ein Extrakt aus der Wurzel von Rhodiola rosea, einer Pflanze, die MAO-inhibierende Eigenschaften haben soll (van Diermen et al. 2009), sowie positive Effekte bei milder Depression (Darbinyan et al. 2007), auf die Wachheit von Ärzten im Nachtdienst (Darbinyan et al. 2000) und auf die Leistungsfähigkeit von Sportlern (Panossian et al. 2010). Offenbar wirkt es »tonisierend«. Weitere pharmakotherapeutische Empfehlungen zur Behandlung von Burnout finden sich in der Literatur nicht – mit gutem Grund, denn es fehlt die medizinische Indikation. Pharmakotherapie von Burnout ist Lifestyle-Therapie.

Psychiatrische Krankheitsbilder

Sind im Endstadium klare psychiatrische Krankheitsbilder zu erkennen, kann man sie leitlinienorientiert ambulant oder stationär behandeln. So sehen wir in der stationären Psychotherapie viele Patienten mit Burnout-Attribution, die eine störungsspezifische Therapie erhalten unter Einbeziehung der beruflichen Situation.

12.6 Abschließende Bemerkung

Wie kann man überhaupt von Therapie und Prophylaxe sprechen, wenn kein medizinisches Krankheitsbild vorliegt? Die Begründung dafür liegt in der besonders von Arbeitsmedizinern betonten praktischen Bedeutung dieser Zustände. Man begegnet immer wieder Personen, die das Erleben des Burnoutprozesses nachdrücklich für sich reklamieren. Das Fehlen von überzeugenden Daten könnte daran liegen, dass die Burnout-Forschung sich bislang auf die Formulierung und Testung ätiologischer Theorien konzentriert hat. Klinisch-epidemiologische Untersuchungen sind demgegenüber zu kurz gekommen. Dabei könnte Burnout im Sinne der postulierten Frühstadien (Überarbeitung, Unzufriedenheit, Unfähigkeit, zu entspannen, vermehrter Gebrauch von Genussmitteln) durchaus ein Risikofaktor für klinische Syndrome des Kapitels ICD-10 F sein (▸ **Tab. 12.1**). Die Beendigung dieser gefühlten bzw. erlebten Beeinträchtigung wäre dann Prophylaxe, oder anders formuliert: Therapie des Burnout, »frühes Stadium«, wäre Prophylaxe der psychiatrischen Erkrankung (»Burnout, spätes Stadium«).

Literatur

Abel P (1995): Burnout in der Seelsorge. Mainz: Matthias-Grünewald-Verlag.
Ahola K, Hakanen J (2007): Job strain, burnout, and depressive symptoms: A prospective study among dentists. Journal of affective disorders; 104:103–110.
Barocka A (2007): Burnout bei Ärzten. MMW Fortschr Med;149:27–30.
Burisch M (2006): Das Burnout-Syndrom. Heidelberg: Springer.
Cherniss C (1999): Jenseits von Burnout und Praxisschock. Weinheim: Beltz.
Cohen-Katz J, Wiley SD, Capuano T, Baker DM, Kimmel S, Shapiro S (2005): The effects of mindfulness-based stress reduction on nurse stress and burnout, Part II: A quantitative study. Holistic nursing practice; 19(1):26–35.
Darbinyan V, Aslanyan G, Amroyan E, Gabrielan E, Malmström C, Panossian A (2007): Clinical trial of Rhodiola rosea L. extract SHR in the treatment of mild to moderate despression. Nordic Journal of Psychiatry; 61(5):343–348.
Darbinyan V, Kteyan A, Panossian A, Gabrielian E, Wikman G, Wagner H (2000): Rhodiola rosea in stress induced fatigue – a double blind cross-over study of a standardized extract SHR-5 with a repeated low-dose regimen on the mental performance of healthy physicians during night duty. Phytomedicine; 5:365–371.
Freudenberger HJ (1974): Staff Burnout. J Soc Iss; 30:159–165.
Freudenberger HJ (1982 a): Counseling and dynamics: Treating the end-stage person. In: Jones JW (Hrsg.): The Burnout-Syndrome. Park Ridge: London House Press.
Ginsburg SG (1974): The problem of the burned out executive. Personell J; 53:598–600.
Glass DC, McKnight JD (1996): Perspective control, depressive symptomatology, and professional burnout: A review of the evidence. Psychology and Health; 11:23–48.
Grabe M (2005): Zeitkrankheit Burnout. Marburg: Francke.
Heidenreich T, Michalik J (Hrsg.) (2004): Achtsamkeit und Akzeptanz in der Psychotherapie. Ein Handbuch. Tübingen: dgvt-Verlag.
Hobfoll SE (1989): Conservation of resources. A. new attempt at conceptualizing stress. American Pychologist; 44:513–524.
Kendell RE (1989): Clinical Validity. In: Robins LN, Barrett JE (1989): The Validity of psychiatric diagnosis. New York: Raven Press.
Lauderdale M (1981): Burnout. Austin, TX: Learning concepts.
Niklicek I, Pop VJ (2005): Past and familial depression predict current symptoms of professional burnout. J Affec Disord; 88:63–68.
Olsson EM, von Schéele B, Panossian AG (2009): A randomised, double-blind, placebo-controlled, parallel-group study of the standardised extract shr-5 of the roots of Rhodiola rosea in the treatment of subjects wih stress-related fatigue. Planta Medica; 75 (2):105–112.
Panossian A, Wikman G, Sarris J (2010): Rosenroot (Rhodiola rosea): traditional use, chemical composition, pharmacology and clinical efficacy. Phytomedicine; 17(7):481–93.
Pfennighaus D (2004): Schick den Stress in die Wüste. Wuppertal: R. Brockhaus.
Robins E, Guze SB (1970): Establishment of Diagnostic Validity in Psychiatric Illness: Its Application to Schizoprenia. Am J Psychiat; 126(7):107–111.
Rösing I (2003): Ist die Burnout-Forschung ausgebrannt? Analyse und Kritik der internationalen Burnout-Forschung. Kröning: Asanger.
Schaufeli WB, Enzmann D (1998): The burnout companion to study & practice. London: Taylor & Francis.
van Diermen D, Marston A, Bravo J, Reist M, Carrupt PA, Hostettmann K (2009): Monamine oxidase inhibition by Rhodiola rosea L. roots. J. Ethnopharmocol.; 18, 122(2):397–401.
Virtanen M, Ferie JE, Singh-Manoux A, Shipley JM, Stansfeld SA, Marmot MG, Ahola K, Vahtera J, Kivimäki M (2011): Long working hours and symptoms of anxiety and depression: a 5-year follow-up of the Whitehall II study. Psychological Medicine; 1–10.

Warnecke E, Quinn S, Ogden K, Towle N, Nelson MR (2011): A randomised controlled trial of the effects of mindfulness practice on medical student stress levels. Medical Education; 45(4):381–388.

Stichwortverzeichnis

A

B

C

D

M

N

O

P

R

S

T

U

V

W

Z